건강 현미 밥상

건강 현미 밥상

지은이 홍성태
펴낸이 임상진
펴낸곳 (주)넥서스

초판 1쇄 발행 2013년 9월 5일
초판 4쇄 발행 2014년 1월 15일
2판 1쇄 인쇄 2016년 11월 5일
2판 1쇄 발행 2016년 11월 10일

출판신고 1992년 4월 3일 제311-2002-2호
10880 경기도 파주시 지목로 5
Tel (02)330-5500 Fax (02)330-5555

ISBN 979-11-5752-957-5 13510

*이 책은『현미채식』의 개정판입니다.

www.nexusbook.com
넥서스BOOKS는 넥서스의 실용 전문 브랜드입니다.

먹으면 약이 되는 자연 밥상

건강 현미 밥상

약 없이 질병을 고치는
무병장수의 비밀

홍성태 지음

넥서스BOOKS

영진고등학교 교장으로 부임하면서 학생들의 건강을 책임지는 것이 내 사명 중 하나라고 생각했다. 취임 후 매주 월요일을 '채식의 날'로 정하고 전교생과 교직원들에게 비건 채식 급식을 제공, 학생들의 건강과 학력을 향상시키고 정착할 즈음 '2012년 대구광역시 교육청 지정 현미채식 급식 시범학교'로 선정되어 103일간 현미채식 급식을 시작했다. 유기농 현미, 조미료 사용 제한, 친환경 채소 위주의 식단을 구성, 가정과의 연계를 위해 학생과 학부모를 대상으로 연수와 홍보를 통해 가정에서도 온 가족이 함께 참여할 수 있도록 하였다. 그 결과 현미채식 급식에 적극적으로 참여한 학생들은 건강한 식생활 습관이 형성되어 아토피, 여드름, 변비, 비만 등의 건강을 해치는 부정적 요소로부터 탈출하여 학력이 향상되는 기적 같은 일이 벌어졌다.

채식의 날

이러한 시범 운영을 통해 현미채식이 만성적인 질병도 치유할 수 있다는 사실을 다시 한 번 확인할 수 있었고, 이런 사례는 성인에게도 마찬가지로 적용된다. 식(食)교육도 교육의 일종이며, 올바르고 건강한 식생활 습관을 잡아 주는 것이 중요하다고 생각하여 강연 요청이 오면 마다하지 않고 달려갔고 직접 실천하다 보니 주위의 지인들로부터 채식 전도사라 불리게 되었다. 식생활 습관만 개선하면 완치될 수 있는 다양한 질병으로 고통받는 분들에게 이 책이 큰 지침서가 되기를 소망한다.

현미채식 프로젝트에 참여해 준 학생들과 교직원, 특히 식단 감수를 위해 애써 준 황선녀 영양사와 장용근 사진작가께 감사의 말씀을 전한다.

저자 홍성태

CONTENTS

여는 글

PART 1
건강을 위한 식단, 현미채식이 답이다

CHAPTER 01 착한 식습관이 건강을 바꾼다

CHAPTER 02 건강을 잡는 열쇠, 현미채식

    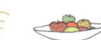

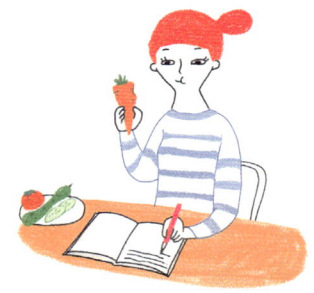

PART 2
12주 식단, 건강한 레시피

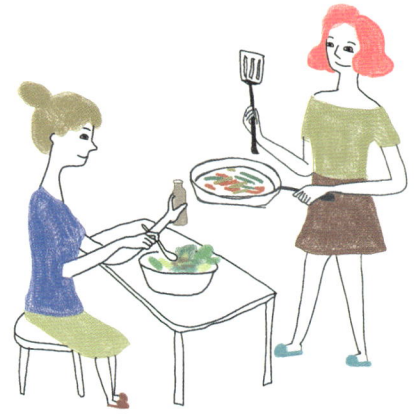

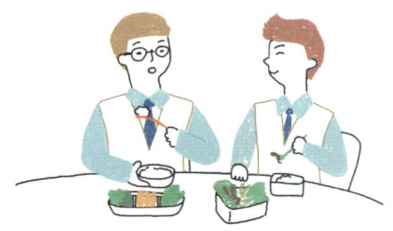

PART

1

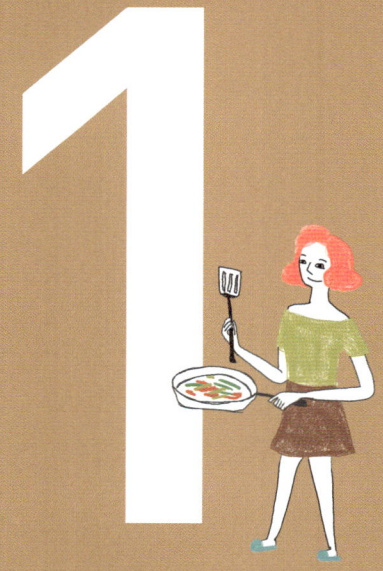

건강을 위한 식단, 현미채식이 답이다

현미채식을 시작하기에 앞서 우선 오래된 습관부터 버려야 한다. 사람들은 동물성 식품에 익숙해져 그것이 건강을 위협한다는 사실조차 잊고 살아간다. 또, 조금이라도 불편하거나 익숙하지 않은 것은 되도록 피하려 한다. 자신의 식습관을 바꾸고, 조금 불편한 것에 익숙해지는 것이 건강에 한발 앞서는 지름길이다. 느리고, 거칠고, 담백한 현미! 현미채식을 시작해 보자.

CHAPTER 01

착한 식습관이
건강을 바꾼다

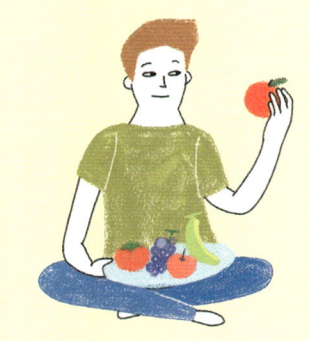

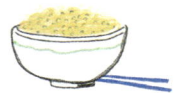

'빨리빨리' 문화에 식습관도 물들고 있다

"최대한 빨리 되나요?"

"치킨 주문했는데 언제 오는 거죠? 빨리 갖다 주세요!"

"가장 빨리 출발하는 차가 몇 시에 있죠?"

'빨리'라는 말은 우리 일상에 이미 습관처럼 자리하고 있다. 신호가 바뀌고 바로 출발하지 않으면 신경질적으로 경적을 울리고, 열차나 비행기가 제 시간에 출발하지 않으면 곧바로 항의하는 승객들의 모습은 당연한 것처럼 되었다. 주어진 업무를 무조건 신속하게 처리하는 것이 그 사람의 능력인 것처럼 평가되기도 하고, 인생에서 가장 의미 있는 결혼식조차 15분 이내로 해치우는 광경은 낯설지 않은 풍경이 되어버렸다.

그만큼 우리는 뭐든 '빨리빨리' 해결하고 처리하는 것에 익숙해져 있고 또, 그것을 미덕으로 여기고 있다. 외국인들이 한국인을 떠올릴 때 가장 먼저 떠올리는 단어 중 하나도 '빨리빨리'라고 한다. 급격하게 변화하는 현대 사회에서 뭐든지 '빨리빨리' 처리하는 한국인의 습성은 '근면 성실한 한국인'이라는 대외적 이미지를 갖게 하기도 했다. 하지만 그 이면에는 여유 없이 급하게 서두르는, '대충대충'이라는 부정적인 이미지를 더 많이 내포하고 있는지도 모른다.

이 같은 '빨리빨리' 문화는 해방 이후 급격한 경제 성장을 목표로 한 사회의 전반적인 흐름에서 비롯되었다고 할 수 있다. 그리고 이러한 흐름에 국민의 라이프 스타일 자체가 맞춰져 오늘날까지 이어지고 있는 것이다. 오랜 기간 고착되어 온 이러한 '빨리빨리' 문화는 결국 우리의 민족성은 물론 먹고 생활하는 일상에까지 고스란히 영향을 미치고 있다.

사람들은 음식점에서 주문한 음식이 금방 나오지 않으면 쉽게 짜증을 낸다.

또 자신보다 늦게 온 테이블에 음식이 먼저 나오면 '우리가 먼저 왔는데 왜 빨리 주지 않느냐'며 불같이 화를 내기도 한다. 맛있는 음식을 즐기기보다는 누구보다 '빨리' 먹어야 하는 것이 최선인 것처럼 말이다. 그래서일까. 3분이면 즉석으로 조리되는 인스턴트식품, 재료의 모든 손질이 완료되어 넣고 끓이기만 하면 되는 간편 포장 식품들이 큰 인기를 끌고 있다. 또, 주문과 동시에 음식을 받아 곧바로 섭취할 수 있는 패스트푸드는 이제 우리 식생활에 너무나 익숙한 음식이 되었다.

최근 리서치 회사 입소스가 발표한 자료에 따르면(이데일리 2013년 6월 기사), 한국의 소비자들은 조리와 식사 시간이 오래 걸리는 음식보다 간단히 조리해서 간편하게 먹을 수 있는 음식에 대한 관심이 훨씬 더 높은 것으로 나타났다고 한다. 그 결과로 한국 소비자의 55%가 간단히 조리할 수 있는 포장 식품을 선호하는 것으로 조사되었다. 오랜 시간 숙성시켜야 비로소 제대로 된 맛을 볼 수 있는 발효 식품이나 조금 번거롭지만 깊은 맛을 내는 우리의 전통 음식은 점점 소외되는 현실을 보여주는 것이다.

또, 음식을 천천히 느긋하게 즐기는 식사 습관 역시 점차 사라지고 있는 것을 말해 주는 것이기도 하다. 가급적 빠르고 간편하게 조리해서 그저 한 끼를 간단히 때우는 것이 현대인들의 일반적인 식사 패턴인 것이다.

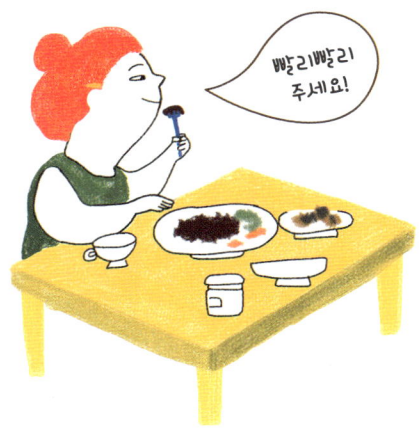

2000년대 초반, 이러한 '빨리빨리' 문화에 반기를 든 또 다른 문화, 웰빙이 급속도로 퍼지기 시작했다. 몸에 좋은 먹거리를 천천히 여유롭게 즐기며, 조금 느리게, 잘 먹고, 잘 사는 것을 목표로 한 라이프 스타일이 큰 주목을 받았다. 하지만 여전히 패스트푸드점이 호황을 이루고 각종 인스턴트식품과 간편 포장 식품이 불티나게 팔리는 것을 보면, 빠르고 급한 한국인의 식습관 자체를 바꿔 놓지는 못했다고 볼 수 있다.

고려대학교 안산병원 가정의학과 김도훈 교수 연구팀은 지난 2007년부터 2009년까지 건강 검진을 받은 8,771명을 대상으로 식습관과 각종 건강 지표를 비교 분석했다.(헬스조선 2012년 8월 기사) 그 결과 식사 시간이 5분 미만인 경우는 조사 대상의 약 8%, 5분에서 10분 미만은 44.4%, 10분에서 15분 미만은 36.2%로 나타났다고 한다. 정리해 보면 조사 대상의 약 90%는 식사 시간이 채 15분을 넘지 않는다는 결론이다. 이런 식사 시간은 선진국에 비해 매우 짧은 편이다. 바로 한국인 특유의 '빨리빨리' 문화가 가져온 결과로도 해석할 수 있다.

빠른 식사 습관이 고지혈증의 위험을 높이고 비만을 키우는 만큼 여유 있는 식사 시간을 유지해야 한다는 것이 전문가들의 의견이다. 21세기를 살고 있는

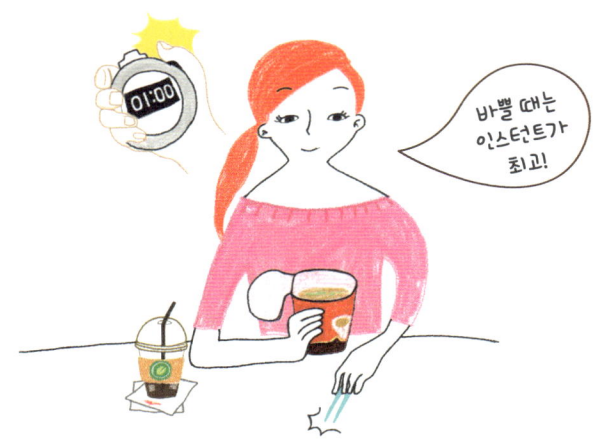

우리에게 한 끼 식사의 의미는 그저 배고픔을 달래는 것이 전부가 아니다. 몸에 좋은 음식을 먹어 자신의 건강을 지키고, 그 과정을 통해 먹는 즐거움 자체를 느끼는 것이다. 무분별한 음식의 섭취로 그저 빠르고 간편하게 한 끼를 때우는 것. 그것이 반복되고 점점 가속화된다면 우리 몸이 언젠가는 감당할 수 없게 될 것이다. 몸에 이로운 음식을 조금 느리지만 건강하게 섭취하는 것. 그것이 현대를 살고 있는 우리에게 가장 필요한 식사 습관이라는 것을 반드시 기억해야 한다.

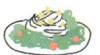   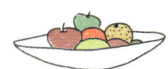 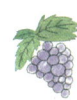

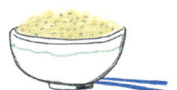

육식 습관이 몸을 망친다

어렵던 시절 고깃국은 명절이나 집안 어른의 생신이 아니면 먹을 수 없는, 풍요의 상징이었다. 고기를 잘게 썰어 넣고 무와 물을 가득 넣고 끓여 낸 국물이 그 시절 대가족이 고기를 즐길 수 있던 유일한 방법이었다. 하지만 요즘은 쌀, 채소, 과일을 먹던 예전의 식습관은 사라지고 고기, 생선, 우유, 계란과 같은 고단백, 고지방 음식이 우리 식탁을 가득 채우고 있다. 예전과는 반대로 동물성 식품의 섭취가 지나치게 늘어난 것이다.

동물성 식품, 특히 육식으로 우리 식탁이 풍요로워졌다고 느낄지는 몰라도 건강에 대한 위협은 더욱 높아진다는 것을 알아야 한다. 동물성 식품의 섭취가 지나치게 늘면서 성인병이라고 불리는 '생활습관병'이 크게 증가했기 때문이다. 생활습관병은 고혈압, 심뇌혈관 질환, 당뇨병, 위장병 등의 질환을 말한다. 그중 고혈압이나 심뇌혈관 질환은 한국인의 '대표 질병'으로 불릴 만큼 흔하다. 대부분 운동 부족, 스트레스, 비만 등 잘못된 생활 습관을 원인으로 꼽을 수 있지만, 육식 위주의 서구화된 식습관이 생활습관병을 유발하는 가장 강력한 요인으로 꼽히고 있다.

하지만 질병의 증가 추세에 비해 건강을 위해 식습관을 바꾸고자 하는 사람은 그다지 많지 않다. 식품의약품안전처는 2012년 한 해 국내 육류 소비량이 217만 7,900톤이었다고 발표했다. 2009년 1인당 고기 섭취량이 36.8kg, 2010년 38.7kg, 2011년 40.4kg, 2012년 43.7kg을 기록해 4년간 22.3%가 증가했다. 반면 쌀 소비량은 1965년 120.9kg이던 것이 지금까지 꾸준히 감소해 2012년에는 69.8kg으로 수직 하락했다. 쌀이 주식인 우리나라에서 쌀의 소비는 줄고 육류의 소비는 급격하게 늘어난 결과는 참으로 아이러니하다.

생활습관병을 예방하기 위해 적당한 운동과 규칙적인 생활, 채식 위주의 식생활을 해야 한다고 각 분야의 전문가들이 주장하고 있지만 육류의 소비량은 여전히 늘고 있고 곡류의 소비량은 꾸준히 감소하고 있는 것이다. 빵과 같은 대체 식품이나 즉석 가공 식품이 다양해지면서 식습관이 점차 간편화하고 서구화되기 때문이다. 특히 맞벌이 부부가 늘고 핵가족화되면서 외식의 빈도가 크게 늘고 있는 것도 문제이다. 식비 지출의 약 80%가 음식 재료를 사는 데 쓰였던 과거와는 달리 2000년대에 들어서면서 60% 이상이 가공식품이나 외식으로 인한 지출로 조사되었다.

집에서 차린 담백한 밥상 대신 기름지고 자극적인 외식을 무분별하게 섭취하는 것은 직접적으로 건강에 타격을 준다. 대부분의 외식 음식은 동물성 식품 위주의 메뉴다. 가족 외식에서 자주 찾는 장소는 고깃집이나 패밀리 레스토랑이고, 회식 장소나 각종 모임 장소로 많이 찾는 곳 역시 고깃집이다. 고깃집의 메뉴는 말할 것도 없고 패밀리 레스토랑의 메뉴에서도 동물성 식품이 빠지는 음식은 거의 없다.

불필요한 지방이나 나트륨, 과도한 열량 섭취가 건강에 이롭지 않다는 것은 누구나 알고 있다. 하지만 흔히 단백질의 보고라 불리는 동물성 식품이 건강에 치명타를 줄 수 있다는 사실에 의아해하는 사람도 있을 것이다. 현대의 영양학은 단백질 영양학이라 해도 과언이 아닐 만큼 단백질을 숭배한다. 과연 동물성 식품이 단백질의 보고라 불릴 만한 것이고 또 그것이 건강에 이롭다고만 말할 수 있을까?

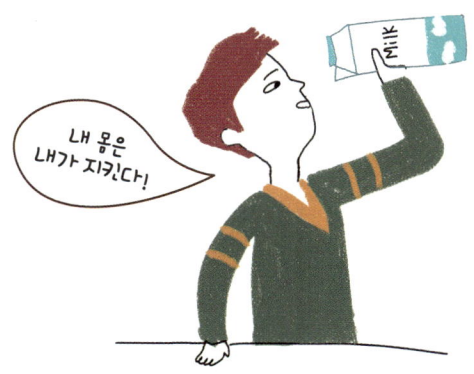

우리 몸에 꼭 필요한 3대 영양소는 탄수화물, 지방, 단백질이다. 일반적으로 사람들은 비만을 예방하기 위해 탄수화물과 지방은 줄여야 한다고 생각하고, 단백질은 많이 섭취하는 것이 바람직하다고 여긴다. 이것은 잘못된 상식이다. 우리 몸에서 필요로 하는 하루 단백질 권장량은 체중×0.8(g)정도라 할 수 있다. 권장량 이상의 단백질을 과도하게 섭취하면 단백질 역시 지방으로 변환되어 체내에 저장된다. 우리 몸은 매일 일정한 양의 단백질만 소모할 수 있기 때문이다. 육류나 기타 동물성 식품으로 필요 이상의 단백질을 섭취하면 과체중이 될 수밖에 없다는 것이다.

체중이 50kg인 사람의 하루 단백질 권장량은 40g이다. 만약 이 사람이 하루 100g의 단백질을 매일 섭취한다고 가정해 보자. 권장량보다 60g의 단백질을 더 많이 섭취하게 되는 것이다. 1g의 단백질은 4Kcal의 열량을 가지고 있다. 결과적으로 보자면 이 사람은 매일 불필요한 60g의 단백질 즉, 240kcal의 불필요한 열량을 섭취하고 있는 셈이다. 과잉 열량은 소비하지 않으면 지방으로 저장된다. 살코기, 닭 가슴살, 계란 흰자, 우유 등의 동물성 식품 섭취는 과도한 칼로리, 과도한 지방, 과도한 단백질 섭취를 초래한다. 결국 비만으로 가는 지름길을 선택하게 되는 것이다.

또 육류를 과도하게 섭취하면 자연스럽게 콜레스테롤의 섭취가 늘 수밖에 없다. 고단백질 식품, 특히 동물성 식품들은 많은 양의 콜레스테롤을 포함하고 있다. 콜레스테롤은 혈관 벽에 쌓여 그대로 굳어져 혈액의 흐름을 방해하게 된다. 결국 심장병, 뇌졸중과 같은 심각한 혈관 질환을 초래할 위험이 크다. 미국 심장협회는 하루 300mg 미만의 콜레스테롤을 섭취할 것을 권장하고 있다. 하지만 150g의 구운 스테이크에는 126mg, 구운 닭 가슴살 반쪽에는 83mg, 계란 하나에는 무려 300mg의 콜레스테롤이 들어 있다. 패밀리 레스토랑의 스테이크 한 조각과 계란 프라이만 섭취해도 하루 권장량보다 훨씬 많은 콜레스테롤을 섭취하게 되는 것이다.

이밖에도 단백질을 과다 섭취할 경우 신장에 무리를 주어 신장 질환이 재발될 수 있고, 신장 질환이 없더라도 소변 속 단백질 농도가 높아지면서 신장 결석이 발생할 위험도 있다. 물론 인간에게 단백질은 꼭 필요한 영양소다. 문제는 이 단백질을 군이 동물성 식품을 통해서만 과도하게 섭취하려 한다는 것이다. 단백질 보충은 꼭 동물성 식품을 통해야 하는 것이 아니다.

과도한 칼로리, 지방, 단백질, 콜레스테롤의 위험이 없는 식물성 식품인 곡류, 특히 현미에 포함된 단백질만으로도 하루 권장량을 충분히 보충할 수 있다는 것을 기억해야 한다.

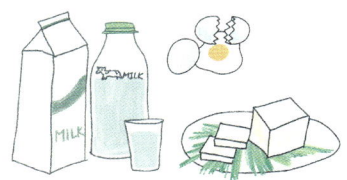

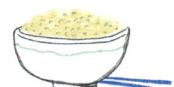

자극적이고 기름진 음식으로 몸이 무거워진다

2012년 보고된 OECD의 비만 자료에 따르면, OECD 국가 중 미국이 33.8%로 비만율이 가장 높은 것으로 나타났다. 멕시코가 30.0%로 2위를, 뉴질랜드와 칠레가 각각 26.5%와 25.1%로 3위와 4위를 기록했다. 우리나라는 OECD 국가 중 비만율 3.8%로 하위권을 기록하고 있지만 남녀 비만 인구가 꾸준히 증가하는 추세다. 우리나라뿐만 아니라 전 세계적으로 비만 인구가 꾸준히 증가하고 있는데, 그 원인으로 크게 두 가지를 꼽을 수 있다. 바로 과도한 칼로리 섭취와 자극적인 음식 섭취가 늘고 있다는 것이다. 비만율 상위에 있는 국가들의 주식이 모두 육류라는 흥미로운 사실에도 주목할 필요가 있다.

잦은 외식이 비만을 유발하거나 악화시킬 수 있다는 사실은 이미 앞에서도 언급한 바 있다. 외식은 건강보다는 맛을 위주로 조리하는 경우가 많아 같은 식재료라 하더라도 칼로리, 나트륨, 지방 함량이 훨씬 더 높아진다. 뿐만 아니라 식욕을 자극하는 성분이 다량 첨가되어 자극적인 맛을 내고 과식을 유발할 가능성이 크다.

외식 음식에 다량 첨가되는 화학조미료는 기본적으로 영양소 섭취보다는 맛을 내기 위한 목적의 화학 물질이다. 때문에 장기간 섭취하면 체내에 축적되어 혈관이나 간, 위, 신장 등 장기에도 부담을 줄 수 있다. 또 직접적으로 식욕을 자극하고 식사량을 조절해 주는 섭식 중추에도 영향을 주어 포만감을 잘느끼지 못하게 된다. 보통 화학조미료 1g은 소금 2g에 해당하는 염분을 함유하고 있다. 따라서 화학조미료가 첨가된 음식을 섭취하면 짠맛을 상쇄시키기위해 밥 등 다른 음식을 더 먹게 된다. 화학조미료뿐 아니라 맵거나 짠 음식도 마찬가지다. 자극적인 음식은 맛의 중독성이 있어 점점 더 강한 자극을 원하게 된다.

반면 담백하게 즐길 수 있는 채소나 곡류는 굳이 양념이나 첨가물을 더하지 않아도 그 본연의 맛을 즐길 수 있는 장점을 가지고 있다. 경우에 따라서는 생식도 가능하다. 생과일, 생채소를 이용해 샐러드로 먹을 수 있고, 가볍게 데친 채소에 기본적인 양념만 해도 훌륭한 반찬이 된다. 현미나 보리 등의 곡류로 지은 밥은 각종 영양소가 풍부하게 포함되어 그 자체로도 하루 필요한 영양소를 든든하게 보충할 수 있다. 하지만 동물성 식품의 경우 조리 과정에서 자극적인 양념이나 간을 더할 수밖에 없다. 스테이크는 이미 밑간을 해서 구워서 소스와 함께 먹는다. 치킨은 기본 양념을 해서 기름에 튀기는 과정을 거친다. 하다못해 계란 프라이를 하더라도 소금을 첨가하게 된다. 어느 쪽이 건강에 더 이로울지 굳이 설명하지 않아도 생각할 수 있을 것이다.

식성이나 식습관은 유전적이고 환경적인 영향도 있지만 오랫동안 형성된 습관에 길들여지는 경우가 많다. 특히 맵고, 짜고, 기름진 음식은 맛의 중독성이 있어 미각을 변화시키고, 점점 더 자극적인 음식을 선호하게 만든다. 외식에 길들여진 자극적인 입맛은 비만이나 당뇨, 고혈압 등 여러 가지 생활습관병의 원인이 된다. 따라서 영양 불균형과 식욕의 증가를 초래하는 자극적인 맛보다는 자연스러운 맛에 익숙해짐으로써 열량은 줄이되 영양의 균형을 맞추는 것이 중요하다.

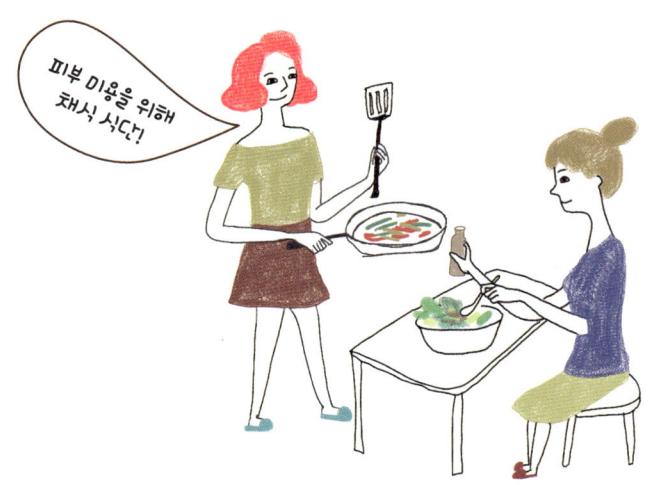

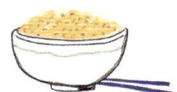

**느리고,
거칠고,
담백한 음식!
건강한
편식이
답이다**

한국인의 사망 원인 1위는 암이다. 지난 10년간 발생률이 꾸준히 증가한 암은 남성의 경우 대장암과 전립선암, 여성의 경우 유방암과 대장암이다. 남녀 모두에게 공통적으로 증가한 암의 종류가 대장암인 것을 보면서, 급격한 식생활의 변화에 따라 나타난 결과가 아닐까 생각한다. 급격하게 서구화된 식습관 때문에 지난 40년간 우리나라의 고기 소비량은 약 8배 증가했다. 채식을 시작한 지 13년이 된 지금, 건강상의 재앙을 막을 수 있는 방법은 오로지 먹는 습관과 먹거리를 바꾸는 방법뿐이라는 사실을 점점 더 확신하게 된다.

가장 시급하게 바꿔야 할 식습관 중 하나는 느긋하고 여유롭게 식사를 즐겨야 한다는 것이다. 앞에서 언급했지만 우리는 식사 시간이 지나치게 짧다. 뇌의 만복 중추가 포만감을 느끼기도 전에 많은 양의 음식을 쏟아붓는 상황이다. 천천히 오래 씹어 먹는 것, 그 자체를 즐기는 식사는 식사 중에 포만감을 느끼게 하고 스스로 식사량을 조절하게 한다. 자연스럽게 식사량은 줄고 몸이 가벼워지게 된다.

최근 보도에 따르면 식사 시간이 짧을수록 고지혈증이 발생할 확률이 높아 심혈관계 질환의 위험도가 높아지는 것으로 나타났다. 암과 마찬가지로 심혈관계 질환 역시 꾸준히 증가하고 있다고 한다. 하지만 요즘 사람들은 천천히 오래 씹어 먹는 것에 익숙하지 않아 대충 씹어도 잘 넘어가는 부드러운 음식만 선호한다. 거친 질감의 통밀, 현미 빵보다는 입안에서 사르르 녹는 부드러운 케이크를 더 많이 찾는다. 거칠거칠한 현미밥보다는 윤기 자르르 흐르는 흰쌀밥을 훨씬 더 많이 먹고 있다. 섬유질이 풍부한 채소보다는 마블링이 과도하게 들어간 1++소고기에 열광한다.

음식을 씹는 활동은 그 자체만으로도 잇몸, 치아, 턱 근육을 튼튼하게 하고 두뇌 활동을 증가시키며 소화를 도와 위장의 부담을 덜어 준다. 현미와 채소에는 섬유질이 풍부하기 때문에 반드시 씹는 과정을 거쳐야 자연스럽게 삼킬 수 있다. 씹는 질감이 다소 거칠 수는 있으나 오래 씹는 식사 습관을 들일 수 있고 이로 인해 조금 느리지만 여유 있고 건강한 식습관을 가질 수 있다. 어떤 행동이든지 여러 차례 반복하면 습관이 된다. 처음에는 거친 음식이 입에 안 맞아 불편할 수 있지만 꾸준히 먹다 보면 자연스럽게 느껴질 것이다. 오히려 지금 먹고 있는 부드러운 음식이 어색해질 날이 올 것이다. 그때가 바로 자신의 건강에 가장 큰 변화를 느낄 수 있는 시점이다.

음식을 크게 몸에 좋은 음식과 나쁜 음식 두 가지로 분류해 보자. 몸에 좋은 음식에는 현미, 채소, 과일, 견과류 등의 식물성 식품이 있고, 몸에 나쁜 음식에는 각종 인스턴트식품과 피자, 햄버거, 치킨 등의 음식이 있다. 사실 이런 음식은 꼭 동물성 식품이어서가 아니라 누구나 객관적으로 인정할 만큼 건강에 유익하지 않은 음식이다.

이 두 부류의 음식 중에 일반적으로 사람들은 어느 쪽을 더 선호할까? 아마도 몸에 나쁜 음식 쪽을 선택하는 사람이 많을 것이다. 몸에 이롭지 않다는 것을 알지만 그 자극적인 맛과 기름진 맛에 중독되어 건강을 담보로 섭취하고 있는 것이다. 자극적인 입맛에 길들여지면 계속해서 더 자극적인 맛을 찾게 된다. 자극적인 맛을 억제하기 위해 단 음식을 함께 섭취하기도 하고 식사량을 늘리기도 한다.

결국 비만이 되는 지름길에 놓이게 되는 것이다. 자극적인 음식은 그 자체만으로도 고열량, 고지방 식품인데 과식을 유도하니 당연히 비만이 될 수밖에 없다. 반면 담백한 음식은 최대한 음식 재료 본연의 맛을 살리고 양념을 많이 첨가하지 않았기 때문에 별도의 음식을 과하게 섭취하지 않아도 된다. 음식은 조리 과정을 간소화시키고 양념을 최소화시켰을 때 가장 건강하게 즐길 수 있다.

본격적으로 편식에 대한 이야기를 해보려고 한다. 인간은 누구나 좋아하는 음식과 싫어하는 음식이 있다. '어떤 특정한 음식만을 가려서 즐겨 먹는 것'이 편식의 사전적 정의다. 좀 더 적극적으로 건강한 편식을 즐긴다면 어떨까? 건강에 이로운 음식만 가려서 먹고 건강에 해로운 음식은 철저하게 차단하는 것이다. 동물성 식품을 통한 단백질 섭취를 줄이고, 가공되지 않은 식물성 식품에서 대부분의 칼로리를 섭취하는 것이다. 결과는 예상했던 대로 될 것이다. 몸이 가벼워질 것이고, 암 뿐만 아니라 심뇌혈관 질환, 당뇨병, 비만, 아토피, 골다공증 등의 만성 질환까지도 이겨낼 수 있을 것이다. 또한 급성 신장 질환, 심뇌혈관 질환까지도 예방이 가능하게 될 것이다.

많은 사람들이 암이나 질병에 걸릴까 두려워 민간 보험을 들고 정기적으로 건강 검진을 받는다. 하지만 보험에 가입하고 건강 검진을 수시로 받는다고 해서 모든 병을 예방할 수 있는 것은 아니다. 질병을 예방하려면 먹는 음식부터 거칠고 담백한 식물성 식품으로 바꾸고 천천히 음식을 즐기는 습관으로 고쳐나가야 한다. 좋은 먹거리의 선택과 착한 식습관이 건강을 바꾸는 가장 확실한 해결책이라는 사실을 기억해야 한다.

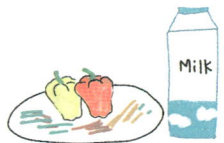

CHAPTER 02

건강을 잡는 열쇠,
현미채식

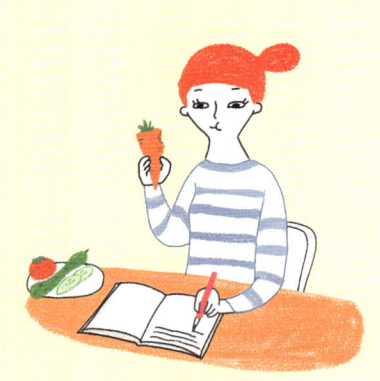

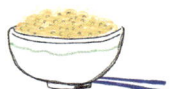

알고
먹으면
건강이
보인다

한국인은 '밥심'으로 산다는 말이 있다. 에너지의 원천도 건강의 비결도 다이어트의 성패도 모두 '밥 잘 먹는 것'에 달렸다. 흔히 식탁에 오르는 밥은 깨끗하게 도정된 하얀 쌀밥이지만 건강을 위해 현미를 적극 권하는 것은 양질의 영양소가 풍부하게 들어 있기 때문이다. 많은 사람이 현미가 건강에 좋다는 것을 막연하게나마 알고는 있다. 하지만 현미가 정확히 어떤 것인지, 어떻게 먹어야 하는지, 현미가 왜 좋다는 것인지 모르는 경우도 태반이다.

현미를 쌀과는 전혀 다른 종류의 곡식으로 오해하는 사람들도 있고, 쌀의 또다른 품종으로 알고 있는 사람도 적지 않다. 현미란 무엇이며, 현미의 종류에는 어떤 것들이 있는지, 현미가 왜 건강에 유익한지 등에 관한 기본적인 정보를 알고 먹는다면 어떨까? 현미식을 시작했다는 것 자체만으로도 건강에 대한 뚜렷한 희망을 보게 될 것이다.

① 현미란?

우리가 흔히 먹는 흰쌀은 도정을 거치기 전 노란 겉껍질(왕겨)과 속껍질(쌀겨)에 싸여 있다. 이 상태에서 겉껍질만 벗겨낸 것을 현미라고 한다. 이 현미를 열 번 정도 도정하면 우리가 흔히 먹는 흰쌀이 된다. 현미는 크게 속껍질(쌀겨)과 씨젖(배유), 씨눈(배아)으로 구성되어 있다. 씨젖은 우리가 먹는 쌀알의 대부분을 차지하는 알맹이 부분을 말하며, 씨눈은 싹이 트는 부위를 말한다. 즉, 씨눈은 벼의 생명이 시작되는 부분이라 할 수 있다. 현미를 볍씨 대신 뿌려도 싹이 트고 생명이 자라난다. 씨눈이 살아 있기 때문이다. 때문에 현미를 '생명을 품고 있는 씨앗'이라 부르기도 한다. 현미를 구성하는 비율은 속껍질이 약 5%, 씨젖이 약 92%, 씨눈이 약 3%를 차지한다.

② 건강을 위한 선택, 왜 현미여야 하는가?

흰쌀은 여러 번의 도정 과정을 거치면서 속껍질과 씨눈까지 모두 깎여 나간다. 속껍질과 씨눈이 차지하는 부분은 작지만 속껍질에 30%, 씨눈에 65% 가량의 영양분이 집중되어 있다. 때문에 속껍질과 씨눈이 모두 제거된 흰쌀은 약 95%의 영양이 손실된, 쓸모없는 껍데기에 지나지 않는다. 반면 속껍질과 씨눈이 살아 있는 현미에는 단백질, 비타민, 미네랄을 비롯해 섬유질 등의 풍부한 영양소가 들어 있다. 특히 비타민 B_1의 대부분은 속껍질과 씨눈에 들어 있다. 따라서 속껍질과 씨눈이 살아 있는 현미는 풍부한 영양을 가진 씨앗이라 할 수 있다.

도정된 흰 쌀밥만 계속해서 먹으면 섬유질과 비타민 부족, 탄수화물의 과잉 섭취로 비만과 변비, 당뇨를 유발할 수 있다. 반면 현미는 섬유질이 풍부할 뿐만 아니라 당 지수가 낮아 지방 축적을 막아 준다. 현미밥은 백미보다 칼로리는 높지만 적은 양으로 충분히 여러 번 씹을 수 있고 포만감이 높아 과식을 막을 수 있다. 현미는 비만 해소와 당뇨병, 고혈압, 대장암 등을 예방할 수 있고 섬유질의 공급으로 변비까지 해소해 주는 탁월한 효과를 가진 보물 같은 곡식인 것이다.

③ 현미의 종류

현미도 백미(흰쌀)와 마찬가지로 찹쌀과 멥쌀로 구분된다. 현미와 백미를 구분하는 기준이 도정의 차이였다면, 찹쌀과 멥쌀의 구분은 밥을 지었을 때 찰기의 정도로 구분된다. 찹쌀 현미와 멥쌀 현미는 아밀로오스와 아밀로펙틴이라는 포도당 성분의 차이로 찰기가 결정된다. 찹쌀 현미에는 아밀로오스는 거의 없고 대부분 아밀로펙틴이 차지한다. 반면 멥쌀 현미는 아밀로오스가 20%, 아밀로펙틴의 함량이 80% 정도로 찰기가 다소 떨어진다. 즉, 아밀로펙틴이 많아야 더욱 차진 상태가 되는 것이다. 일반적으로 현미밥의 질감이 거칠기 때문에 처음 현미식을 시작하는 사람들은 어려움을 느끼기도 한다. 멥쌀 현미와 찹쌀 현미를 반반씩 섞어 밥을 지으면 적당한 찰기가 생겨 먹기 좋다.

쌀의 종류에 일반 쌀, 무농약 쌀, 유기농 쌀이 있는 것처럼 현미 역시 벼를 1차 도정한 것이기 때문에 일반 현미, 무농약 현미, 유기농 현미가 있다. 일반 농법으로 생산한 쌀이 일반 쌀, 화학 비료를 권장량의 30% 정도로 하고 농약을 치지 않은 것이 무농약 쌀이다. 화학 비료, 제초제, 농약을 전혀 사용하지 않고 오리, 우렁이 등을 활용해 병해충을 제거하는 농법으로 생산한 쌀이 유기농 쌀이다. 따라서 일반, 무농약, 유기농 쌀의 차이는 쌀의 품종이 아닌 농법의 차이다.

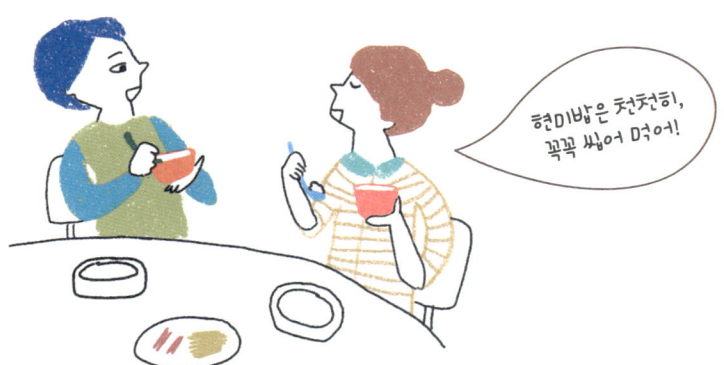

현미밥은 천천히, 꼭꼭 씹어 먹어!

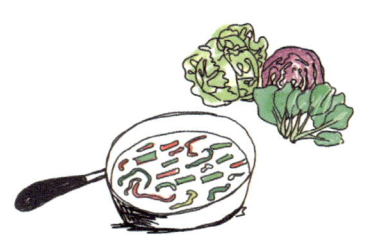

**발아 현미
못지않은
일반 현미**

발아 현미는 싹이 난 현미를 말한다. 벼에서 겉껍질을 제거한 현미는 일정한 온도와 습도 조건에서 싹이 트고 특정 영양 성분이 생긴다. 발아할 때 소화 장애를 일으키지 않는 성분이 생겨나 백미보다 소화력을 높이는 기능을 한다. 이러한 이유 때문에 비싼 돈을 지불하고 일부러 발아 현미를 고집하는 이들도 있다.

과연 이런 이유를 들어 비싼 값을 지불하며 꼭 발아 현미를 고집해야 할까? 결론부터 말하자면 굳이 비싼 발아 현미를 일부러 사 먹을 필요는 없다. 발아 현미는 사람의 손길을 많이 거쳐 소비자에게 돌아오기 때문에 그만큼 가격 거품이 쌓일 수밖에 없다. 일부에서는 현미의 단점을 보완한 쌀이라고 하거나, 마치 발아 현미가 대단한 영양적 가치를 가지고 있어 필수적으로 섭취해야 하는 것처럼 말하기도 한다.

① 꼭 발아 현미를 먹어야 할까?

물론 발아 현미는 몇 가지 장점을 가지고 있다. 하지만 분명히 해야 할 것은 영양적인 측면에서 본다면 현미만으로도 충분히 건강한 식사를 즐길 수 있다는 것이다. 또, 현미의 단점이라고 여기는 것들이 오히려 좋은 식습관을 갖게 해 장점이 될 수 있다는 것도 기억해야 한다. 발아 현미와 일반 현미의 특징을 대조 비교해 보면, 각각의 특장점이 다르다. 개인의 기호에 따라 선택하면 된다.

**발아 현미는 연하고 부드럽다
VS 거친 현미가 느린 식습관을 가져온다**

발아 현미는 일반 현미에 비해서 연하고 부드럽다. 속껍질에 싸여 있는 현미에서 싹을 틔운 것이기 때문이다. 발아 현미의 속껍질은 수분을 흡수해 부드럽고, 싹을 틔우기 위해 껍질이 벌어져 있다. 그만큼 더 연하고 부드럽다.

하지만 현미채식을 하게 되면 천천히 꼭꼭 씹어 먹는 습관을 가져야 한다. 발아 현미는 부드럽기 때문에 오래 씹지 않고 삼키게 된다. 일반 현미라고 해서 이를 악물어야 할 만큼 딱딱하지는 않다. 물론 도정된 쌀에 비해 다소 거친 질감이 있지만 그렇기 때문에 오히려 오래 씹는 습관도 들일 수 있는 것이다. 또, 오래 씹어서 섭취하면 현미를 소화시키는데 아무런 지장이 없다. 단지 소화가 잘된다는 이유만으로 발아 현미를 선택할 필요는 전혀 없다.

발아 현미는 단맛이 난다
VS 현미도 오래 씹으면 충분히 단맛이 난다

발아 현미를 맛본 사람들은 현미에서 느낄 수 없는 단맛이 있다고 말한다. 발아 현미는 싹이 트는 과정에서 녹말이 당분으로 바뀌기 때문에 단맛을 갖게 되는 것이 사실이다. 실제로 발아 현미를 맛보면 현미에 비해 단맛이 더 난다. 하지만 일반 현미에서도 충분히 단맛을 느낄 수 있다.

단맛에 익숙하고 씹는 것에는 익숙하지 못한 현대인들은 일반 현미를 '맛없는 쌀'이라고 느낀다. 현미채식을 하며 그동안 익숙해져 있는 단맛을 줄이고 충분히 씹는 습관을 들이자. 현미를 충분히 씹으면 침에 의해 당분이 생겨 단맛을 느낄 수 있을 것이다. 그저 발아 현미보다 조금 더 씹으면 단맛을 느낄 수 있다.

발아 과정에서 영양분이 생긴다
VS 발아 과정에서 생긴 영양분 역시 현미의 영양분이다

일부에서는 발아 현미가 대단한 영양적 가치를 가진 것처럼 이야기한다. 발아 과정에서 몇 가지 성분이 조금 더 많아지는 것은 사실이다. 하지만 이러한 성분은 현미에 전혀 없던 것이 새롭게 만들어지는 것이 아니다. 현미가 가지고 있는 물질이 조금 더 많아질 뿐이다.

또 발아 과정에서 만들어진 싹 때문에 섬유질이 소량 늘기도 한다. 하지만 섬유질은 다른 채소를 통해서 훨씬 더 많은 양을 보충할 수 있다. 따라서 발아 현미만이 가진 우월한 영양적 가치라 할 수는 없다. 오히려 싹을 틔우기 위해 현미가 가진 영양소를 소모하게 되는데, 굳이 있는 영양소를 감소시켜 가며 싹을 틔울 필요는 없다.

발아 과정에서 비타민이 생성된다
VS 채소, 과일을 통해 더 많이 보충할 수 있다

발아 과정에서 현미가 가지고 있지 않은 비타민이 생성된다는 주장이 있다.
현미채식에서 현미를 섭취하는 주된 이유는 비타민의 보충이 아니다.
동물성 식품을 통해 과도하게 섭취된 단백질을 제한하는 대신 현미에서 일정량의 단백질을 얻는 것이다. 또, 인간이 활동하는데 필요한 에너지를 내는 탄수화물을 보충하기 위한 것이다.
비타민은 오히려 함께 섭취하는 채소와 과일에서 훨씬 더 많이 보충할 수 있다.
만약 현미를 먹는 이유가 오로지 비타민 보충에 있는 것이라면 발아 현미를 선택하는 것이 옳은 것일지도 모른다. 하지만 채식을 하고 있는데 굳이 발아 현미로 비타민을 더 보충할 필요는 없다.

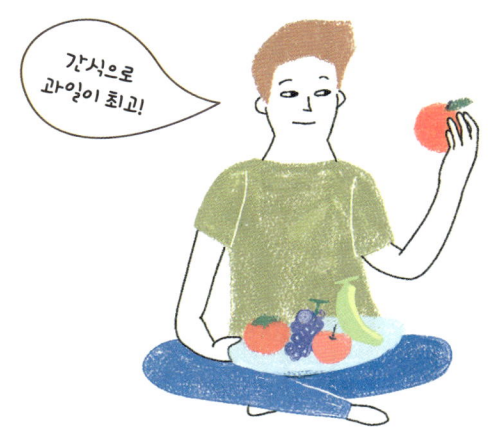

발아 현미는 밥 짓기가 쉽다
VS 일반 현미로도 먹기 좋은 밥을 지을 수 있다

발아 현미는 일반 현미에 비해 연하기 때문에 물에 오래 불리지 않아도 부드러운 밥을 지을 수 있다. 일반 현미로도 충분히 부드러운 밥을 지을 수 있다. 찰기가 있는 현미 찹쌀과 섞어서 밥을 지어도 되고 조금만 여유를 가지고 현미를 물에 충분히 불린다면 먹기 좋은 현미밥을 지을 수 있다.

쌀을 씻어 바로 밥을 짓는 것은 어렵지만 미리 준비해 놓은 쌀을 가지고 밥을 짓는다면 문제될 것이 전혀 없다. 여러 차례 강조해도 모자람이 없는 현미식의 키포인트는 천천히, 오래 씹는 데 있다. 현미밥은 식사 과정은 물론 준비 과정에서부터 여유가 필요한 음식이다. 조금만 여유를 가지고 준비한다면 밥 짓는 것이 어려운 일만도 아니다. 만약 그때그때 쌀을 불리기 어렵다면 하루나 이틀 전쯤 미리 불린 쌀을 냉장 보관 해 두었다가 밥을 지어도 괜찮다.

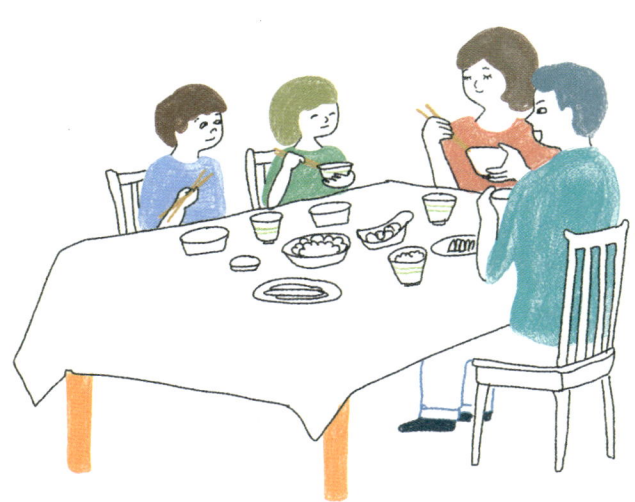

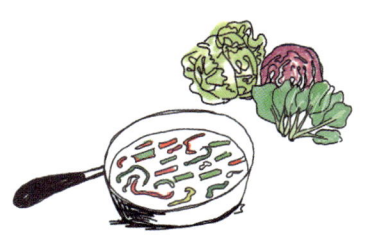

**병을
치유하고
예방하는
힐링 푸드**

현미의 여러 가지 영양 성분은 직접적으로 병을 치유하거나 예방하는 효과를 지닌다. 현미에는 기본적으로 단백질, 탄수화물, 지방, 비타민, 섬유질, 칼슘 등 다양한 영양 성분이 포함되어 있다. 각각의 영양 성분은 비만을 예방하기도 하고, 건강한 피부를 만들기도 하고, 혈관 장애를 극복하게도 한다.

음식을 통해 병을 치유하고 예방한다는 것을 직접적으로 신뢰하지 않았던 전문가들 역시 이제는 현미채식에 눈을 돌리고 있다. 현미와 식물성 식품의 영양학적 우수성을 그만큼 인정하고 있다는 것이다. 백미보다 월등한 영양 성분을 포함한 현미가 어떤 병을 치유하고 예방하는지 자세히 알아보자.

① 비만을 예방하고 체중 감량을 돕는 현미채식

현미채식 3개월 만에 10kg 이상의 감량 효과를 봤다는 사람들을 주변에서 적지 않게 본다. 이처럼 현미를 섭취하는 것이 다이어트에 효과적인 이유는 현미에 포함된 감마-아미노낙산이라는 성분 때문이다. 감마-아미노낙산은 포화 지방과 콜레스테롤 제거에 매우 효과적이다. 포화 지방과 콜레스테롤은 뱃살을 살찌우는 주범이다. 또한 내장 비만의 원인이 되기도 한다. 내장 비만은 겉보기에는 날씬해 보이지만 내장 사이사이에 지방이 껴서 오히려 건강에 더 큰 타격을 입히는 위험 요소다. 그것을 제거하는데 효과적인 성분이 들어 있기 때문에 현미채식을 하면 누구나 체중 감량 효과를 볼 수 있다.

또한 현미의 섬유질이 포만감을 주기 때문에 적게 섭취해도 충분히 포만감을 느끼게 된다. 자연스럽게 칼로리 섭취량이 줄어드는 것이다. '배부르게 먹고도 살이 빠지는 것'은 모든 사람들이 생각하는 가장 이상적인 다이어트 방법이 아닐까? 뿐만 아니라 섬유질은 체내 노폐물을 좀 더 효과적으로 배출할 수 있도록 한다. 그래서 현미채식을 하면 스스로 몸이 가벼워지는 것을 느끼게 된다.

② 당뇨병을 다스리는 현미채식

생활습관병의 대표격인 당뇨병은 우리나라 성인의 10%가 앓고 있을 정도로 흔한 병이다. 하지만 심뇌혈관 질환, 신장 질환, 망막 질환, 동맥 경화 등의 합병증을 유발할 수 있기 때문에 각별히 주의해야 하는 병이기도 하다. 당뇨병은 크게 두 가지로 나눌 수 있다. 췌장의 인슐린 분비 세포가 망가져 평생 인슐린을 투여해야 하는 제1형 당뇨병이 있고, 인슐린 분비 기능이 작동하기는 하지만 잘못된 음식 섭취로 인해 혈당 조절에 문제가 생기는 제2형 당뇨병이 있다. 제2형 당뇨병은 무엇보다 식습관의 조절이 가장 기본적인 치료법이다. 너무 많은 음식을 섭취해도 안 되고, 혈당을 급격하게 올리는 음식을 섭취하는 것도 금해야 한다. 그래서 오래 전부터 당뇨병 환자의 식이 요법에 적극 활용되어 온 식품이 현미다.

현미는 미네랄과 마그네슘, 섬유질 등이 풍부해 꾸준히 섭취하면 혈당 조절에 큰 효과를 볼 수 있다. 적게 먹어도 포만감을 느낄 수 있어 식사량을 줄일 수 있기 때문이다. 또 현미는 백미에 비해 당 지수가 낮은 식품이기도 해서 혈당을 급격하게 변화시키지 않고 천천히 끌어올린다. 혈당이 급격하게 오르면 혈당을 낮추기 위해 우리 몸에서는 인슐린을 분비하게 된다. 인슐린이 혈당을

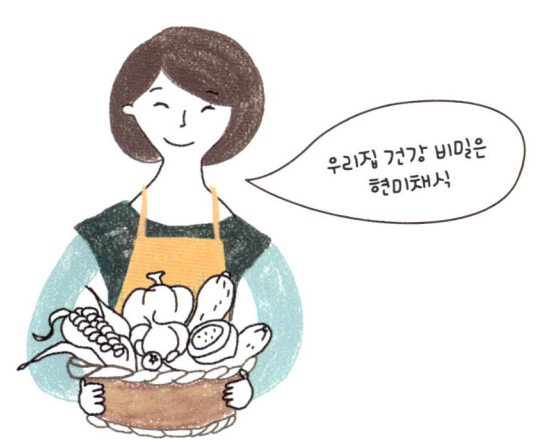

우리집 건강 비밀은 현미채식

낮추는 역할을 하기 때문이다. 만약 혈당을 급격하게 올리는 식품을 섭취하면 체내에서 다량의 인슐린이 분비되고, 그로 인해 다시 혈당이 급격하게 낮아져 문제가 되곤 한다. 하지만 현미밥을 섭취하면 쌀밥을 먹을 때보다 혈당을 천천히 끌어올려 인슐린 분비를 억제해 혈당 조절에 큰 효과를 볼 수 있다.

③ 집중력을 높이고 두뇌 활동을 돕는 현미채식

콜레스테롤과 포화지방은 동맥경화증을 유발해 뇌에 혈액 공급을 감소시키기 때문에 뇌 기능에 부정적 영향을 미치는 것으로 알려졌다. 동물성 식품을 즐겨 먹어 콜레스테롤과 포화지방이 높아져 치매가 생기는 경우를 보면 알 수 있다. 하지만 현미채식을 하면 혈액이 맑아져 혈액 속의 콜레스테롤과 포화지방 수치가 낮아진다.

따라서 치매의 위험이 높은 고연령층이나 두뇌 활동이 많은 성장기 청소년들에게도 좋은 점이 많다. 천천히 오래 씹어 즐기는 현미채식은 소화가 잘되고 노폐물 배출이 쉬워 집중력이 향상되고 몸의 컨디션이 좋아진다.

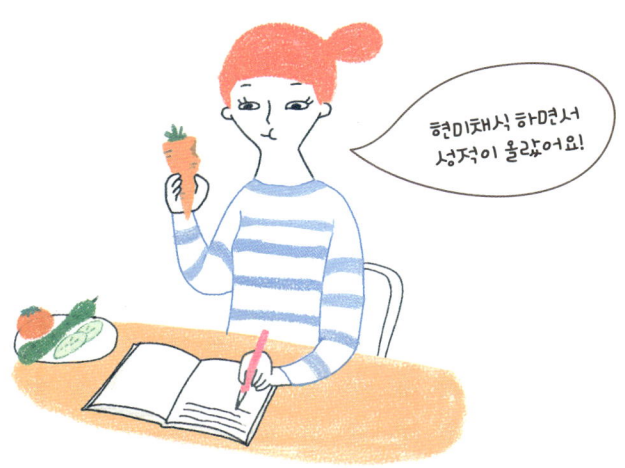

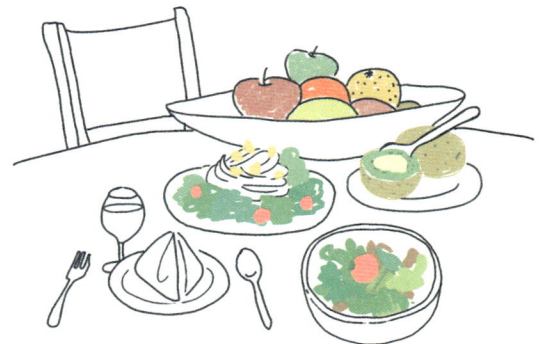

④ 혈관 장애 극복을 돕는 현미채식

중풍이라는 말로 더 잘 알려진 뇌졸중은 소리 없이 다가오는 저승사자라는 별칭도 갖고 있을 정도로 치명적인 질환이다. 우리나라 사망 원인 1위는 암으로 보고되고 있는데, 그 뒤를 잇는 원인이 바로 뇌졸중이다. 다양한 부위의 암을 모두 개별화해서 순위를 산정한다고 가정했을 때, 단일 질환으로는 뇌졸중이 사망 원인 1위라 할 수 있다. 그만큼 어떤 누구도 안심할 수 없는 질환이다. 심뇌혈관 질환은 동맥 경화증 때문에 발생한다. 혈액 중 콜레스테롤과 포화 지방이 필요 이상으로 많아지면서 혈관이 좁아지고 굳어져 생기는 것이다.

현미는 피를 맑게 하는 식품이다. 현미에는 혈관 장애를 일으키는 성분인 콜레스테롤이 포함되어 있지 않고, 혈액 순환에 도움을 주는 불포화 지방산(리놀산과 리놀레산)이 풍부하다. 리놀산과 리놀레산은 혈액이나 혈관 벽에 달라붙어 있는 나쁜 콜레스테롤 및 포화 지방을 제거하는 역할을 하는데, 이로 인해 혈액 순환을 촉진하고 동맥 경화, 뇌혈관 장애 등을 예방할 수 있다.

불포화 지방산은 체내에서 합성할 수 없어 반드시 식품으로 보충해야 한다. 리놀산이 부족할 경우에는 세포막의 대사 과정이 저하되어 노폐물을 배설하는 작용에 지장을 받고, 원활한 혈액 순환이 이루어지지 않는다. 혈액을 끈적이게 만드는 육식, 설탕, 정제 식품, 인스턴트식품 등의 섭취는 혈액 흐름을 방해하고 혈전 생성을 촉진해 혈관을 막히게 할수도 있다는 것을 잊지 말아야 한다.

⑤ 암을 잡는 현미채식

식물성 음식은 섬유질이 풍부하고, 대장에서 음식의 배설을 원활하게 하며, 발암성 산성 물질을 감소시키는 장내 세균의 생성을 돕는다. 최근 대장암의 발생이 급격하게 늘어났는데, 원인은 동물성 식품의 과도한 섭취에 있다고 본다. 동물성 식품의 대부분은 섬유질을 포함하고 있지 않기 때문이다. 동물성 식품을 꾸준히 섭취하고 식물성 식품의 섭취가 줄어들면 변비가 생기고 대장암 발생이 촉진될 수 있다.

반면 현미에는 풍부한 섬유질과 다양한 비타민이 포함되어 있다. 섬유질은 수분을 흡수하여 체내 발암 성분을 희석시켜 주거나 변을 무르게 하여 몸 밖으로 쉽게 배출될 수 있도록 한다. 때문에 변이 대장에 오래 머무르지 않아 유해 성분이 대장에 작용할 기회를 원천적으로 차단하게 된다. 이것이 현미가 대장암 발생을 억제한다는 이유다.

이밖에도 현미에는 비타민과 각종 항산화 물질들이 포함되어 있다. 비타민과 항산화 물질은 체내에서 발암 물질의 생성을 차단하고 이미 생성된 발암 물질을 중화시키는 역할까지 한다. 때문에 암 발생의 위험을 낮출 수 있다. 또 현미 100g에는 전립선암 증식을 막는 감마 토코트리에놀이 평균 0.36mg 함유돼 있다.

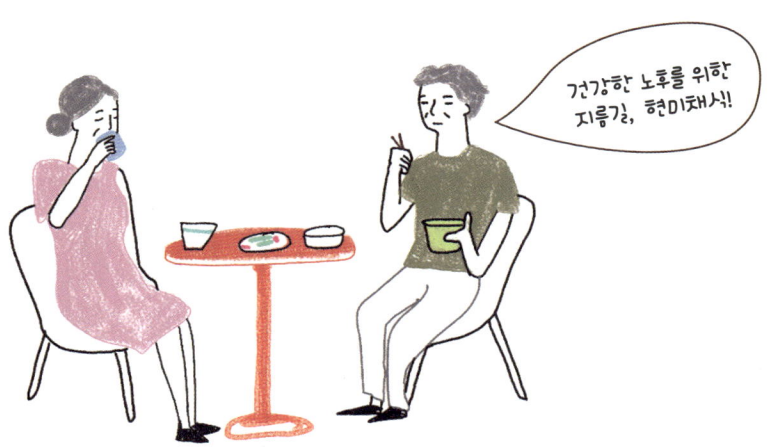

건강한 노후를 위한 지름길, 현미채식!

⑥ 아토피, 여드름 등 피부 질환을 개선하는 현미채식

아토피 피부염, 여드름 등의 피부 질환을 일으킬 수 있고 악화시킬 수도 있다는 대표적인 음식으로는 계란 흰자, 우유, 밀가루 등이 있다.

현미채식에서는 밀가루 역시 권장하지 않는다. 동물성 식품은 아니지만 밀가루도 가공된 식품이기 때문이다. 계란 흰자나 우유는 현미채식에서 금해야 하는 동물성 식품이다. 동물성 식품이 각종 피부 질환을 유발하는 위험 요소라고 단정 지을 수는 없지만 수많은 전문가가 가장 먼저 주의해야 할 식품으로 꼽는 것이 사실이다.

반면 현미나 식물성 식품에는 섬유질이 풍부하게 들어 있어 장내 독성 물질을 몸 밖으로 배출시켜 주는 역할을 한다. 또한 피부에 유익한 비타민 E를 비롯해 다양한 비타민, 불포화 지방산이 포함되어 있다. 특히 불포화 지방산은 염증 반응을 억제하거나 기타 알레르기 질환을 완화시키는 데 효과적인 것으로 알려져 있다.

실제로 아토피 질환을 심하게 앓았던 사람들이 채식으로 전환한 이후에 눈에 띄게 호전되거나 완치된 사례가 많다.

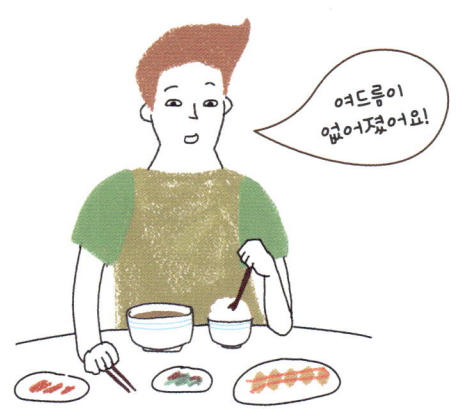

CHAPTER 03

현미채식만으로
영양은 충분하다

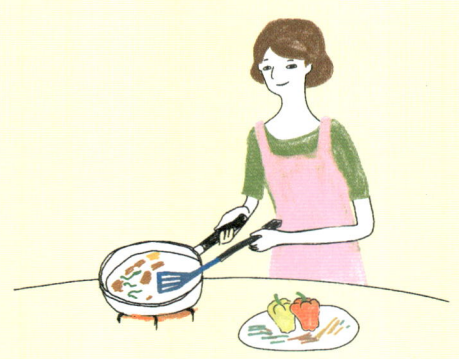

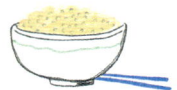

백미와 비교할 수 없는 현미의 영양적 가치

"어차피 다 같은 쌀인데, 영양은 비슷하겠죠."
"포만감이 백미보다 높아서 비만에는 좋은 것 같아요."

현미와 백미의 영양적 차이가 무엇이겠냐는 질문에 아직 현미를 잘 모르는 많은 사람이 이렇게 대답하곤 한다. 현미와 백미가 같은 쌀이기 때문에 영양 면에서 큰 차이가 없을 것이라는 게 그들의 생각이다. 하지만 분명히 해야 할 것은 '어차피 같은 쌀'이라는 개념으로 현미의 영양적 가치를 판단해서는 안 된다는 것이다.

현미는 백미와는 다르게 속껍질과 씨눈이 있다. 속껍질과 씨눈은 쌀 알갱이의 매우 작은 부분을 차지하고 있다. 그나마도 백미에는 거의 존재하지 않는다. 오로지 현미에만 속껍질과 씨눈이 온전하게 있다. 더욱 중요한 것은 이 속껍질과 씨눈에 백미가 갖지 못한 풍부한 영양소를 포함하고 있다는 것이다. 쌀 알갱이의 약 8% 차지하는 속껍질과 씨눈에 함유된 영양 성분은 놀라울 정도다.

표1〉 현미와 백미의 영양소 함량 비교

성분	현미	백미
단백질	7.1~8.3	6.3~7.1
지방	1.6~2.8	0.3~0.5
탄수화물	72.9~75.9	76.7~78.4
섬유질	1.3	0.4
유리당	0.7~1.3	0.22~0.45
칼슘	0.01~0.05	0.01~0.03

마그네슘	0.02~0.15	0.02~0.05
인	0.17~0.43	0.08~0.15
칼륨	0.06~0.28	0.07~0.13
규소	0.06~0.14	0.01~0.04
펜토산	1.2~2.1	0.5~1.4
황	0.03~0.19	0.08

(g/시료 100g, 수분 14%) 자료: 농촌진흥청

위의 표는 현미와 백미의 단백질, 지방, 탄수화물, 각종 미네랄에 대한 영양을 비교 분석한 결과다. 위의 표에서 확인할 수 있듯이 탄수화물을 제외하고 모든 영양소에서 현미가 월등히 뛰어나다는 것을 확인할 수 있다. 수치상으로는 작은 차이를 보이고 있지만 매일 섭취하는 주식인 것을 감안한다면 결코 작은 차이가 아니다. 또 현미에 포함된 영양 성분의 함량이 '너무 적은 것 아닌가'라고 생각할 수도 있지만 하루 섭취량을 따져 본다면 결코 적은 양이 아니다.

① 백미보다 12% 높은 단백질 함량

쌀 100g 기준에 백미에는 6.3~7.1g, 현미에는 7.1~8.3g의 단백질이 포함되어 있다. 백미에 비해 약 12% 많은 양의 단백질이 현미에 포함되어 있다는 것을 확인할 수 있다. 고작 10%의 차이로 월등히 많은 양의 단백질을 포함하고 있다고 말할 수 있느냐고 반문하는 사람이 있을지도 모른다. 하지만 하루 100g의 밥을 세 끼 섭취한다고 했을 때, 무려 3g의 차이가 난다.

단백질은 우리 몸을 구성하는 중요한 영양소이다. 때문에 많은 사람이 동물성 단백질을 통해 이를 보충하려 노력한다. 많은 사람이 몸에 유익하지 않은 동물성 단백질을 섭취하면서 부드러운 식감의 백미만을 고집하는 잘못된 식습관을 유지하고 있다. 매끼 현미식을 한다면 굳이 동물성 식품을 따로 섭취하면서 단백질을 보충할 필요도 없다.

② 지방 함유량 중 60%는 불포화 지방산

지방은 백미보다 현미에 더 많이 함유되어 있다. 백미에 비해 5~6배 정도 높은 비율이다. 지방의 함량만을 보고 '현미가 백미보다 더 살찌는 식품이 아닐까'라고 걱정하는 사람도 있을 것이다. 하지만 지방이라고 해서 무조건 살찌고 몸에 해로운 것이 아니다. 지방은 크게 두 가지로 나뉜다. 포화 지방산과 불포화 지방산으로 분류되는데, 포화 지방산이 바로 비만을 유발하는 지방이다. 하지만 현미에 포함된 지방은 60% 이상이 불포화 지방산이다.

몸에 좋은 불포화 지방산은 뇌세포를 이루는 중요한 성분이다. 또한 불포화 지방산은 혈액이 응고되어 혈전이 생기는 것을 방지하는 역할도 한다. 혈관이 막히는 심뇌혈관 질환의 위험으로부터 안심할 수 있다는 것이다.

이밖에도 우리 몸의 염증 반응을 억제하거나 기타 알레르기 질환을 완화시키는 데도 효과적이다. 현미식을 오랜 기간 해 보면 아토피나 여드름, 각종 피부 질환이 눈에 띄게 좋아지는 것을 경험할 수 있다.

흔히 등 푸른 생선을 섭취하는 이유는 두뇌 발달에 좋은 불포화 지방산이 포함되어 있다는 이유 때문이다. 현미만 제대로 섭취한다면 별도의 영양제나 동물성 식품을 통해 불포화 지방산을 보충할 필요가 전혀 없다.

③ 에너지원이 되는 탄수화물

탄수화물은 체내에서 포도당을 만들어 에너지로 사용된다. 흔히 다이어트를 하면 탄수화물을 극도로 제한하기도 하는데, 탄수화물은 우리 몸에 꼭 필요한 필수 영양소이다. 현미 100g에는 72.9~75.9g의 탄수화물이 포함되어 있고 백미에는 76.7~78.4g이 포함되어 있다. 현미와 백미 모두 큰 차이를 보이지는 않는다. 이유는 현미와 백미 모두 씨젖 부분에 탄수화물이 들어 있기 때문이다. 속껍질이나 씨눈 부분이 있는 현미나 도정되어 속껍질과 씨눈이 깎인 백미나 씨젖 부분의 양이 거의 비슷하다. 따라서 탄수화물의 양은 백미와 현미 모두 큰 차이가 없다.

다만 소화·흡수율에는 차이가 있다. 백미가 98% 정도의 소화율을 가지고 있고 현미는 90% 정도의 소화율을 가지고 있다. 현미의 속껍질 부분에 소화·흡수되지 않는 성분이 많이 들어 있기 때문이다. 그래서 현미를 먹으면 포만감이 느껴져 과식을 하지 않게 되는 것이고 식후 혈당이 천천히 상승하는 것이다. 탄수화물의 비율이 다른 영양소의 비율보다 다소 높지만 살이 잘 찌지 않는 원인도 여기에 있다.

④ 백미에 비해 3배 이상 함유된 섬유질

현미에 포함된 섬유질은 변을 무르게 하여 변비를 예방하는 효과가 있고, 적게 먹어도 충분한 포만감을 느끼게 한다. 또한 식후 혈당이 급격하게 오르는 것을 방지하기 때문에 당뇨병 예방에도 큰 도움이 되고, 콜레스테롤을 감소시키기 때문에 고혈압, 뇌졸중, 동맥 경화 등의 혈관 질환을 예방할 수 있다.

섬유질은 쌀 100g 기준에 현미는 1.3g, 백미는 0.4g을 함유한다. 무려 3배 이상의 함량 차이가 난다. 현미에는 섬유질이 많이 포함되어 있기 때문에 다소 거친 질감을 느낄 수 있다. 이 거친 질감 때문에 현미를 꺼리는 사람이 많다. 반면 섬유질이 부족한 백미는 현미에 비해 훨씬 더 부드럽고 소화가 잘된다. 하지만 건강을 얻기 위해 선택해야 할 것은 부드럽고 먹기 편한 음식이 아니다. 건강에 직접적으로 도움을 주는 음식인 현미를 선택하는 것이 장기적으로 볼 때 훨씬 더 현명한 선택이다.

씹기 힘들고 조금 거친 질감은 얼마간 반복하면 습관처럼 적응하게 된다. 또, 현미식을 즐기는 사람들은 오히려 그 거친 질감 자체를 즐긴다. 이를 견디지 못해 편한 쪽을 선택한다면 건강을 포기하는 것과 마찬가지라는 사실을 기억해야 할 것이다.

⑤ 식물성 식품을 통해서도 충분히 보충할 수 있는 미네랄

인체를 구성하는 영양상 중요한 물질인 미네랄은 칼슘, 인, 마그네슘, 철, 요오드 등이 있다. 미네랄은 뼈, 근육, 장기, 혈액 등의 구성 성분이 되고 소화 기능에 관여하며 근육과 신경의 정상적인 활동을 유지시켜 주는 중요한 역할을 한다.

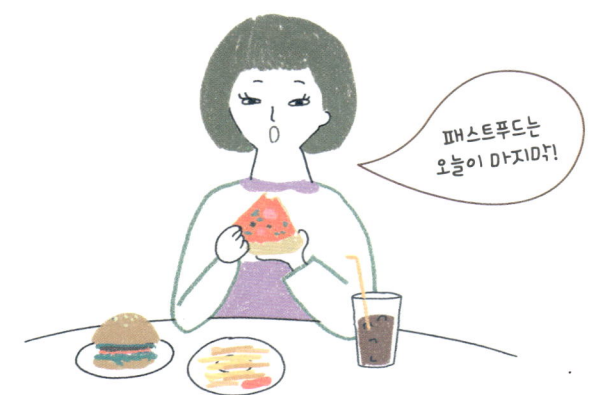

주로 음식을 통해 보충이 가능하기 때문에 특별한 경우를 제외하고는 별도로 보충할 필요는 없다. 최근 가장 주목받고 있는 대표적인 미네랄은 칼슘과 철분이다.

칼슘은 뼈의 구성 성분이 되고 철분은 우리 몸의 기능을 유지하는 데 필수적인 요소다. 칼슘 부족은 골다공증을 유발한다는 이유 때문에 동물성 식품인 우유를 통해 보충하려는 경우가 대부분이다. 하지만 현미에는 백미보다 무려 70% 이상 많은 칼슘이 포함되어 있다. 불필요한 동물성 식품을 통해 칼슘을 보충하기보다는 주식인 쌀을 현미로 바꾼다면 더 건강한 방법으로 칼슘을 보충할 수 있을 것이다.

철분은 혈액을 만드는 주요 성분으로 결핍되면 철 결핍성 빈혈을 유발할 수 있다. 철분은 쌀 100g 기준에 현미는 2.1mg, 백미는 0.4mg 함유되어 약 5배의 차이가 난다. 국립보건원에 따르면 19세 이상의 성인 남자의 철분 하루 권장량은 8mg이며, 19~50세의 여성은 하루 권장량이 18mg이다. 여성은 폐경 이후에는 남성과 같이 8mg으로 떨어지게 된다. 하루 권장량을 기준으로 봤을 때, 하루 300g의 현미식을 한다면 남성의 하루 권장량의 80% 정도를 보충할 수 있게 된다. 현미 이외에도 각종 식물성 식품을 통해서도 철분을 보충할 수 있다.

철분이 가득한 식물성 식품

1. 진한 초콜릿과 코코아 분말

진한 초콜릿(70~85% 카카오 고형물)은 소고기보다 훨씬 많은 철분을 가지고 있다. 약 100g의 쇠고기는 2.11mg의 철분을 가지고 있지만 같은 양의 진한 초콜릿에는 무려 5배의 철분이 포함되어 있다. 단, 유제품이 첨가된 것은 피해야 한다.

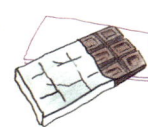

2. 말린 과일

말린 복숭아 한 컵에는 6.5mg의 철분이 들어 있어 과일 중 가장 많은 철분을 함유하고 있다. 이밖에 자두, 살구, 건포도에도 많은 양의 철분이 포함되어 있다. 설탕이 첨가되지 않은 자연 그대로 건조한 과일을 먹는다면 훌륭한 철분제가 될 수 있다.

3. 당밀

당밀은 몸에 좋은 감미료이다. 짙은 초콜릿과 더불어 훌륭한 철분 보충제이기도 하다. 2티스푼 분량의 당밀에는 2.39mg의 철분이 포함되어 있다. 물론 낮은 칼로리도 큰 장점이다.

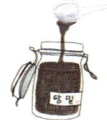

4. 짙은 녹색 채소

180g의 시금치를 익히면 6.43mg의 철분이, 같은 양의 익히지 않은 시금치 안에는 4.86mg의 철분이 들어 있다. 다음으로 철분이 많은 녹색 채소는 근대이며 역시 180g의 근대를 익히면 3.95mg의 철분을 얻을 수 있다. 중요한 사실은 녹색 채소들은 생으로 먹을 때보다 익혀 먹을 때 더 많은 철분을 섭취할 수 있다는 것이다.

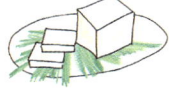

5. 두부

사분의 일 토막의 두부에는 2.15mg의 철분이 있다. 콩의 철분 함량이 그만큼 높다는 것이다. 강낭콩 한 컵에는 3.93mg의 철분을 얻을 수 있다.

⑥ 음식을 통해 섭취해야 하는 비타민

비타민은 체내에서 합성되지 않아서 음식으로 섭취해야 하는데, 과잉되거나 결핍되면 문제가 나타날 수 있다. 따라서 적절한 양의 비타민을 섭취해야 한다. 표2〉에서 보듯이 현미에는 비타민 B군을 비롯해 비타민 E, 나이아신, 비오틴, 엽산 등이 고루 포함되어 있다. 특히 비타민 B군은 우리 몸의 모든 세포에서 에너지를 생성하고 필요한 물질을 합성하는 등 중요한 기능을 한다. 스트레스가 많은 현대인이 꼭 보충해야 할 비타민이기도 하다. 그러나 현미에는 하루 섭취 권장량의 일부만 포함되어 브로콜리, 버섯 등의 채소로 보충하는 것이 좋다.

토코페롤이라고도 불리는 비타민 E는 현미 100g에 9~25mg이 포함되어 있지만 백미 100g에는 3mg밖에 포함되어 있지 않다. 3배에서 많게는 8배가량 차이가 난다. 비타민 E는 지방 대사에 필수적인 비타민으로 동맥 경화, 뇌졸중을 비롯한 심뇌혈관 질환을 예방하는 기능을 한다. 이밖에도 다양한 종류의 비타민이 있는데, 각각의 영양소가 우리 몸에 작용하는 부위 및 기능도 다양하다. 현미채식을 통해 표3〉의 비타민은 충분히 보충할 수 있다.

표2〉 현미와 백미의 비타민 함량 비교

성분	현미	백미
비타민 B_1	2.9~6.1	0.2~1.1
비타민 B_2	0.4~1.4	0.2~0.6
비타민 B_6	5~9	0.4~1.2
비타민 E	9~25	3
나이아신	35~53	13~24
판토텐산	9~15	3~7
비오틴	0.04~0.1	0.01~0.06
엽산	0.1~0.5	0.03~0.14
콜린	950	390~880

(mg/시료 100g, 수분 14%) 자료: 농촌진흥청

표3〉 비타민이 다량 함유되어 있는 식품

비타민 종류	작용하는 부위 및 기능	다량 함유된 식품
비타민 A	피부 및 골 대사	푸른 채소
비타민 B1	탄수화물 대사	곡류
비타민 B2	음식 대사	푸른 채소
비타민 B6	성장	효모
엽산	적혈구 및 신경조직	푸른 채소
나이아신	에너지 생산	콩
비타민 C	결체조직 유지	과일, 감자
비타민 D	칼슘대사	표고버섯, 햇빛(피부 자외선에 의해 변환)
비타민 E	세포 항상성	식물성 기름, 곡류
비타민 K	혈전 형성 억제	채소 잎, 양배추, 장내 세균(대장균에 의해 변환)

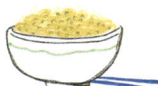

우유 · 계란보다 완전한 식품

완전식품이란 인간에게 필요한 영양소를 두루 갖춘 식품을 말한다. 과연 영양학적으로 완벽한 완전식품을 찾을 수 있을까? 우리가 알고 있는 대부분의 식품은 특정 영양소가 충만하면 어떤 부분은 부족하게 된다. 말 그대로라면 몸이 요구하는 영양소를 모두 완벽하게 갖춘 식품을 완전식품이라 말해야 하지만 아쉽게도 100% 완벽한 완전식품은 없다. 다만 몇 가지 조건을 충족하는 식품을 편의상 완전식품이라 칭할 수는 있을 것이다. 어차피 완전식품이라는 것은 영양학적인 용어라기보다는 사람들이 만들어 낸 말이기 때문이다.

완전식품의 조건에는 어떤 것들이 있을까? 첫째는 인간의 몸에 필요한 영양소를 고루 갖추어야 한다. 한 가지 영양소에 과도하게 치우친 것이 아니라 몸에 필요한 성분을 고루 갖추고 있을 필요가 있다. 영양 과잉은 절대 바람직하지 않기 때문이다. 둘째는 몸에 해가 되지 않아야 한다. 아무리 좋은 영양소를 포함하고 있다고 하더라도 몸에 해가 되는 요소가 포함되어 있다면 결코 완전한 식품이 아니다. 마지막으로 병이 있든 없든, 나이가 많은 적든, 누가 먹어도 건강을 해치지 않는 식품이라야 한다.

보통 우유나 계란을 완전식품으로 꼽고 있는데, 이런 조건들을 볼 때 과연 우유나 계란을 완전식품이라고 할 수 있을까? 우유와 계란은 단백질의 함량은 높지만 콜레스테롤이나 포화 지방산이 포함되어 있어서 장기간 꾸준히 섭취하게 되면 성인병의 위험에 노출될 위험이 있다. 또 우유와 계란은 단백질과 지방이 성분의 대부분을 차지하고, 이런 동물성 단백질은 우리 몸을 산성 체질로 만들어 혈액을 산성화시킨다. 우리 몸은 이를 알칼리성으로 돌리기 위해 뼈의 칼슘을 유출시키게 된다. 때문에 골다공증이나 요로 결석이 발생할 수 있고 아토피를 비롯한 여러 가지 알레르기 질환의 원인이 되기도 한다.

대부분 단백질과 칼슘의 보충을 위해 우유를 마시곤 한다. 어쩌면 이것이 몸을 더 망가지게 하는 잘못된 선택일 수 있다. 사실 우리 몸에 필요한 단백질은 그다지 많은 양이 아니다. 하루 섭취 칼로리의 약 7% 보충하면 된다. 그런데 우유에는 필요량의 약 3배, 계란에는 필요량의 약 4.5배의 단백질이 포함되어 있다. 과량의 단백질 섭취가 결과적으로 몸을 산성으로 만들고 이로 인해 부작용이 나타나는 것이다.

반면 현미는 칼로리 비율로 따져 보면 단백질을 약 8% 함유하고 있어, 하루 섭취량 7%를 약간 웃도는 정도다. 음식을 섭취하면 100% 완벽하게 영양소를 흡수하지 못하기 때문에 흡수되지 않고 배출되는 영양소를 감안한다면 현미는 가장 이상적으로 단백질을 보충할 수 있는 식품이라고 할 수 있다. 지방의 비율 면에서도 마찬가지다. 현미에는 콜레스테롤은 전혀 들어 있지 않고 몸에 좋은 불포화 지방산이 절반 이상을 차지하고 있다. 탄수화물은 85%를 포함하고 있어 그야말로 이상적인 영양소 비율이라고 할 수 있다.

이렇듯 몸에 좋은 영양소를 적절하게 갖추고 있으면서 남녀노소 누구나 언제든 먹을 수 있는 현미야말로 완전식품의 조건을 모두 충족시키는 최고의 식품이 아닐까? 현미채식을 하며 함께 섭취하는 채소나 과일에서도 소량의 단백질을 보충할 수 있고, 각종 미네랄과 비타민까지 보충시켜 주니 더욱 완벽한 조합이라 할 수 있다.

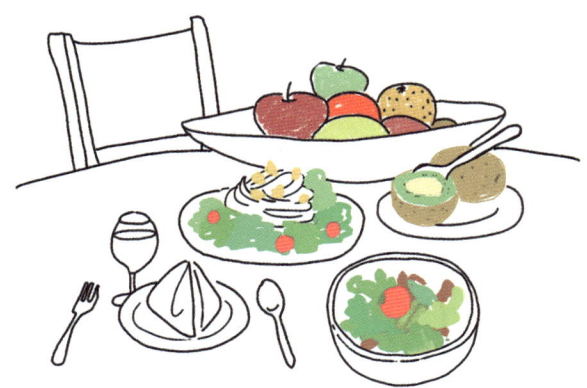

식물성 단백질 함유량

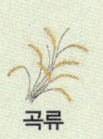

곡류

귀리 13.7　기장 12.7　메밀가루 12.1
통밀 13.2　보리 · 미숫가루 15.7　밀 · 수수 10.5
율무 15.4　조 9.9　호밀 15.9
현미 · 찹쌀 · 흑미 7~10　쌀 5~7　메밀국수 마른 것 14.0

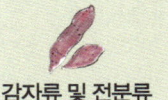

감자류 및 전분류

생감자 2.8　찐 감자 3.0　삶은 감자 3.2
생고구마 1.4　말린 고구마 2.3　찐 고구마 1.5
마 5.1　생토란 2.5

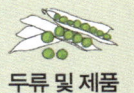

두류 및 제품

강낭콩 10.0　녹두 22.3　완두콩 10.5
팥 19.3　쥐눈이콩 38.9　대두 · 검정 · 흑태 35.2
콩물 7.0　콩자반 19.9　콩가루 49.0
두부 9.3　순두부 4.7　두유 4.4

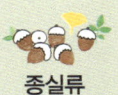

종실류

도토리 4.4　생 땅콩 25.8　말린 땅콩 20.3~26.1
볶은 땅콩 25.6　땅콩가루 26.6　호두 15.4
생밤 3.2~4.0　삶은 밤 2.5　구운 밤 3.2
말린 밤 6.7　아몬드 18.6　잣 14.7
말린 코코넛 6.9　피스타치오 20.6　은행 5.4
피칸 9.2　호박씨 29.3　들깨 16.0~16.9
참깨 · 검정깨 20.5　해바라기씨 22.8

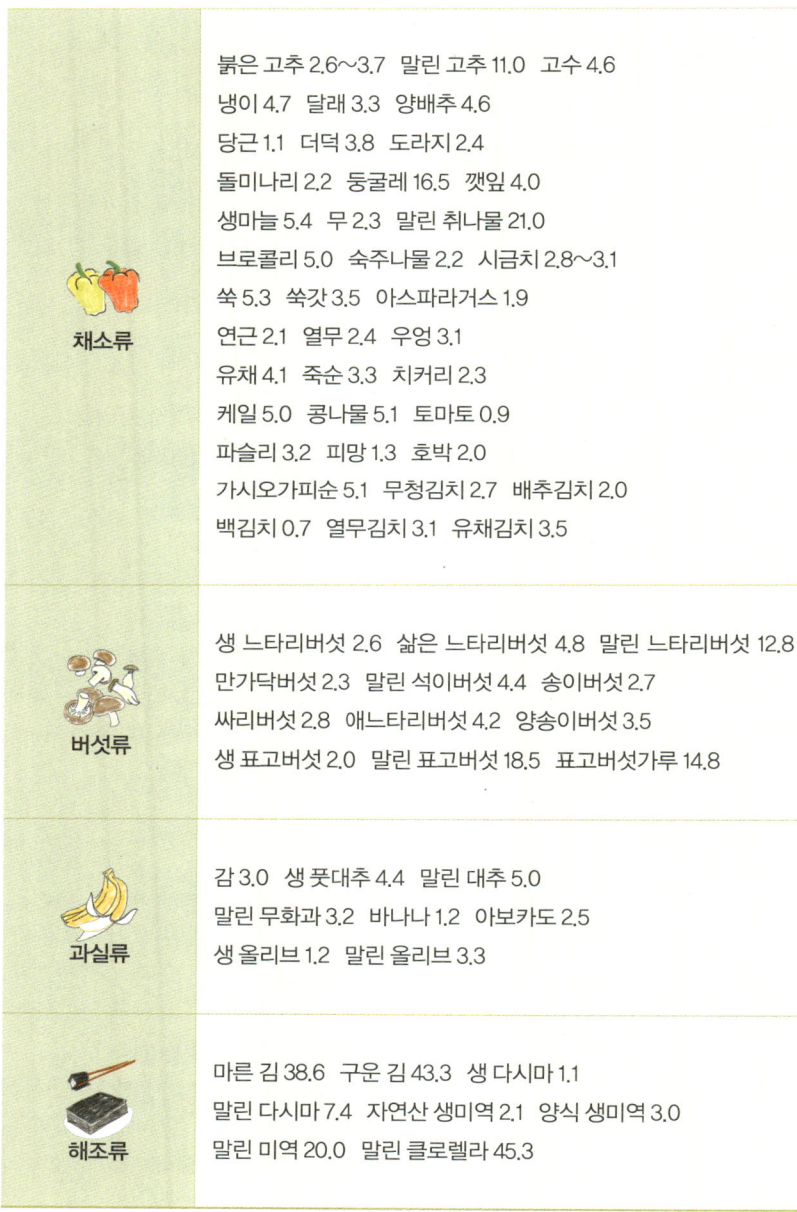

채소류	붉은 고추 2.6~3.7 말린 고추 11.0 고수 4.6 냉이 4.7 달래 3.3 양배추 4.6 당근 1.1 더덕 3.8 도라지 2.4 돌미나리 2.2 둥굴레 16.5 깻잎 4.0 생마늘 5.4 무 2.3 말린 취나물 21.0 브로콜리 5.0 숙주나물 2.2 시금치 2.8~3.1 쑥 5.3 쑥갓 3.5 아스파라거스 1.9 연근 2.1 열무 2.4 우엉 3.1 유채 4.1 죽순 3.3 치커리 2.3 케일 5.0 콩나물 5.1 토마토 0.9 파슬리 3.2 피망 1.3 호박 2.0 가시오가피순 5.1 무청김치 2.7 배추김치 2.0 백김치 0.7 열무김치 3.1 유채김치 3.5
버섯류	생 느타리버섯 2.6 삶은 느타리버섯 4.8 말린 느타리버섯 12.8 만가닥버섯 2.3 말린 석이버섯 4.4 송이버섯 2.7 싸리버섯 2.8 애느타리버섯 4.2 양송이버섯 3.5 생 표고버섯 2.0 말린 표고버섯 18.5 표고버섯가루 14.8
과실류	감 3.0 생 풋대추 4.4 말린 대추 5.0 말린 무화과 3.2 바나나 1.2 아보카도 2.5 생 올리브 1.2 말린 올리브 3.3
해조류	마른 김 38.6 구운 김 43.3 생 다시마 1.1 말린 다시마 7.4 자연산 생미역 2.1 양식 생미역 3.0 말린 미역 20.0 말린 클로렐라 45.3

〈100g중 단백질 함유량 (g)〉 자료: 2009년 식품 영양소 함량 자료집(한국영양학회)

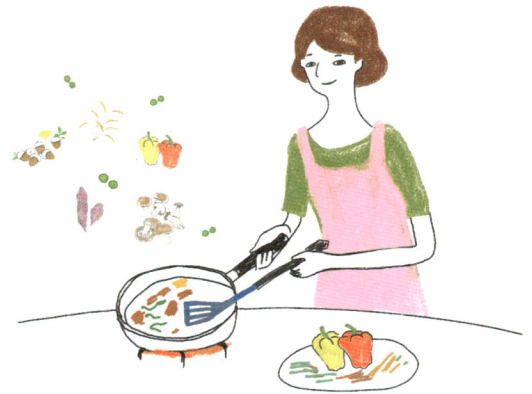

CHAPTER 04

식습관이
바뀌고 있다

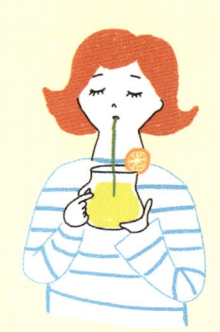

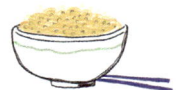

유명인들의 채식주의 선언

우리 주위에는 동물성 식품을 먹는 것은 정상적이고, 자연스럽고, 필요하다고 느끼는 사람들이 대부분이다. 반면 식물성 식품만 먹는 것은 비정상 적이며, 자연스럽지 않고, 건강에 문제가 생길 것이라고 염려하는 사람들이 많다. 한국채식연합에 따르면 국내 채식 인구는 전체 인구의 1% 수준으로 조사되고 있다고 한다. 사실 이마저도 정확한 숫자는 아니다. 인구의 5~6%가 채식을 하는 미국, 12~13%가 채식주의자인 영국에 비하면 우리에게 채식이란 아직도 낯선 습관임에는 분명 하다.

하지만 최근 들어 채식주의를 선언하는 유명인들이 크게 늘고 있어 채식주의의 대중화와 붐이 일고 있는 것은 사실이다. 그들이 채식을 하게 되는 계기는 개인의 신앙이나 신념, 환경이나 동물 사랑에서 시작되는 경우가 많다. 또 보다 건강한 삶을 살기 위한 것에 초점을 맞춘 경우도 많다. 이렇듯 채식의 동기나 출발점은 다양하지만 그들 모두 고기를 먹지 않아도 건강한 삶을 살 수 있다는 것을 직접적으로 대중들에게 보여주고 있다.

아직 채식주의 대중화라 말하기에는 조금 이른 감이 있기는 하다. 하지만 지금도 많은 사람이 채식에 관심을 가지고 있고 조금씩 변화하고 있다는 것이 그저 반가울 뿐이다. 그 선두에 섰던 사람은 뭐니 뭐니 해도 할리우드 스타들이다. 우리나라 사람들이 채식에 대해서 관심을 갖지도 않았을 때, 그들은 이미 채식주의에 깊게 빠져 있었다. 우리나라의 비빔밥이 LA에서 유명세를 탄 것도 채식주의의 열풍에서 시작된 것이라고 한다.

브리짓 바르도, 킴 베이싱어, 알렉 볼드윈을 비롯해 엘렌 드제네러스, 케리 언더우드, 파멜라 앤더슨 등 수많은 스타들이 채식주의를 선언하고 환경 운동이나 동물 보호 운동에도 적극적으로 참여하고 있다. 최근 들어 우리나라 스타들 역시 채식주의를 선언하고 있다. 유기동물 보호에 앞장서고 있는 이효리,

건강한 아름다움을 지닌 이하늬, 철저한 자기 관리로 유명한 배종옥 등이 대표적이다. 특히 젊은 세대들에게 문화적 파급력이 높은 이들이 저마다의 이유로 채식을 시작하고, 그것을 알리는 일에 소홀하지 않기 때문에 그나마 채식에 대한 관심이 높아지고 있는 듯하다.

최근 채식이 각광받으며 채식 전문 레스토랑도 점점 생겨나고 있고 채식을 위한 단체들도 다양하게 늘고 있다. 그렇지만 채식을 한다는 것은 생각만큼 쉬운 일은 아니다. 자신에 대한 애정이 있어야 하고, 가족이나 주변 사람의 도움이 필요하기도 하다. 또, 무엇보다 건강에 대한 관심과 지금 자신이 선택한 채식에 대한 믿음을 가져야 한다. 채식은 평생을 이어가야 하는 건강의 실천이라는 사실을 잊지 말아야 한다.

채식주의의 여러 단계   TIP

채식주의에는 여러 단계가 있다. 크게 5단계로 분류되는데, 현미채식의 경우 동물성 식품을 일절 섭취하지 않는 '비건' 단계라 할 수 있다. 이밖에도 육류 섭취로 인해 산성화된 몸을 정화하기 위해 가끔씩 채식을 즐기는 사람들도 있다. 채식주의자라 말할 수는 없지만 단기간 동안만 채식 습관을 실천하는 사람들이다.

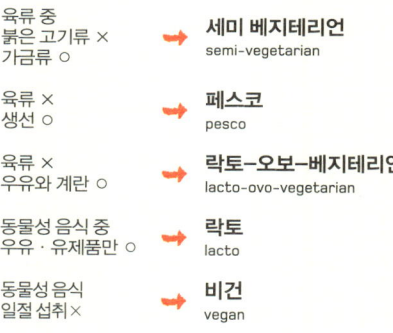

육류 중 붉은 고기류 × 가금류 ○	**세미 베지테리언** semi-vegetarian
육류 × 생선 ○	**페스코** pesco
육류 × 우유와 계란 ○	**락토-오보-베지테리언** lacto-ovo-vegetarian
동물성 음식 중 우유·유제품만 ○	**락토** lacto
동물성 음식 일절 섭취×	**비건** vegan

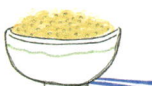

왜 식물성 식품을 선택해야 하는가?

① 동물성 식품을 먹으면 안 되는 이유

사람에게 꼭 필요하지만 동물성 식품에서 얻을 수 없는 성분들이 있다. 반대로 동물성 식품에는 포함되어 있지만 사람에게 결코 필요하지 않은 성분들이 있다. 모든 음식은 건강을 위해 섭취해야 한다. 단순히 맛을 즐기기 위해 몸에 해로운 음식을 섭취하는 어리석은 행동은 이제 과감히 없애야 한다. 이것이 동물성 식품을 먹으면 안 되는 첫 번째 이유다.

Ⓐ 단백질이 너무 많이 들어 있다

단백질은 사람에게 꼭 필요한 성분이지만 과다 섭취할 필요는 없다. 필요 이상으로 많이 섭취하는 단백질은 몸을 산성으로 만들어 칼슘이 부족해진다. 심한 경우 골다공증이 나타날 수도 있다. 특히 동물성 식품에서 섭취하는 단백질은 지나치게 많은 양이다. 단백질은 우리 몸에 흡수되는 영양소가 아니기 때문에 많은 양을 섭취해도 모두 배설될 수밖에 없다. 이 과정에서 간과 신장에 무리를 주기도 한다. 또 대변에 남아 있는 단백질이 변하여 대장암이나 과민성 대장염을 일으킬 위험도 있다. 결국, 꼭 필요한 양의 단백질만 섭취하는 것이 건강에는 더 이롭다.

Ⓑ 콜레스테롤이 들어 있어 해롭다

동물성 식품에는 콜레스테롤이 많이 들어 있다. 콜레스테롤은 크게 HDL(고밀도 리포단백질) 콜레스테롤과 LDL(저밀도 리포단백질) 콜레스테롤로 나뉜다. 흔히 HDL을 좋은 콜레스테롤, LDL을 나쁜 콜레스테롤로 부르기도 한다. LDL 콜레스테롤이 혈관에 쌓여 동맥 경화를 유발하기 때문이다. 하지만 일정한 양의 콜레스테롤은 우리 몸에 꼭 필요하다. 다만 우리 몸에 꼭 필요한 콜레스테롤은 군이 보충하지 않아도 우리 몸이 스스로 만들어 낸다. 오히려 콜레스테롤을 먹게 되면 동맥 경화, 고혈압, 심뇌혈관 질환, 혈관성 치매 등을 일으킬 위험이 있다.

ⓒ 포화 지방이 너무 많이 들어 있다

포화 지방은 흔히 비계라고 불리는 기름 덩어리이다. 일정량이 몸에 필요할 수는 있지만 적당한 수준이어야 한다. 포화 지방의 양은 비만을 유발하는 가장 큰 원인이 된다. 포화 지방을 많이 섭취하면 비만이 되거나 내장지방의 위험성이 높아진다. 또한 유방암, 대장암, 전립선암을 유발할 수 있으므로 섭취에 주의해야 한다. 포화 지방이 많이 포함된 식품은 단연 동물성 식품이다. 살코기처럼 보이는 고기라도 포화 지방의 함유량이 매우 높다는 것을 기억해야 한다.

ⓓ 섬유질이 전혀 없다

섬유질은 변을 무르게 해 주므로 변비를 예방해 주고, 혈당을 서서히 상승하게 해 주어 당뇨병 예방과 치료에 매우 큰 역할을 한다. 또 체내 콜레스테롤을 배출시켜 동맥 경화, 고혈압 등을 예방한다. 섬유질이 많이 든 식품은 포만감을 쉽게 느끼고 그 효과가 장시간 유지되기 때문에 음식 섭취량을 줄이는 결과로 이어진다. 비만의 예방과 치료에 탁월한 기능을 하는 요소다. 하지만 동물성 식품에는 섬유질이 들어 있지 않다.

ⓔ 항산화 성분이 포함되어 있지 않다

항산화 성분은 노화를 막아 주는 일등 공신이다. 몸의 저항력을 증가시켜 각종 질병이나 감염성 질환을 예방하는 효과가 있다. 또한 암 발생을 억제해 주고, 동맥경화증 생성을 막아 주는 역할도 한다. 하지만 항산화 성분은 동물성 식품에는 전혀 포함되어 있지 않거나 아주 적게 포함되어 있다.

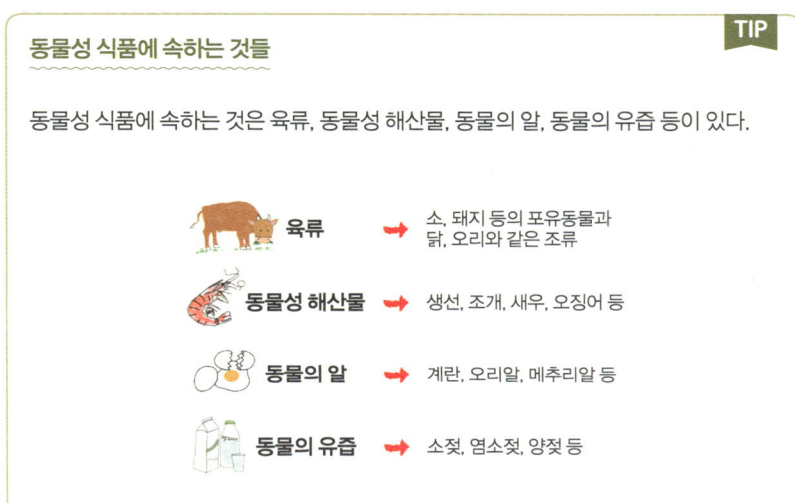

동물성 식품에 속하는 것들   TIP

동물성 식품에 속하는 것은 육류, 동물성 해산물, 동물의 알, 동물의 유즙 등이 있다.

육류 ➡ 소, 돼지 등의 포유동물과 닭, 오리와 같은 조류

동물성 해산물 ➡ 생선, 조개, 새우, 오징어 등

동물의 알 ➡ 계란, 오리알, 메추리알 등

동물의 유즙 ➡ 소젖, 염소젖, 양젖 등

② 식물성 식품만 먹어도 충분한 이유

건강하기 위해서는 몸에 필요한 것을 먹고 필요하지 않은 것은 먹지 말아야
한다. 우리 몸에 필요한 것은 식물성 식품이다. 곡식, 채소, 과일 이 세 가지만
먹으면 건강은 보장된다. 너무나도 단순한 얘기일지 몰라도 식물성 식품만 먹
어도 충분한 이유는 식물성 식품에 우리가 필요로 하는 모든 성분이 들어 있
기 때문이다. 그 양 역시도 과하지 않게, 알맞은 양만 포함되어 있다.

Ⓐ 식물성 식품에는 단백질이 충분히 들어 있다

채식을 하지 않는 사람들이 채식을 거부하는 대표적인 이유는 영양 보충을 제
대로 할 수 없다는 것이다. 식물성 식품만 먹으면 단백질이 부족해진다고 생
각하는 것이다. 하지만 식물성 식품에는 충분한 양의 단백질이 포함되어 있
다. 동물성 식품에 비해서 단백질 함량이 적지만 오히려 몸에 필요한 적정량
이 포함되어 있는 것이다. 식물성 식품만 먹는다고 단백질이 부족해지는 일은
생기지 않는다.

Ⓑ 식물성 식품에는 콜레스테롤이 전혀 안 들어 있다

식물성 식품에는 콜레스테롤이 전혀 없다. 때문에 채식을 한다는 것은 혈관성 질환을 일으키는 위험 요소로부터 안전을 보장받게 되는 것이다. 동물성 식품의 섭취 없이 식물성 식품만 섭취하면 매우 효과적이다.

Ⓒ 포화 지방을 낮게 유지할 수 있다

식물성 식품에는 비만의 원인이 되는 포화 지방이 아주 조금 들어 있다. 따라서 배불리 먹어도 비만이 될 가능성은 매우 낮다. 단 콩 음료, 과일 음료 등과 같이 가공한 식물성 식품을 먹으면 각종 첨가물 때문에 자극적인 입맛으로 변할 수 있다. 채식을 하면 입맛은 더욱 예민해진다. 첨가물의 맛에 익숙해지기보다는 식물성 식품 자체의 맛을 즐기도록 한다.

Ⓓ 섬유질이 안 들어 있는 식물성 식품은 없다

가공하지 않은 모든 식물성 식품에는 섬유질이 들어 있다. 그래서 식물성 식품만 먹게 되면 변비, 당뇨병, 고혈압, 비만 등을 예방할 수 있다.

Ⓔ 식물성 식품에는 항산화 성분이 풍부하다

가공하지 않고 과도하게 조리하지 않은 식물성 식품에는 항산화 성분이 풍부하게 들어 있다. 식물의 좋은 성분을 그대로 섭취할 수 있도록 최대한 간략한 조리법을 사용하도록 하고, 가능하면 조리하지 않은 그대로 섭취하는 것이 좋다. 식물성 식품만 먹게 되면 암, 동맥경화증, 노화 등을 상당부분 억제할 수가 있다.

TIP

식물성 식품에 속하는 것들

식물성 식품이란 식물의 씨앗, 잎, 줄기, 뿌리, 과일, 해조류 등을 말한다.

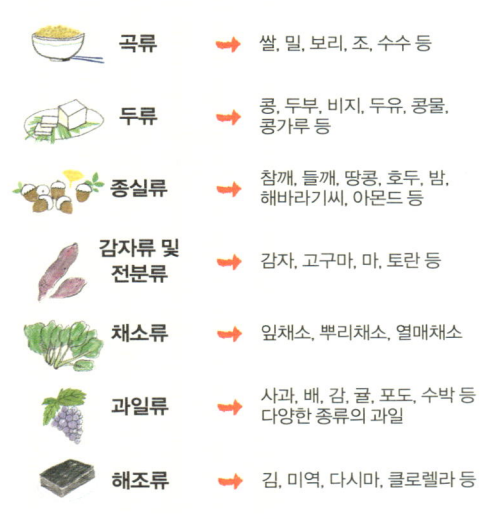

곡류 ➡ 쌀, 밀, 보리, 조, 수수 등

두류 ➡ 콩, 두부, 비지, 두유, 콩물, 콩가루 등

종실류 ➡ 참깨, 들깨, 땅콩, 호두, 밤, 해바라기씨, 아몬드 등

감자류 및 전분류 ➡ 감자, 고구마, 마, 토란 등

채소류 ➡ 잎채소, 뿌리채소, 열매채소

과일류 ➡ 사과, 배, 감, 귤, 포도, 수박 등 다양한 종류의 과일

해조류 ➡ 김, 미역, 다시마, 클로렐라 등

CHAPTER 05

현미채식,
어떻게 먹을까?

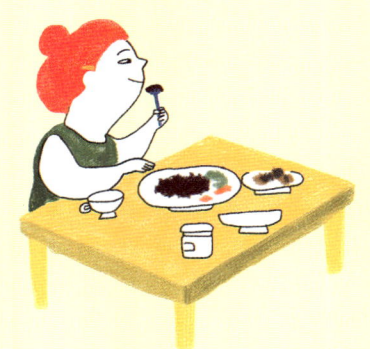

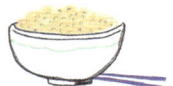

오래된 습관 버리기

현미채식을 시작하기에 앞서 우선 오래된 습관부터 버려야 한다. 사람들은 동물성 식품에 익숙해져 그것이 건강을 위협한다는 사실조차 잊고 살아간다. 또, 조금이라도 불편하거나 익숙하지 않은 것은 되도록 피하려 한다. 자신의 식습관을 바꾸고, 조금 불편한 것에 익숙해지는 것이 건강을 보장한다는 사실을 염두해 두어야 한다.

현미의 거친 질감이 처음에는 익숙하지 않을 수 있다. 오랜 기간 백미의 부드러운 맛에 익숙해진 사람이라면 더욱 그러할 것이다. 하지만 현미의 가치를 알고 즐긴다면 조금 거친 질감도, 오래 씹어야 한다는 불편함도 큰 문제가 되지 않을 것이다. 만약 현미밥의 거친 질감이 싫다면 처음에는 현미와 백미의 비율을 1:3으로 하고 익숙해지면 차차 현미의 비율을 늘리는 것도 좋다.

오래 씹어야 하는 것도 마찬가지다. 처음에는 거칠고 딱딱한 현미밥을 몇 번 씹다 그냥 넘기려고 애를 쓸 것이다. 결국 현미밥을 먹는 것이 너무 힘들어 포기하겠다고 선언할 수도 있다. 사실 아무리 거칠고 딱딱하다고 하더라도 씹지 못할 정도의 불편함은 아니다. 오랫동안 길들여진 습관 때문에 더 불편함을 느끼고 힘들게 느껴지는 것이다. 처음에는 아무 생각 없이 무조건 꼭꼭 오래 씹어야 한다. 목으로 그냥 넘어가려는 것을 애써 참고 최대한 오래 씹도록 해야 한다.

식물성 식품을 섭취하는 것은 그다지 새로운 것은 아니다. 다만 고기, 계란, 생선, 우유 등 동물성 식품을 모두 금해야 한다는 사실이 어렵게 느껴질 수 있을 것이다. 현미채식은 천천히 씹고 담백한 맛을 즐겨야 하는 것이다. 하지만 하루 아침에 모든 것을 바꾸려 한다면 부담감이 커질 수밖에 없다. 동물성 식품을 금하고 채식을 하되, 갑작스럽게 생식에 도전하지 말고 기존에 먹던 조리 방법으로 조리해 먹도록 한다. 시간이 지나면서 점점 담백하고 간소한 조리법으로 바꾸어 가는 것이 습관을 고치고 채식에 익숙해지는 방법이다.

인간의 습관은 21일을 주기로 새롭게 형성된다고 한다. 아무리 새로운 습관이라도 21일만 반복하면 뇌는 그것을 오랜 기간 반복해 온 습관으로 인식하고 곧 익숙해지게 된다고 한다. 짧게는 몇 년에서부터 길게는 몇 십년 동안 이어 온 식습관을 고치는 것은 결코 쉬운 일이 아니다. 하지만 익숙하지 않은 것을 피하려고만 한다면 결코 건강한 식습관을 얻을 수 없다는 것을 기억해야 한다.

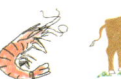

식물성 식품의 섭취 방법

곡식 가루

쌀가루, 밀가루 등 곡식 가루는 곡식 알갱이보다는 못하다. 이미 섬유질이 분쇄되어 파괴되었기 때문이다. 가루 음식을 먹어야 할 경우에는 현미가루나 통밀가루를 섭취하도록 한다.

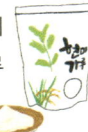

채소

현미채식을 할 때 채소 반찬은 3~4가지면 충분하다. 가급적 익히지 않고 날것으로 먹는 것이 좋다. 조리를 해야 한다면 삶거나 데치고 기름에 볶거나 튀기는 것은 피한다. 간은 소금으로 싱겁게 하는 것이 좋고 화학 조미료는 절대 사용해서는 안 된다.

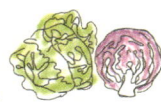

해초류

김, 미역, 다시마 등의 해초류는 제한 없이 먹을 수 있다.

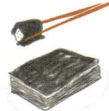

감자와 고구마

감자와 고구마는 채소로 분류하지만 칼로리가 높은 편이다. 때문에 밥을 대신해서 먹을 수는 있지만 간식으로 먹기에는 조금 과하다. 만약 감자나 고구마 반찬을 먹게 된다면 그만큼 밥의 양을 줄여야 한다.

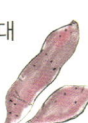

콩

콩에는 단백질과 지방이 많다. 때문에 식물성 식품이라고 해도 너무 많이 먹지 않는 것이 좋다. 두유로 콩의 섭취를 대신해도 된다고 생각할 수도 있지만 시중에 판매되는 두유에는 식품 첨가물이 가득하다. 자연 그대로가 아닌 가공식품은 섭취하지 않는 것이 좋다.

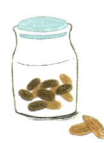

과일

사과, 복숭아, 포도 등 껍질이 억세지 않는 것은 되도록 껍질을 함께 먹는 것이 좋다. 그리고 먹을 수 있는 씨도 함께 먹으면 여러 가지 유효한 성분을 섭취하게 된다. 황도나 파인애플 등의 가공된 통조림은 먹지 않는 것이 좋다. 과도한 당분이 첨가되어 있다.

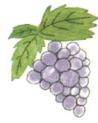

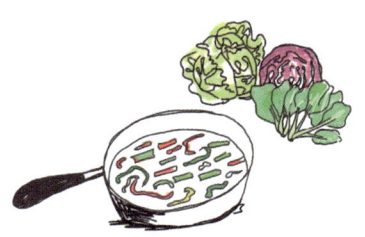

현미밥, 짓고 보관하기

현미밥이 좋다는 것은 알지만 밥 짓기가 까다롭다는 사람들도 있다. 사실 백미는 압력솥이나 일반솥이나 밥 짓는 것이 어렵지 않다. 물에 오랜 시간 불리지 않아도 물 조절만 잘한다면 맛있는 밥을 지을 수 있다.

하지만 현미는 밥을 짓기 까다로운 것은 사실이다. 현미는 물의 흡수가 더디기 때문에 8시간 정도 충분히 물에 담가 불려야 먹기 좋은 밥을 지을 수 있다. 물의 양도 백미에 비해 30% 정도 더 부어야 한다는 것도 잊지 말아야 한다.

또, 영양을 위해 선택한 현미밥인데 혹시 쌀을 씻는 과정에서 영양가의 손실이 있지 않을까 걱정하는 사람들도 있을 것이다.

하지만 현미의 겉 부분에는 내피라고 하는 강하고 탄력 있는 보호막이 있다. 때문에 밥을 지을 때 쌀을 씻으려고 물을 부으면 이 보호막이 외부로부터 수분을 흡수하게 된다. 쌀알이 부풀어 오르지만 현미가 가진 영양분이 밖으로 빠져나가는 것을 강력히 막아 낸다. 영양분 손실에 대한 걱정은 접고 편안하게 평소처럼 쌀을 씻어도 된다.

현미밥 맛있게 짓는 노하우

현미에는 찹쌀과 멥쌀이 있다. 둘은 성분이 같고 찰기만 다를 뿐이다. 처음부터 현미멥쌀만으로 밥을 지으면 찰기가 없어 먹기 더욱 어려울 수 있다. 현미채식을 시작하는 시기에는 현미찹쌀과 현미멥쌀을 1:1 비율로 섞어서 밥을 지으면 좀 더 편하게 먹을 수 있다. 현미밥에 익숙해지면 현미찹쌀과 현미멥쌀의 비율을 1:4로 섞어 먹으면 된다.

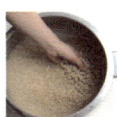

1. 쌀을 깨끗하게 씻기
겉껍질이나 이물질만 걸러낸다는 느낌으로 휘휘 젓다가 재빨리 물을 따라 버린다. 이렇게 1∼2차례 이물질을 걸러내고 2∼3차례 가볍게 주물러 씻으면 된다.

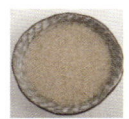

2. 8시간 물에 담가 불리기
현미밥을 짓기 전에 8시간 정도는 물에 담가 불려야 좀 더 부드러운 밥을 지을 수 있다. 저녁에 자기 전에 쌀을 담가 두고 아침에 불린 물을 따라내고 새 물을 넣어 밥을 지으면 된다.

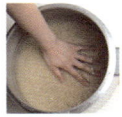

3. 물 조절하기
현미밥이 짓기 어렵다고 말하는 이유 중에 하나가 바로 물 조절 때문이다. 너무 적게 부으면 속까지 익지 않아 딱딱한 생쌀을 씹는 느낌이 든다. 물 양은 백미보다 30% 더 부어야 무르고 부드러운 밥을 지을 수 있다.

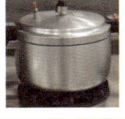

4. 압력솥에 밥 짓기
현미는 일반 밥솥보다는 단시간에 고압으로 밥을 할 수 있는 압력 밥솥에 지어야 먹기 좋은 밥을 할 수 있다.

② 현미 보관법

현미는 일반 쌀에 비해 지방 함량이 높다. 때문에 백미보다 잘 상하기 때문에 냉장고에 보관하는 것이 좋다. 밥맛은 도정 시기에 따라 차이가 난다. 갓 도정한 쌀이 가장 맛이 좋기 때문에 많은 양을 한꺼번에 구입해서 먹는 것보다는 그때그때 도정 일자를 확인해서 최근 도정된 현미를 구입하는 것이 좋다. 가장 좋은 보관 방법은 최근 도정된 현미를 소량만 구입해 냉장고에 두고 먹는 것이다.

그렇다면 현미밥은 어떻게 보관해야 할까? 물론 식사 때마다 갓 지은 밥을 먹으면 좋겠지만 번거로운 일이다. 그렇다고 식은 현미밥을 먹는 것은 더 어려운 일이다. 이럴 때는 한꺼번에 여러 끼니의 밥을 해두고 먹을 만큼씩 따로 담아 냉동실에 보관하면 된다. 먹을 때마다 전자레인지에 해동시켜 먹으면 번거로움을 덜 수 있다.

TIP

진짜 현미 가짜 현미 구별법

현미가 건강에 좋다는 사실이 알려지면서 예전에 비해 현미의 소비가 늘고 있다고 한다. 때문에 시중에는 현미를 흉내 낸, 그야말로 '무늬만 현미'인 쌀을 어렵지 않게 찾아볼 수 있다. 이런 '가짜 현미'는 겉으로 봤을 때 씨눈의 상태를 제대로 확인할 수 없어 도정된 쌀과 구별하기 힘들다. 이럴 때는 집에서 직접 싹을 틔워 보면 구별이 가능하다.

우선 씨눈이 상하지 않고 잘 보존되어 있는 '진짜 현미'를 확인하기 위해서 작은 그릇에 쌀 알갱이 10개 정도를 담는다. 쌀 알갱이가 물에 약간 잠길 정도로 물을 붓고 실온에 두면 된다. 앞에서 언급했듯이 현미는 생명을 가진 쌀이다. 씨눈이 살아 있기 때문에 진짜 현미라면 약 10일 뒤에 싹이 트는 모습을 확인할 수 있을 것이다. 만약 10일 후에 싹이 트지 않고 그대로 썩는다면 씨눈이 상한 '가짜 현미'다.

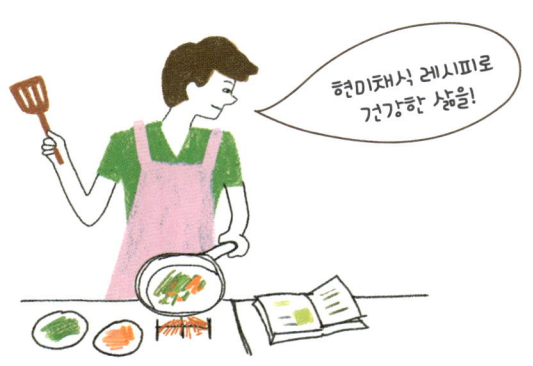

현미채식 레시피로 건강한 삶을!

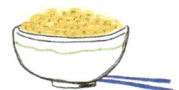

현미채식의 5가지 절대 규칙

① 현미밥을 먹고 난 후 반찬을 먹는다

밥을 씹을 동안에는 절대 반찬을 먹지 않는다. 밥은 밥대로, 반찬은 반찬대로 먹어야 한다. 밥을 100번씩 씹어 넘긴 후 반찬을 먹어야 밥맛을 음미하고 반찬은 반찬대로 맛을 즐길 수 있다.

밥과 반찬을 따로 먹게 되면 반찬에 자극적인 간을 하지 않아도 된다. 오히려 기존 양념을 그대로 사용하면 짜고 맵다는 것을 단번에 느끼게 될 것이다. '그동안 이렇게 자극적인 음식을 먹고 살아왔나!' 하고 스스로 놀라게 되고 점점 자극적이지 않고 담백한 음식을 찾게 될 것이다.

밥과 반찬을 따로 먹어야 하는 이유는 또 있다. 입에 밥이 들어 있는 동안 반찬을 먹으면 덜 씹고 빨리 삼키는 경향이 있다. 천천히 먹는 습관을 들이기 위해 담백한 식사를 하기 위해 꼭 지켜야할 규칙이다. 반드시 밥을 완전히 씹어서 넘긴 후 반찬을 먹어야 한다는 것을 기억해야 한다.

② 현미밥 먹을 때 국에 말아먹지 않는다

국은 될 수 있으면 먹지 않는 것이 좋다. 국이나 물을 밥 먹는 동안 먹게 되면 씹는 것에 소홀해진다. 또한 국은 염분을 과다 섭취하게 한다. 건강식이나 다이어트를 위해 식습관을 바꾸다 보면 가장 먼저 제한하는 것이 염분과 기름진 음식이다. 하지만 우리나라 사람들은 국이나 찌개에는 매우 관대하다. 국이나 찌개를 통해 무심코 섭취하는 염분은 결코 무시할 수 있는 양이 아니다.

국을 먹더라도 절대 밥을 말아먹지는 않도록 한다. 되도록 건더기를 먹도록 하고 국물은 먹지 않는 것이 건강에는 더욱 유익하다. 만약 식사 중에 국물이 꼭 필요하다면 최소한의 간만 한 담백한 국을 먹도록 한다.

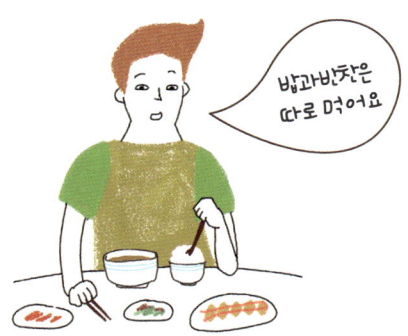

③ 100번 이상 꼭꼭 씹어 천천히 먹어야 한다

현미밥은 오랫동안 꼭꼭 씹어 먹어야 한다. 한 숟가락을 입에 넣고 100번 정도 씹는 것이 좋다. 100번 정도 씹게 되면 거칠고 딱딱한 알갱이가 완전히 분쇄되고 침과 충분히 섞이게 된다. 오래 씹으면 씹을수록 단맛과 고소한 맛이 느껴지면서 마치 물처럼 부드러워져서 목으로 넘기기가 쉬워진다.

처음에는 한 숟가락을 100번에 걸쳐 씹기가 어려울 것이다. 하지만 천천히 먹는 식습관을 들이기 위해 반드시 지켜야 할 규칙이다. 이렇게 오래 씹어 천천히 먹게 되면 자연스럽게 식사 시간이 길어진다. 우리 뇌는 음식을 먹고 15분 정도 지나야 포만감을 느끼기 시작한다. 이를 주관하는 중추를 만복 중추라고 하는데, 오래 씹는 과정에서 만복중추가 자극을 받는 것이다. 결국 식사 시간이 길어지면 먹는 양을 줄여도 포만감을 느낄 수 있다.

④ 과자, 탄산음료, 동물성 식품, 가공 식품의 섭취는 금지한다

혈당을 올리는 탄산음료나 설탕과 염분이 범벅된 과자는 먹지 않는 것이 좋다. 또 식물성 식품이라고 해도 가공된 식품의 섭취는 최대한 금하는 것이 좋다. 음식은 자연 그대로를 즐기는 것이 가장 좋다. 가공된 식품에는 각종 첨가제가 들어가고 칼로리가 높아진다. 불필요한 첨가제와 칼로리를 줄일 수 있도록 자연 그대로의 재료를 이용해야 한다.

모든 동물성 식품은 금지하는 것을 원칙으로 한다. 동물성 식품에는 우리 인간에게 필요치 않은 성분이 포함되어 있기도 하고 필요 이상의 성분이 포함되어 있기도 하다. 흔히 단백질이 부족하면 성장 장애가 나타나기 때문에 어려

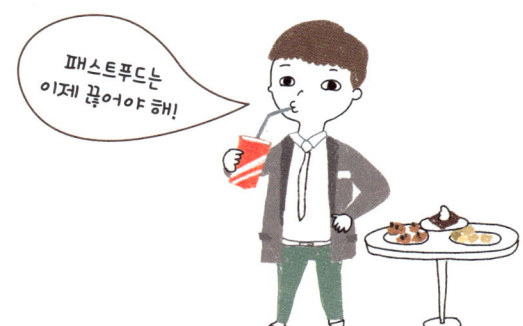

서부터 우리는 단백질 보충을 게을리 하지 않았다. 그 이유로 단백질이 많이 든 동물성 식품을 먹어야 한다고 생각해 온 것이다.

하지만 단백질은 우리가 생각하는 만큼 많이 필요한 성분이 아니다. 동물성 식품에는 단백질이 필요 이상으로 많이 들어 있다. 우리는 그동안 소고기나 계란을 고단백 식품으로 알아 왔다. 하지만 이런 동물성 식품은 고단백이 아니라 과단백 식품이다. 따라서 지나친 양의 단백질을 보충하게 하는 과단백 식품인 동물성 식품을 먹을 필요가 없다. 저단백식품인 식물성 식품만 먹어도 단백질 섭취량은 충분하다.

⑤ 생선의 섭취도 금지한다

동맥 경화증, 심뇌혈관 질환, 고혈압 등의 혈관 관련 질환을 앓고 있는 사람이라면 등 푸른 생선을 많이 먹어야 한다는 얘기를 한두 번 쯤은 들어봤을 것이다. 등 푸른 생선의 기름 중에서 일부분인 오메가-3 지방산이 혈액 응고를 억제하는 역할을 하기 때문이다.

하지만 등 푸른 생선에는 해로운 기름 성분이 함께 들어 있다. 콜레스테롤과 포화 지방이 함께 들어 있는데, 식물성 식품에 비해 그 양이 매우 많고 단백질 역시 과하게 함유되어 있다.

모든 통곡식에는 불포화 지방산이 들어 있다. 통곡식에 들어 있는 불포화 지방산은 우리 몸에서 불포화 지방산(오메가-3)의 형태로 바뀌게 된다. 따라서 굳이 동물성 식품을 통해 불포화 지방산을 보충하면서 불필요한 콜레스테롤과 포화 지방까지 보충할 필요는 없는 것이다.

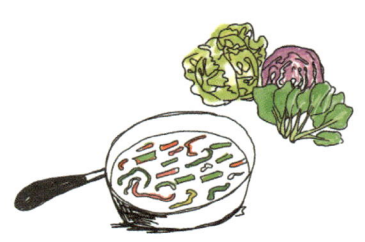

현미채식에 대한 편견과 오해 그리고 진실

채식을 지향하는 의사, 치의사, 한의사들이 모여 만든 모임이 '베지닥터'(http://vegedo ctor. com/)이다. 홈페이지를 이용해 일반인들이 궁금해 할 정보와 의사들의 명쾌한 답변을 들을 수 있다. 베지닥터는 채식에 관한 지식과 치료 경험을 공유하고 그것을 바탕으로 올바른 생활 습관의 실천을 널리 알리고 있다. 아울러 국민 건강 증진을 위해 끊임없이 노력하고 있는 단체이다. 홈페이지에 올라 온 질문에 대한 전문가들의 속 시원한 답변에 주목해 보자.

 추위를 많이 타요. 건강에 괜찮은 것일까요?

작년 9월부터 채식을 하기 시작하여 아침은 현미밥과 채식으로 하고, 점심과 저녁은 구내식당에서 백미와 채식 반찬을 먹습니다. 채식으로 바꾼 후 만성 피로, 생리통, 여드름 등이 없어져서 참 감사하고 행복합니다. 그런데 제가 예전부터 손이 차고, 추위를 유난히 많이 탔었는데요, 지금도 여전히 손과 귀가 차고 추위를 많이 탑니다. 건강에 괜찮은 것일까요? 냉수욕을 하면 추위를 안 탄다는 정보도 있던데 어떻게 하면 좋을까요?

 베지닥터 임동규

기존의 습성과 태도 중에서 열을 올리는 생활 습관과 태도로 변화를 주고 자신에게 적극 접목시켜 보세요.

★열을 올리는 음식들 _ 따뜻한 성질의 재료(마늘, 파, 양파, 고추 등)를 많이 사용한다.

★열을 올리는 신체 활동 _ 낮에 걷기, 맨발 걷기, 손발 털기, 근력 키우기 등

★열을 올리는 생활 환경 _ 낮에 햇볕 보기, 환기 자주 시키기 등

★열을 올리는 마음가짐 _ 자주 웃고 긍정적으로 살기, 적극적이고 능동적으로 살기 등

★그밖에 열을 내는 요법들 _ 풍욕, 족탕, 냉온욕 등

그러나 무엇보다 삶을 바꾸는 데 주력하셔야 합니다. 치유는 모두 자기 하기 나름입니다. 자기 삶을 되돌아보는 성찰과 삶을 바꾸어야겠다는 생각의 변화가 치유의 기본입니다. 아침을 현미채식으로 바꾸었듯이, 점심과 저녁 또한 바꾸어 보세요.

할 수 없다거나 어렵다고 생각하기보다 할 수 있는 방법을 찾아보세요. 현미 채식을 한 후, 삶이 변화된 다양한 사례들을 보면서 포기하지 마세요!

 골다공증에 커피와 시금치를 먹지 말아야 하나요?

저희 아버지는 골다공증이 심하신데요. 병원에서 일 년 정도 약을 먹어 보자고 하셔서 약을 드시고 계십니다. 어제 저희 아버지가 아침 방송 프로그램에서 골다공증엔 절대 커피와 시금치를 먹지 말고 우유는 많이 먹어야 한다고 했다면서 그것에 대해 궁금해하십니다. 제가 우유는 드시면 안 되고 야채 많이 드셔야 된다고 얘기를 해도 방송 프로그램에서 하는 말을 더 신뢰하는 듯합니다. 아마 지금쯤 우유를 사서 드시고 계실지도 모르겠네요. 정말 골다공증에 커피와 시금치를 먹지 말아야 하나요?

 베지닥터 이의철

소변 내 칼슘 농도를 높이는 음식들을 줄인다면 시금치나 기타 생야채를 드셔도 걱정하지 않으셔도 됩니다. 소변 내 칼슘 농도를 높이는 음식은 동물성 식품(동물성 식품의 단백질), 염분, 카페인 등입니다. 반대로 칼슘 배설을 억제하는 것은 식물성 식품에 풍부한 칼륨을 포함한 미네랄입니다. 때문에 지속적으로 채식을 하시고, 짜지 않게 드시고 커피(아메리카노 혹은 블랙)도 하루 2잔 이상씩 마시지 않는다면 생야채, 그것도 시금치 같은 야채를 생으로 드시는 것은 큰 문제가 없습니다. 안심하고 드시기 바랍니다.

현미채식 이후로 뱃속도 더부룩하고 계속 설사를 해요.

현미찹쌀밥과 채식한 지 일주일쯤 되었는데 계속 설사를 합니다. 저한테 안 맞는 건 아닌가요? 꼭꼭 씹어서 먹는데도 소화도 잘 안 되는 것 같고 뱃속도 좀 더부룩하거든요. 어느 글에서는 위장이 약한 사람들은 현미 자체가 까슬까슬 하고 소화가 안 될 수 있기 때문에 오히려 안 좋다는 글을 보았는데 혼란스럽 네요. 여드름 개선하려고 현미채식을 시작했는데, 어찌해야 할까요?

 베지닥터 설경도

적응하는 데 시일이 더 필요합니다. 일단 부정적인 선입견은 가지지 마시고, 평소보다 더 오래 꼭꼭 씹어서 입 안에서 완전히 죽이 되도록 해서 삼켜 보세 요. 그리고 설사를 할 때는 밥 따로 반찬 따로 드시면 좀 더 효과적입니다. 그렇 게 드시면 싱겁게 먹게 되면서 갈증이 덜 나기 때문이죠. 물은 식후 1~2시간 뒤에 먹는 습관을 들이세요. 그럼 소화도 잘되고 장이 묽어지지 않으므로 설 사가 덜 날 것입니다.

또한 곡물과 야채를 잘 소화하려면 우리 몸의 체온과 비슷해야 소화 효소가 활발해집니다. 가령 냉장고에서 찬 음식을 먹었거나 차가운 생수를 마셨을 때 뱃속에서 찬 기운과 따뜻한 기운이 상충되어(마치 고기압과 저기압이 만나면 구름 이 생기듯이) 소화 불량 및 복통, 설사를 일으킬 수 있습니다.

흰밥처럼 씹어서 위로 보내도 위산이 다 분해해 주지 않는지요?

현미밥을 먹으면서 제일 많이 들었던 것이 꼭꼭 씹어서 먹어야 한다는 말이었는데요. 근데 어차피 흰밥처럼 씹어서 위로 보내도 위산이 다 분해해 주지 않는지요? 전에 위내시경 할 때 선생님이 말씀하시길, 위산은 동전까지도 녹이는 강력한 소화액이라고 하셨는데요. 현미의 쌀눈도 위산에 녹아서 우리 몸에 흡수되는 것 아닌가요?

 베지닥터 설경도

예로부터 오래 꼭꼭 씹어야 건강하고 장수한다고 했습니다. 소화 작용이 위에서 모두 다 녹여 버린다면 치아가 필요할까요? 우리가 음식을 섭취하면 앞니, 송곳니, 어금니가 골고루 저작을 해서 침이 섞이고 침 속의 아밀라아제와 같은 소화 효소제가 녹말을 분해시킵니다. 이것이 다시 엿당으로 바뀌고 침의 알칼리 성분이 위산과 중화되어 비로소 전체적인 소화를 잘 이루게 되는 것입니다. 그래야 소화 불량 및 위산 과다, 역류성 식도염으로부터 보호됩니다.

육식 동물이 장이 짧은 이유는 육식은 뱃속에서 오래 머물게 되면 빨리 산패되어 독성이 되므로 빨리 체외로 배설시키기 위해 장이 짧은 것입니다. 반면 채식 동물의 장이 긴 것은 채식이 천천히 소화되므로 오래 머물기 때문에 장이 긴 것입니다. 인간도 장이 긴 것은 채식에 맞게 설계된 것입니다. 그런데 식이 섬유가 많은 현미, 채소를 많이 먹지 않고 육류를 많이 섭취하게 되면 어떻게 될까요? 장이 길기 때문에 독소가 오래 남아 부패되고 축적이 되면 대장암을 비롯하여 각종 암이 많이 발병하게 되는 것입니다.

특히 현미는 흰쌀보다 거칠고 섬유질이 많으므로 급하게 먹으면 마치 싸리 빗자루로 위벽을 자극하는 격이 되므로 맵고 짜고 뜨거운 자극성 음식과 다를 바가 없습니다. 현미밥이 소화가 안 된다는 것은 이러한 원리인 것입니다. 가능하면 천천히 꼭꼭 씹는 것이 가장 좋습니다.

현미찹쌀로 현미채식을 해도 되나요?

현미채식 할 때 말하는 현미밥이 멥쌀을 얘기하더라구요. 혹시 현미찹쌀밥을 먹어도 되는 건가요? 알기로는 현미찹쌀이 당 지수가 높아서 현미채식 하는 것이 의미가 없나 싶어서요.

 베지닥터 설경도

현미찹쌀이 현미멥쌀보다 당 지수(GI)가 높다고 해서 현미채식 하는 것이 의미가 없는 것은 아닙니다. 중요한 것은 곡물의 도정 여부입니다. 우리밀보다는 우리통밀, 찹쌀보다는 현미찹쌀, 쌀보다는 현미쌀이지요. 아무리 잡곡밥이라도 도정한 것이라면 껍질 속의 섬유질, 미네랄이 부족해지고 따라서 도정한 것은 GI가 높습니다. 도정할수록 우리 몸에 빨리 흡수되어 혈당을 올려주므로 비록 현미멥쌀보다는 덜해도 도정한 찹쌀이 아니므로 상관없습니다.

장단점이 있지요. 위장이 약하거나 노인, 중환자들은 부득이 현미찹쌀을 드시고 정도에 따라서 비율을 조정하면 됩니다. 그래서인지 요양 병원에서는 현미찹쌀과 현미멥쌀을 1:1로 환자들에게 공급하는 곳들이 많은 것 같더군요. 저의 경우는 현미멥쌀과 현미찹쌀의 비율이 3:1이나 2:1 비율로 해서 물을 많이 잡고 2시간 이상 불린 후 압력밥솥으로 밥을 짓습니다.

 정말 두부와 콩은 먹지 않는 것이 좋나요?

지금 현미 찹쌀밥 + 녹황색 채소 + 구운 김 정도로 채식 중인데요. 호두는 하루에 1개 정도 먹는 거 괜찮을까요? 두부와 콩 같은 것도 안 먹는 게 좋다고 알고 있는데……. 정말 안 먹어야 하나요? 과단백 섭취가 여드름에 안 좋다는 글을 봤거든요.

 베지닥터 설경도

현미찹쌀밥 + 녹황색 채소 + 구운 김, 호두 1개 정도는 과식만 아니면 괜찮습니다.

그런데 판매되는 포장김(나쁜 재료를 사용한 경우)은 화학 조미료에 소금, 기름(산화되기 쉽다)이 여드름에는 해롭습니다. 채식이라도 기름에 튀기고 볶는 것은 빨리 산화되기 때문입니다. 콩, 두부도 동물성 단백질보다는 이롭지만 과하지 않는 편이 좋습니다(콩에는 장단점이 있으므로). 일일 기준 두부 반모 정도가 적당할 것 같습니다. 일반 된장은 너무 짜므로 싱거운 청국장이 좋습니다. 기준으로 보면 현미밥에 검정콩 약간, 하루는 두부 반모, 하루는 청국장 한 그릇. 이렇게 바꾸어 가면서 섬유질이 풍부한 야채, 과일을 많이 드시는 식단을 선택하십시오. 가급적이면 열을 가한 음식, 가공식, 기름기 많은 음식을 피하고 생식 위주로 전향하시면 좋습니다.

 열이 난 이후로 몹시 가려워하는 아이, 원인이 뭘까요?

우리 아이는 10살 남자아이입니다. 태어나서부터 여름이면 팔 접히는 부분 등에 아토피가 발생하여 가려워했습니다. 그런데 15일 전에 아이가 심하게 열이 나서, 저는 열과 싸우는 것이 나쁜 병균과 싸우는 것이라고 생각해서 밤에 고열이 이틀 정도 났지만 그냥 두고 보았습니다. 그 이후 삼일째 부터 열이 잡혔고 얼마 후 얼굴부터 온몸을 긁기 시작하면서 얼굴엔 각질이 일어나고 얼마나 가려워하는지 눈 주위를 더욱 많이 긁어 다크 써클이 내려온 것처럼 검붉습니다. 예전에 열나기 전까지는 얼굴은 가려워하지 않았는데 혹시 열로 인한 것이 아닌가 생각됩니다. 아이에게 현미채식을 시키는 것이 좋을까요?

 베지닥터 설경도

아토피는 선천적인 유전, 다양한 화학 물질의 환경적 요인, 집 진드기, 동물의 털, 스트레스, 음식 특히 육류, 생선, 계란, 우유를 섭취함으로써 대체로 많이 발병합니다. 그들의 과단백질과 지방들은 우리 몸속에서 많은 대사 장애를 일으키고 특히 그들 속에 있는 환경 호르몬 독소가 우리 몸의 간과 지방 속에 많이 저장됩니다. 따라서 육류, 생선, 계란, 우유를 섭취하는 식습관은 얻는 이득

보다 해로운 점이 더 많은 것입니다.

아토피란 이러한 독소를 피부를 통해 배출하는 과정에서 우리 몸의 상태를 알리는 신호로 표출된 질환인 것입니다. 국민건강보험공단의 자료에 의해 매년 아토피 피부염으로 병원을 찾은 사람이 늘어나는 이유가 환경적으로 여러 가지 독소(자동차 매연, 담배, 술, 새집 증후군, 의류, 화학 첨가물이 많이 든 가공식품, 해로운 요리 방법, 주방 기기, 기타 등등)에 노출되어 하늘, 땅, 바다 어느 곳이든 피해갈 수 없을 정도로 만연해 있습니다. 이들이 인체 면역계를 교란시켜 균형이 깨지고 따라서 아토피 질환은 전 세계적으로 날로 증가하고 있습니다.

현미채식을 하면 현미채식 속의 많은 미네랄과 섬유질이 배변을 촉진시키고 대장의 기능이 호전되면 간담 기능이 더욱 활발해지고 해독이 되고 면역 기능이 살아나서 아토피가 치유됩니다. 개인적으로도 저의 한의원에 내원한 환자들에게 현미채식을 권유하여 실천하신 분 중에 6년간 아토피 약을 바르고 먹었는데 호전되어 완치된 경험이 있습니다.

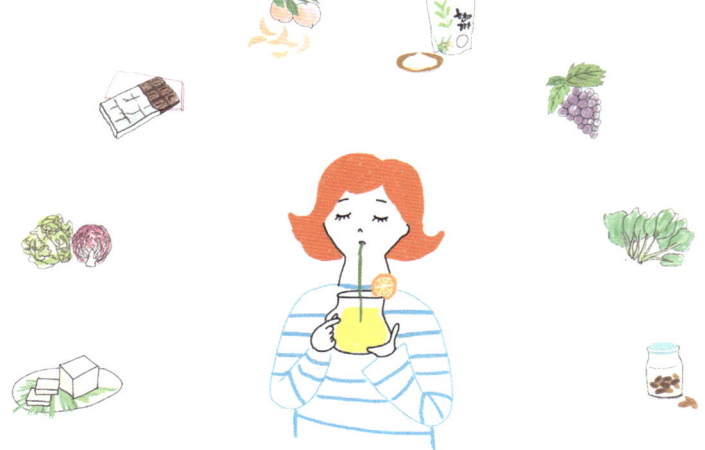

PART

2

12주 식단,
건강한 레시피

건강에 이로운 음식만 가려 먹고 해로운 음식은 철저하게 차단하는 편식을 즐겨
보자. 암뿐만 아니라 심뇌혈관 질환, 당뇨병, 비만, 아토피, 골다공증 등의 만성 질
환까지도 이겨 낼 수 있을 것이다. 질병을 예방하려면 먹는 음식부터 거칠고 담백
한 식물성 식품으로 바꾸고 천천히 음식을 즐기는 습관으로 고쳐 나가야 한다. 좋
은 먹거리의 선택과 착한 식습관이 건강을 바꾸는 가장 확실한 해결책이다.

현미채식 1주
식단 및 레시피

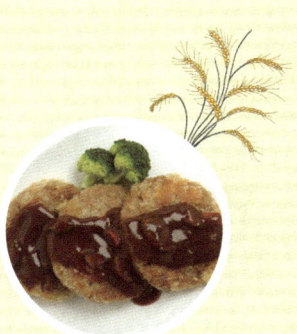

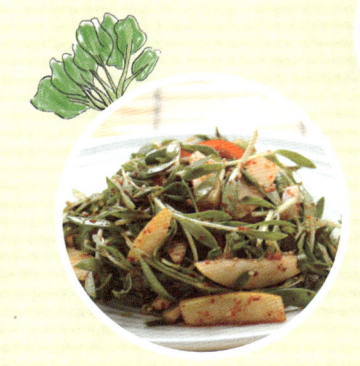

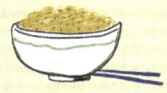

1주	월요일	화요일	수요일
아침	현미밥 콩나물국 우엉채볶음 새송이버섯 장조림 돌나물 참외 생채 * 배추김치	현미밥 들깨 미역국 연두부/달래 양념장 감자 고추장조림 청경채 겉절이 배추김치	현미밥 아욱국 연근조림 고구마 떡조림 참나물무침 배추김치
점심	현미밥 새알 미역국 두부조림 채소 비빔만두 오이소박이 배추김치	현미밥 청국장찌개 콩고기 강정 * 상추쌈/두부 쌈장 건파래 자반볶음 배추김치	현미밥 감자 수제비 곤드레나물볶음 곡물가스/소스 부추 양파무침 배추김치
저녁	현미밥 들깨 무채국 비름나물무침 모듬쌈/쌈장 연근 채소전 * 배추김치	현미밥 유부 미소 된장국 숙채 비빔나물 두부 고추장볶음 김구이 배추김치	현미밥 호박 된장국 미역초무침 표고 양배추볶음 채소 찐만두/양념장 배추김치

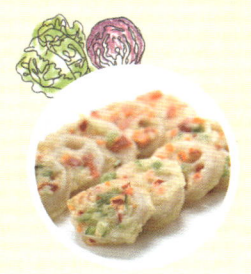
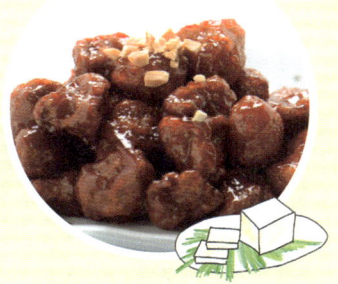
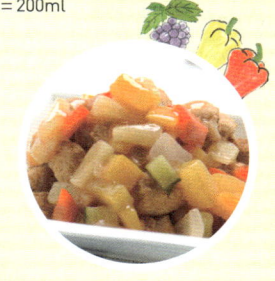

목요일	금요일	토요일	일요일
현미밥	현미밥	현미밥	현미밥
버섯떡국	도토리묵국 *	느타리버섯 들깨탕 *	새알 미역국
김치 두부볶음	죽순볶음	감자채볶음	두부 무조림
브로콜리 새송이 초무침	미역초무침	단배추 겉절이	우엉조림
땅콩조림	버섯 피망볶음	과일 샐러드/키위 소스	채소 스틱/쌈장
부추김치	셀러리 샐러드/들깨 소스	배추김치	배추김치
현미밥	현미밥	현미밥	현미밥
순두부국	카레 소스	얼큰 숙주국	브로콜리 수프
부추전	콩고기 탕수육 *	돌나물 달래 생채	콩고기 스테이크 *
단호박찜/견과류 소스	마늘쫑볶음	양배추 양념찜	양상추 샐러드
모듬쌈/두부 쌈장	배추김치	가지볶음	느타리 호박볶음
배추김치	식혜	깍두기	배추김치
현미밥	현미밥	현미밥	현미밥
단배추 된장국	김치 콩나물국	단배추국	근대국
채소 쫄면무침	미나리전	조랭이떡 땅콩조림	도토리 김치무침
애호박볶음	떡밤초 *	채소 무쌈/겨자 소스	미나리 무생채
건파래 자반무침	도라지무침	다시마 표고조림	검은콩자반
배추김치	배추김치	배추김치	깻잎김치

1주차 월요일 아침

돌나물 참외 생채

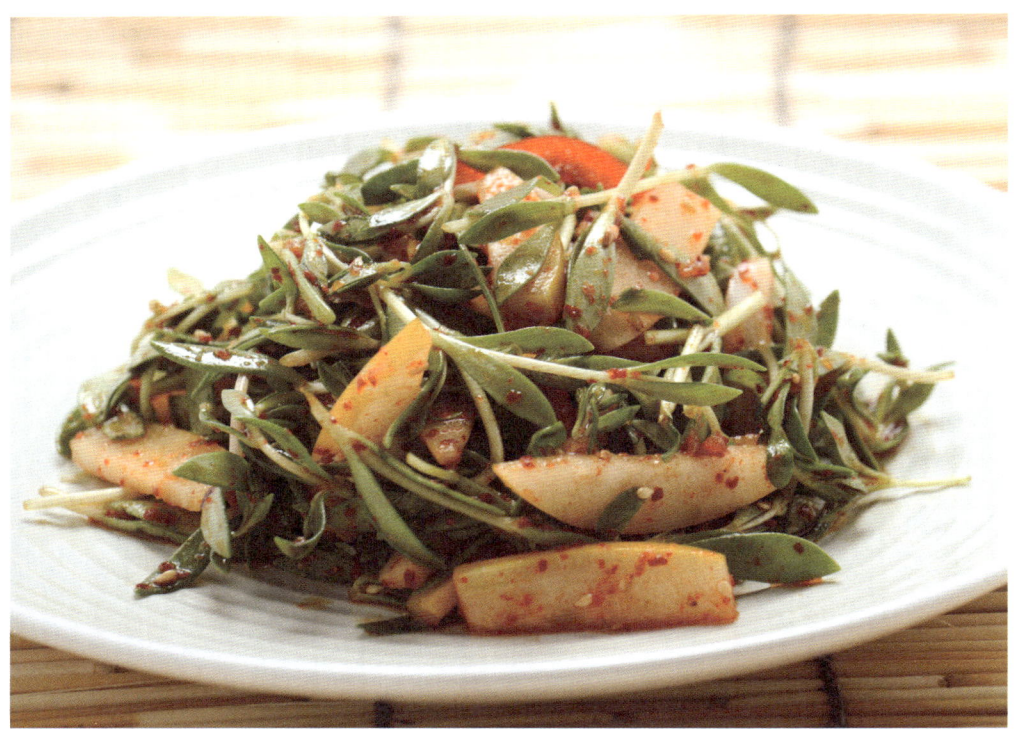

기본 재료(2인분)

돌나물 80g, 참외 1/2개

양념장 재료

간장 1/2T, 고춧가루 1/2T,
식초 1T, 매실청 1t, 통깨 1t,
참기름 1t, 다진 마늘,
다진 파 약간

만드는 방법

❶ 깨끗하게 다듬은 돌나물은 체에 담아 흐르는 물에 살살 씻는다.
❷ 돌나물은 물기를 뺀 다음 먹기 좋은 크기로 썬다.
❸ 참외는 숟가락으로 씨를 파내고, 5cm 길이로 얇게 썬다.
❹ 분량의 재료를 넣고 양념장을 만든다.
❺ ②와 ③을 골고루 섞은 후, ④의 양념장으로 가볍게 무친다.

1주차 월요일 저녁

연근 채소전

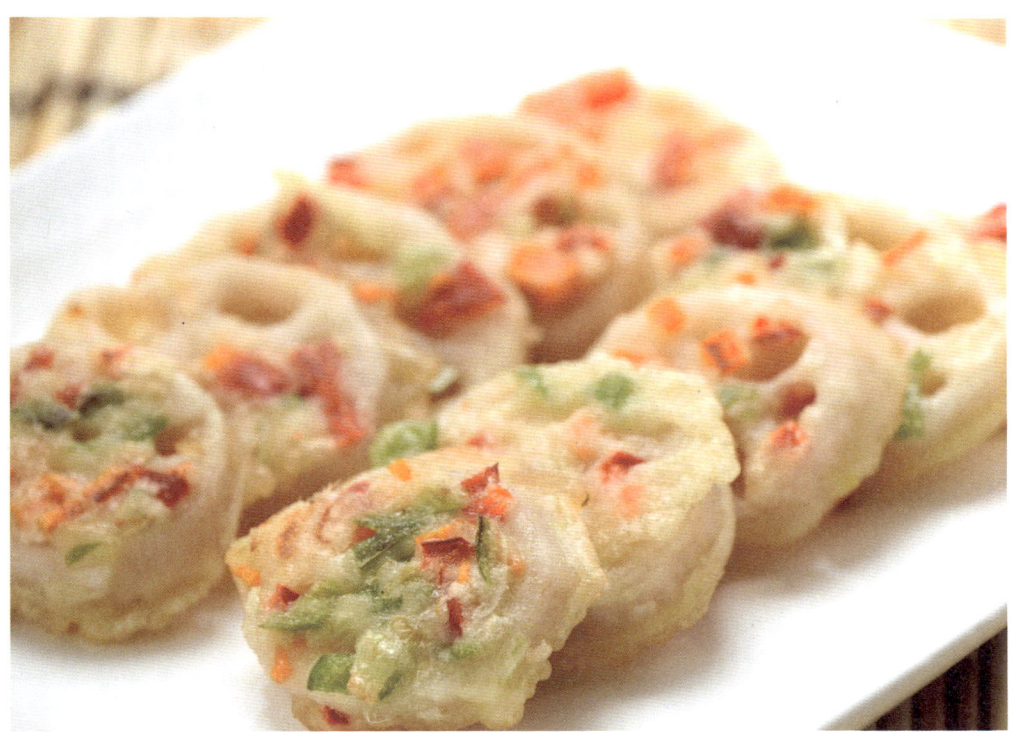

기본 재료(2인분)

연근 1/4개, 식초 1t, 당근 1/5
개, 홍고추 1/2개, 청양고추
1/2개, 양파 1/5개, 통밀가루
4T, 현미유 약간

만드는 방법

❶ 연근은 껍질을 벗기고 1cm 두께로 둥글게 썰어 끓는 물에 데친다.
❷ 식초를 푼 찬물에 ①의 데친 연근을 10분간 담근다(갈변 방지).
❸ 당근, 홍고추, 청양고추, 양파는 곱게 다진다.
❹ 통밀가루에 물을 1:1비율로 붓고 ③의 다진 채소와 섞는다.
❺ ②의 연근을 ④의 반죽에 골고루 묻히고, 달군 팬에 현미유를 두르고 노릇하게 지진다.

1주차 화요일 점심

콩고기 강정

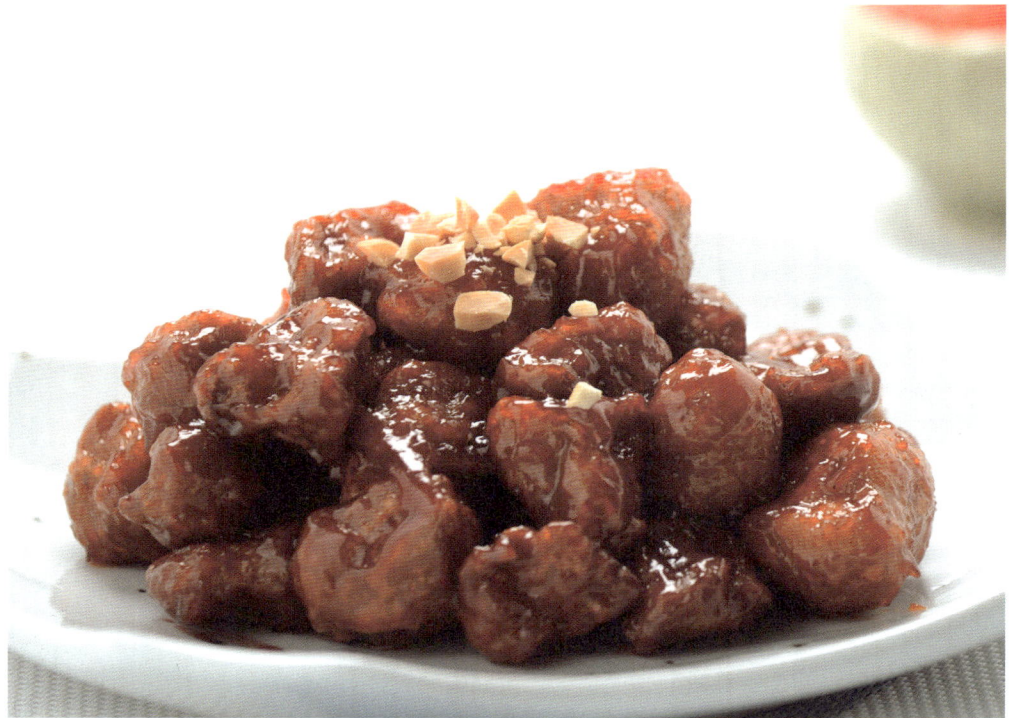

기본 재료(2인분)

둥그렇게 빚은 콩고기볼 200g(흰콩 2컵, 땅콩 1/3컵, 통깨 1/4컵, 호두 1/4컵, 감자 1개, 양파 1/2개, 당근 1/5개, 소금 약간, 후추 1/2t, 녹말가루 2T, 글루텐가루 2T), 현미유 약간, 땅콩가루 약간

소스 재료

마늘 1t, 물엿 2T, 간장 1T, 케첩 2T, 소금, 후추 약간, 고추장 2T

만드는 방법

❶ 콩고기 만들기
  1 흰콩을 8시간 정도 물에 불린 후, 10분 정도 삶는다.
  2 땅콩, 통깨, 호두를 분쇄기에 간다.
  3 감자는 삶아 껍질을 벗겨 곱게 으깨고, 양파, 당근은 강판에 간다. (감자 대신 두부도 좋다.)
  4 1, 2, 3의 재료에 소금, 후추를 넣고 믹서기에 간다.
  5 4의 재료에 녹말가루를 섞은 뒤 글루텐가루를 약간씩 넣으며 반죽한다.
  6 5의 반죽을 둥글게 빚어 강정을 만든다.

❷ 달군 팬에 현미유를 두르고 강정을 올려 볶는다.

❸ 분량의 소스 재료를 골고루 섞어 농도를 조절하며 되직하게 끓인다.

❹ ②의 강정에 ③의 소스를 넣어 묻히고 마지막에 땅콩가루를 뿌린다.

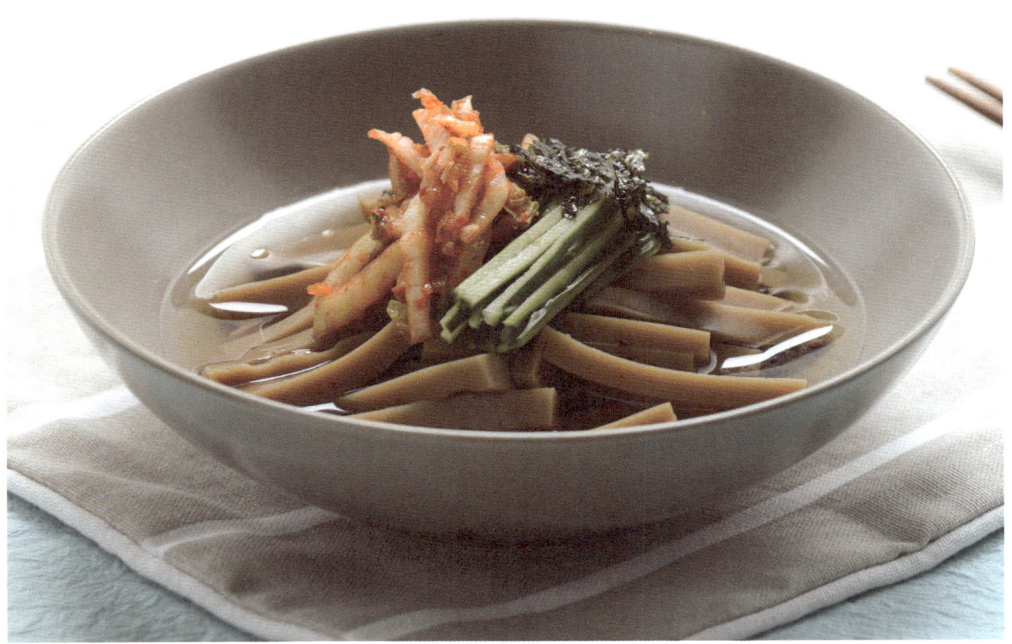

1주차 금요일 아침

도토리묵국

기본 재료(2인분)

도토리묵 200g, 오이 1/4개,
김치 2T, 김가루 1T, 간장 1t,
참기름 약간, 통깨 약간

채수 재료

건표고버섯 2개, 다시마 2장
(5*5cm), 무 1토막(5cm 두께)

만드는 방법

❶ 도토리묵은 길이 5cm(두께 1*1cm)로 채 썬다.
❷ 오이는 깨끗이 씻어 5cm 길이로 돌려깎기 한 후 채 썬다.
❸ 김치는 송송 채 썰어 꼭 짠 후, 참기름과 통깨를 넣어 무친다.
❹ 채수 만들기
  1 건표고버섯, 다시마, 무를 넣고 재료가 잠길 정도로 물을 붓고 끓인다.
  2 물이 끓으면 다시마는 건지고 약불에서 20분 정도 은근히 끓인다.
❺ ④의 채수에 ①의 묵을 살짝 넣었다 뺀다.
❻ 그릇에 ⑤의 묵을 먼저 담고 위에 ②, ③을 고명으로 얹고 마지막으로 김가루를 올린다.
❼ ④의 채수에 간장으로 간을 맞춘 후, ⑥에 붓는다.
❽ 통깨를 올려 완성한다.

1주차 금요일 점심

콩고기 탕수육

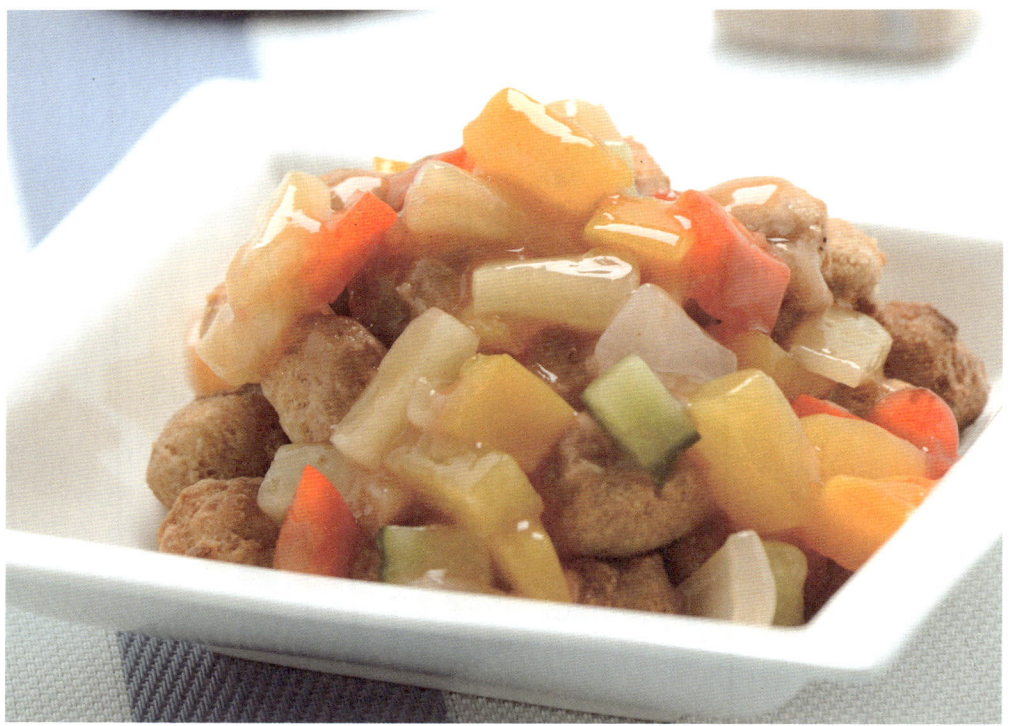

기본 재료(2인분)

콩고기 200g(흰콩 2컵, 땅콩 1/3컵, 통깨 1/4컵, 호두 1/4컵, 감자 1개, 양파 1/2개, 당근 1/5개, 소금 약간, 후추 1/2t, 녹말가루 2T, 글루텐가루 2T), 통밀가루 1/2컵, 전분 2T, 소금 약간, 물 1/2컵, 현미유 약간

소스 재료

양파 1/4개, 당근 1/4개, 오이 1/4개, 간장 1T, 매실액 2T, 식초 4T, 소금 약간, 물 1컵, 물 녹말 2T

만드는 방법

❶ 콩고기 만들기(86p 참고)

❷ 소스 만들기
1 양파, 당근, 오이는 길이 2cm(1*1cm 두께)로 썬다.
2 냄비에 분량의 소스 재료를 넣고 끓으면 1의 채소를 넣는다.
3 물 녹말로 농도를 조절한다.

❸ 콩고기 튀기기
1 콩고기에 마른 밀가루를 묻힌다.
2 통밀가루, 전분, 소금 약간을 넣고 물을 부으며 반죽한다.
3 1의 콩고기에 2의 튀김옷을 입혀 170~180도로 예열한 기름에 튀긴다.

❹ 튀긴 콩고기에 ②의 소스를 끼얹는다.

떡밤초

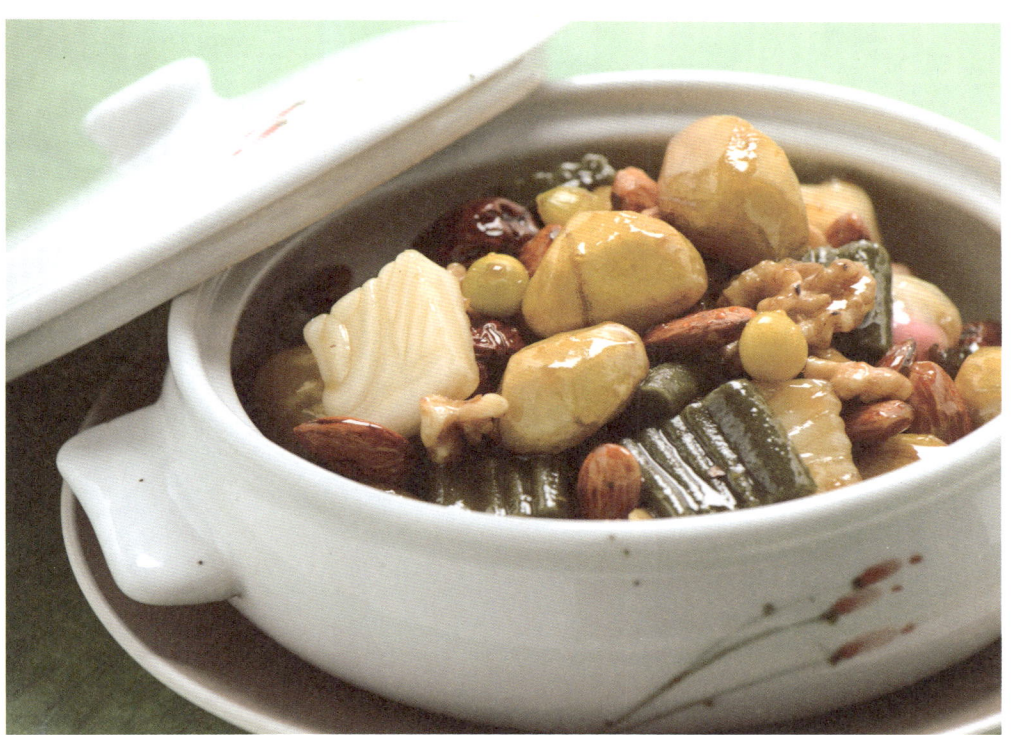

기본 재료(2인분)

밤 6개, 설탕 1T, 물엿 1T, 간장 1/2T, 계핏가루 약간, 대추 4알, 물 1/3컵, 호두 2개, 은행 4알, 절편 6개

만드는 방법

❶ 깐 밤을 설탕에 2시간 정도 재워 뒀다가, 3분의 2만 찐다.
❷ 분량의 물엿, 간장, 계핏가루, 대추, 물을 넣고 반 정도 줄어들 때까지 조린다.
❸ ②의 양념이 어느 정도 조려지면 ①의 찐 밤, 호두, 은행을 넣고 완전히 익을 때까지 조린다.
❹ 절편은 먹기 좋은 크기로 자른다.
❺ 소스가 거의 조려지면 마지막에 ④의 절편을 넣고 뒤적거려 완성한다.

1주차 토요일 아침

느타리버섯 들깨탕

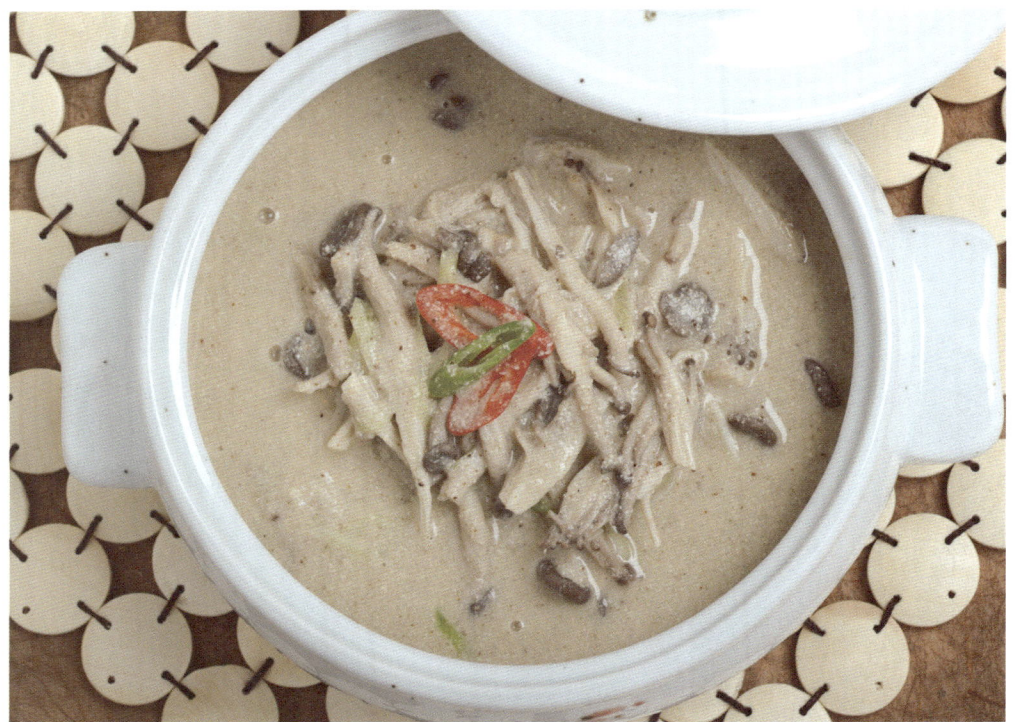

기본 재료(2인분)

느타리버섯 150g, 들깨가루 3T, 국간장 1/2T, 홍고추 1/2개, 청양고추 1/2개, 대파 1/4대

채수 재료

건표고버섯 2개, 다시마 2장 (5*5cm), 무 1토막(5cm 두께)

만드는 방법

❶ 채수 만들기
   1 건표고버섯, 다시마, 무를 넣고 재료가 잠길 정도로 물을 붓고 끓인다.
   2 물이 끓으면 다시마는 건지고 약불에서 20분 정도 은근히 끓인다.

❷ 느타리버섯은 깨끗이 씻어 먹기 좋은 크기로 찢는다.

❸ ①의 채수가 끓으면 느타리버섯과 들깨가루를 넣고, 국간장으로 간을 맞춘다. 취향에 따라 홍고추, 청양고추, 대파를 넣는다.

1주차 일요일 점심

콩고기 스테이크

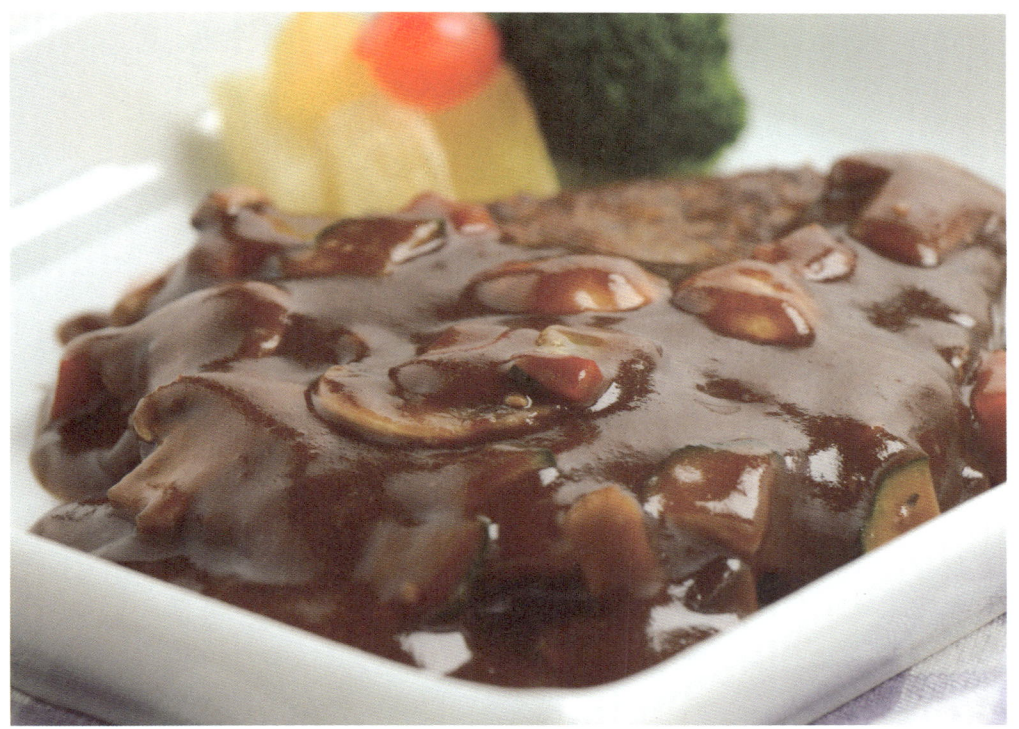

기본 재료(2인분)

콩고기 스테이크 200g(흰콩 2컵, 땅콩 1/3컵, 통깨 1/4컵, 호두 1/4컵 , 감자 1개, 양파 1/2개, 당근 1/5개, 소금 약간, 후추 1/2t, 녹말가루 2T, 글루텐가루 2T), 현미유 2T, 양파 1/5개, 파프리카 1/4개, 양송이버섯 1개

소스 재료

토마토 페이스트 2T, 케첩 1T, 우스터소스 2T, 흑설탕 1T, 물 4T

만드는 방법

① 콩고기 만들기(86p 참고)
② 달군 팬에 현미유를 두르고 ①을 노릇하게 굽는다.
③ 양파, 파프리카는 사방 1.5cm 크기로 썰고, 양송이버섯은 반 잘라 편으로 모양을 살려 썬다.
④ 토마토 페이스트와 케첩, 우스터소스, 흑설탕, 물을 넣어 걸쭉하게 졸여 소스를 만든다.
⑤ 달군 팬에 현미유를 약간 두르고 ③의 채소를 살짝 볶는다.
⑥ ④의 소스에 ⑤의 채소를 넣어 섞는다.
⑦ ②의 구운 스테이크에 ⑥의 소스를 적당량 끼얹는다.

현미채식 2주 식단 및 레시피

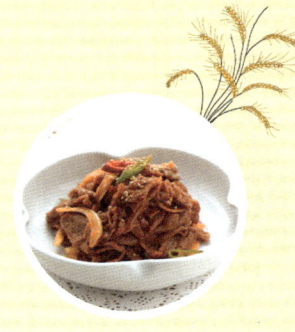

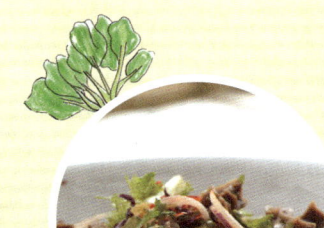

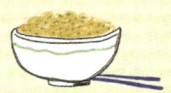

1주		월요일	화요일	수요일
아침		현미밥 무 들깨국 취나물무침 콩자반 오이소박이 배추김치	현미밥 느타리 고추장찌개 무 두부찜 * 돌나물/초장 감자볶음 배추김치	현미밥 콩나물국 알감자조림 시금치무침 김구이/간장 배추김치
점심		현미밥 된장찌개 연두부찜/양념장 감자 팽이버섯볶음 백김치 채소 샐러드/발사믹식초 소스	현미밥 시금치장국 당면 콩나물무침 표고전 모듬쌈/쌈장 배추김치	현미밥 유부 미소된장국 새싹 비빔나물/두부 고추장 비건 미니 핫도그 * 건다시마 조림 배추김치
저녁		현미밥 얼큰 콩나물국 건도토리묵무침 * 무나물볶음 깻잎순무침 배추김치	현미밥 수제비 감자탕 궁중 쌀떡볶이 비름나물무침 사과 오이초무침 * 배추김치	현미밥 들깨 미역국 김치 두부볶음 모듬 채소쌈 풋고추/쌈장 옥수수 샐러드

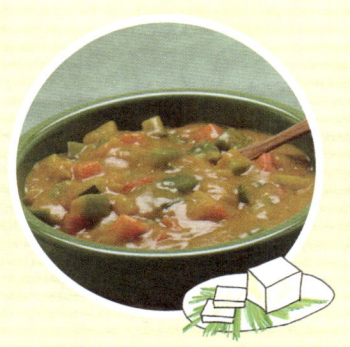
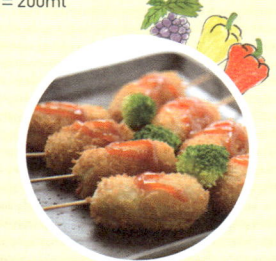

일러두기

표시된 *부분은 레시피를 수록한 메뉴입니다.

1T(테이블스푼) = 15g = 15cc = 15ml

1t(티스푼) = 5g = 5cc = 5ml

1cup(컵) = 200ml

목요일	금요일	토요일	일요일
현미밥	현미밥	현미밥	현미 누룽지탕
콩가루 쑥국 *	미역된장국	팽이버섯 된장찌개	오미자 물김치
양배추 쌈/양념장	순두부/양념장	토마토구이	김구이
사과 치커리무침	콩나물무침	브로콜리볶음	채소 샐러드/매실
건파래자반	가지볶음	부추겉절이	소스
배추김치	배추김치	배추김치	찐감자
현미밥	현미밥	현미밥	현미밥
다시마 무국	피망 카레 소스 *	버섯 짜장 소스	단배추 들깨국
새송이버섯 깐풍기	무곤약조림	두부 미역 샐러드	고추장 콩불고기 *
우엉조림	연근조림	단무지 깻잎무침	상추, 케일쌈/두부
참나물무침	상추겉절이	계절과일	쌈장
나박물김치	나박물김치	배추김치	가지나물무침
			배추김치
현미밥	현미밥	현미밥	현미밥
김치 콩비지탕	단배추 들깨국 *	시금치국	된장국
고추잡채	청경채겉절이	숙주 미나리무침	삼색나물무침
비빔 채소만두	무말랭이무침	오이 양파무침	연두부/부추 양념장
케일 숙쌈/ 두부 쌈장	채소 스틱	새송이버섯구이	땅콩조림
배추김치	배추김치	배추김치	배추김치

2주차 월요일 저녁

건도토리묵 무침

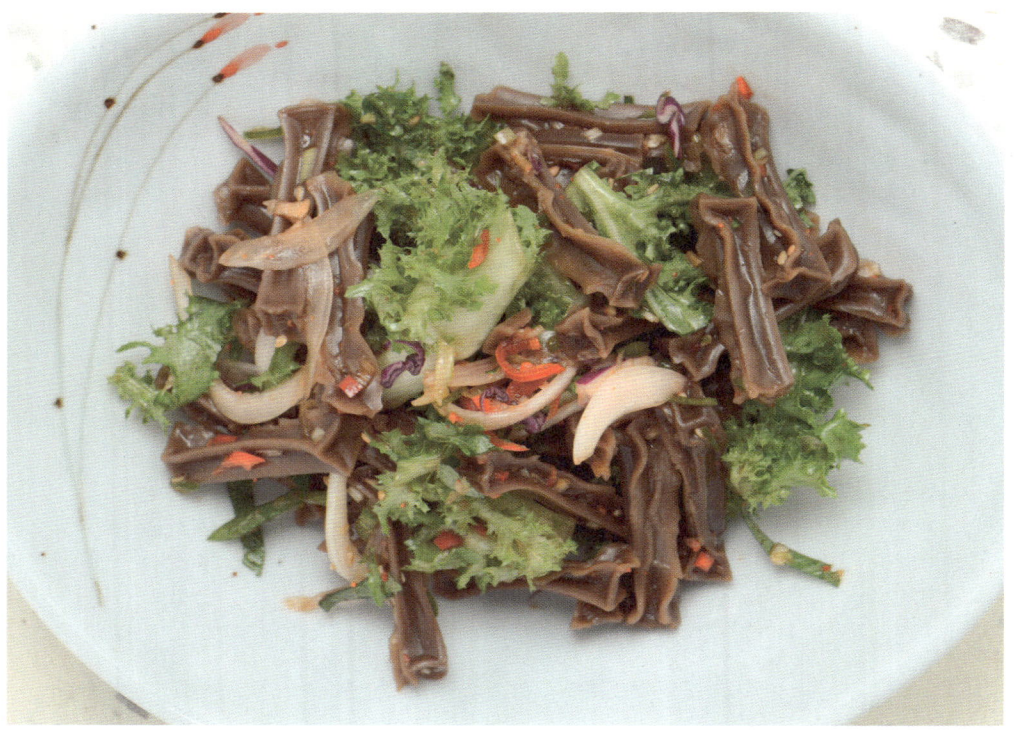

기본 재료(2인분)

건도토리묵 120g, 적채 20g,
양파 1/5개 , 쪽파 2뿌리, 치
커리 40g, 홍고추 1개

양념장 재료

간장 1T, 고춧가루 1t, 매실액
1t, 설탕 1/2t, 식초 1/2t, 다진
마늘 약간, 통깨 1/2t, 참기름
1t, 소금 약간

만드는 방법

❶ 건도토리묵은 끓는 물에 데친 후, 1시간 정도 불린다.
❷ 적채, 양파, 쪽파, 치커리는 4cm 길이로 자르고, 홍고추는 적당히 다진다.
❸ 분량의 재료로 양념장을 만든다.
❹ 말랑해진 ①의 도토리묵은 찬물에 씻은 후 물기를 뺀다.
❺ ④에 ③의 양념장을 넣고 골고루 무친다.

무 두부찜

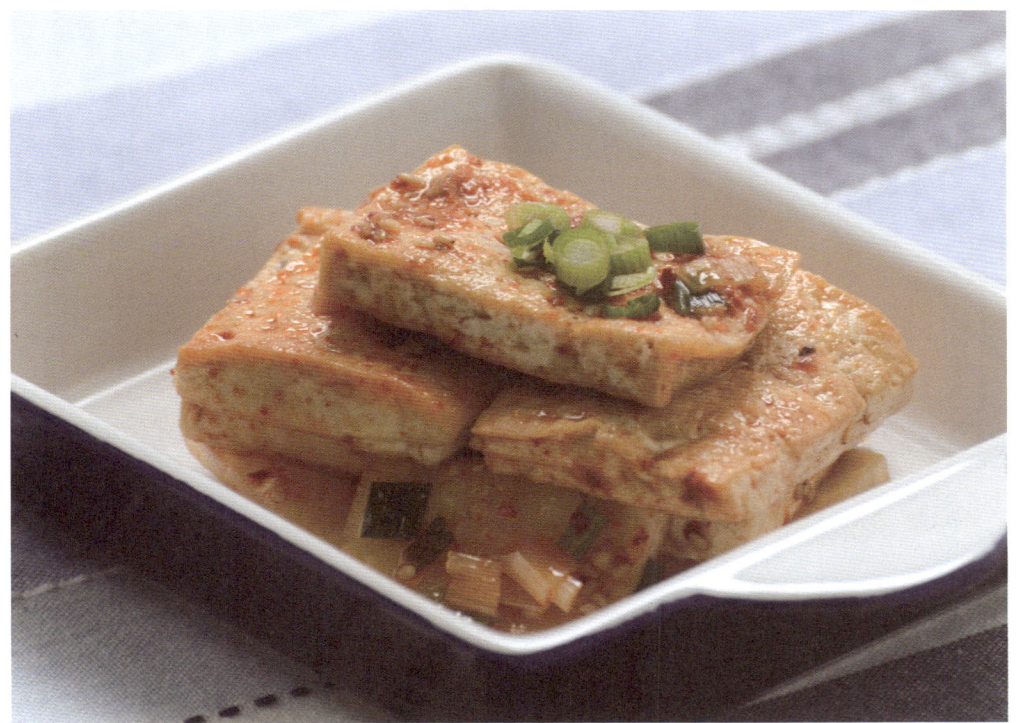

기본 재료(2인분)

두부 1/2모, 소금 약간, 현미유 1/2T, 무 1/2토막(5cm 두께), 대파 1/3대

양념장 재료

고춧가루 1/2T, 간장 1T, 매실액 1/2t, 참기름 1t, 깨소금 1t, 물 2T

만드는 방법

❶ 두부는 길이 5cm(두께 1*1cm)로 썰어 소금을 약간 뿌려 현미유를 두른 팬에 노릇하게 지진다.

❷ 무는 길이 5cm(두께 1cm)로 썰어 준비한다.

❸ 대파는 송송 다지듯 썬다.

❹ 잘 달군 냄비에 ②의 무를 깔고, 그 위에 ①의 두부를 올린다.

❺ 분량의 양념 재료에 ③의 대파를 넣어 섞은 후, ④ 두부 위에 끼얹는다.

❻ 냄비 뚜껑을 덮고 살짝 끓인다.

2주차 화요일 저녁

사과 오이초무침

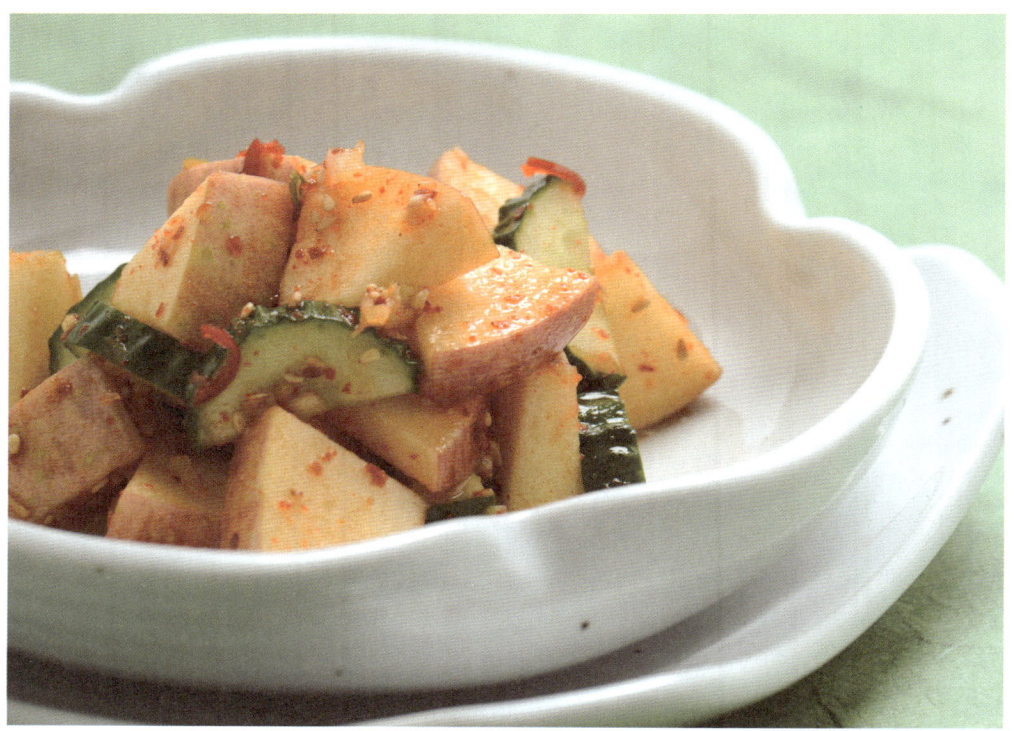

기본 재료(2인분)

사과 1/2개, 오이 1/2개, 굵은
소금 1T, 통깨 약간

양념장 재료

고춧가루 1/2T, 매실청 1/2T,
식초 1T, 소금 1/2t, 다진 마
늘 1/2t

만드는 방법

❶ 사과는 깨끗이 씻어 먹기 좋은 크기로 썬다.
❷ 오이는 굵은 소금으로 문질러 손질한 후 씻는다.
❸ ②의 오이는 세로로 반을 가른 후, 2cm 길이로 어슷하게 썬다.
❹ 분량의 양념 재료를 골고루 섞은 후, ①과 ③을 넣어 섞는다.
❺ ①과 ③을 ④의 양념장으로 버무리고 마지막으로 통깨를 뿌린다.

비건 미니 핫도그

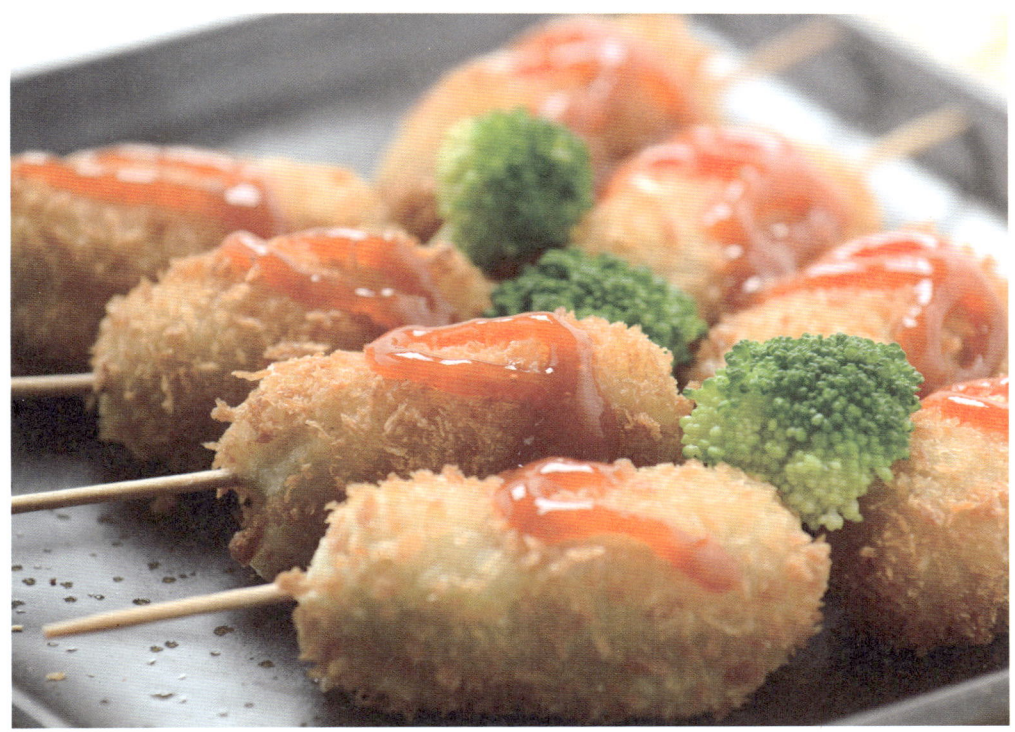

기본 재료(1인분)

베지 프랑크 5개, 밀가루 2T, 물 2T, 빵가루 2T, 현미유(베지 프랑크가 잠길 정도 분량), 케첩 약간

만드는 방법

❶ 베지 프랑크는 자연 해동 후, 꼬지에 꽂는다.

❷ 밀가루와 물을 1:1로 섞어 반죽을 만든다.

❸ 베지 프랑크 튀기기

　1　베지 프랑크에 ②의 반죽을 입힌 후, 빵가루를 묻힌다.

　2　170도로 달군 프라이팬에 현미유를 넣고 1의 프랑크를 넣어 노릇해질 때까지 튀긴다.
　　(소금을 넣거나 튀김옷을 넣었을 때 바닥에 가라앉았다가 올라올 때 튀긴다.)

　3　취향에 따라 케첩을 뿌린다.

2주차 목요일 아침

콩가루 쑥국

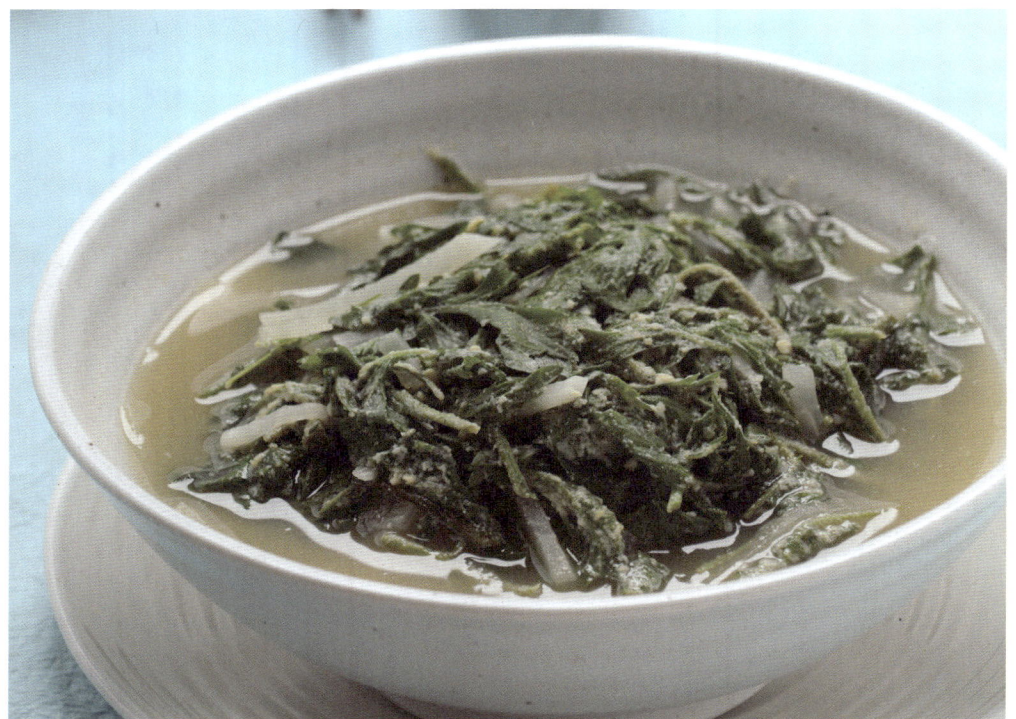

기본 재료(2인분)

쑥 70g, 소금 약간, 날콩가루
1/2컵, 무 1/2개(5cm 두께),
대파 1/2대, 붉은 고추 1/2개,
다진 마늘 1t

채수 재료

건표고버섯 2개, 건다시마 2장
(5*5cm), 쌀뜨물 2컵, 된장 1T

만드는 방법

❶ 쑥은 흐르는 물에 깨끗이 씻는다.

❷ 끓는 물에 소금을 약간 넣고 쑥을 살짝 데친 뒤 찬물에 헹궈 쓴맛을 제거한다.

❸ ②의 쑥은 물기를 살짝 뺀 후, 4cm 길이로 썰어 날콩가루에 버무린다.

❹ 무는 깨끗이 씻은 후, 5cm길이로 채 썬다.

❺ 채수 만들기

  1 건표고버섯, 다시마, 무를 넣고 재료가 잠길 정도로 물을 붓고 끓인다.

  2 물이 끓으면 다시마는 건지고 약불에서 20분 정도 은근히 끓인다.

❻ ⑤의 채수에 ③의 쑥을 넣고 뚜껑을 연 채 5~6분 끓인다.

❼ ⑥에 어슷 썬 대파, 붉은 고추, 다진 마늘을 넣고 소금으로 간을 한 후, 한소끔 더 끓인다.

피망 카레 소스

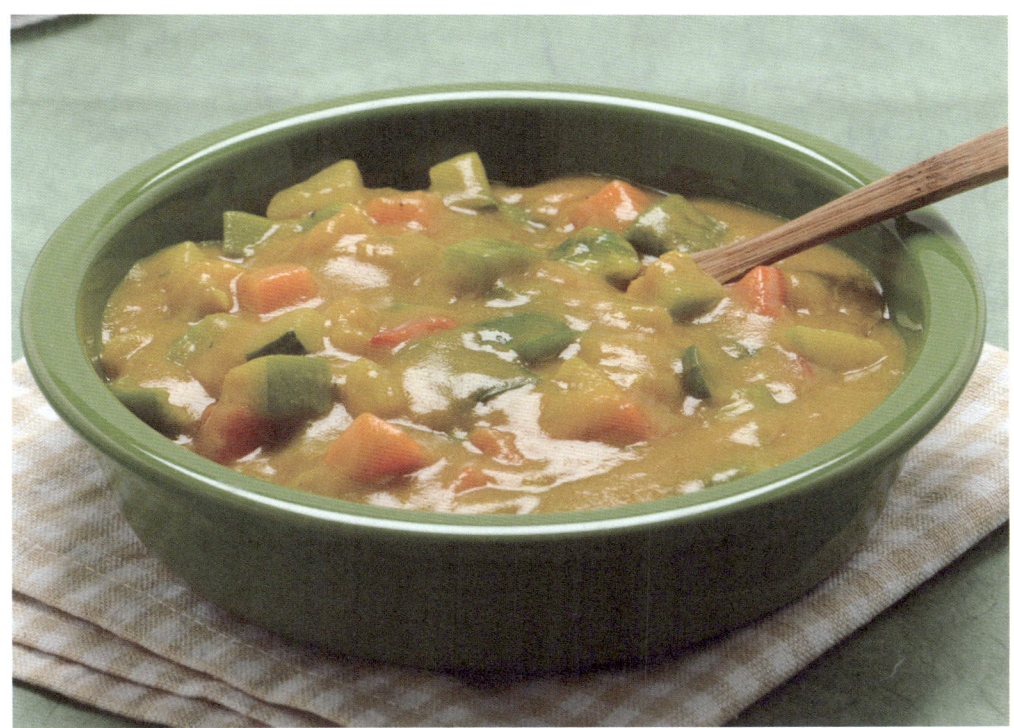

기본 재료(2인분)

감자 1/4개, 당근 1/4개, 양파 1/4개, 호박 1/4개, 홍피망 1/2개, 청피망 1/2개, 현미유 약간, 완두콩 1T, 카레가루 20g

만드는 방법

❶ 감자, 당근, 양파, 호박, 홍피망, 청피망은 먹기 좋은 크기로 깍둑썰기한다.

❷ 냄비에 현미유를 두르고 감자, 당근, 양파, 호박, 피망, 완두콩 순으로 넣고 익을 때까지 볶는다.

❸ ②의 볶은 채소에 물을 적당히 붓고 끓인다.

❹ ③의 채소가 적당히 익으면 물에 갠 카레가루를 넣고 잘 저어 끓인다.

2주차 금요일 저녁

단배추 들깨국

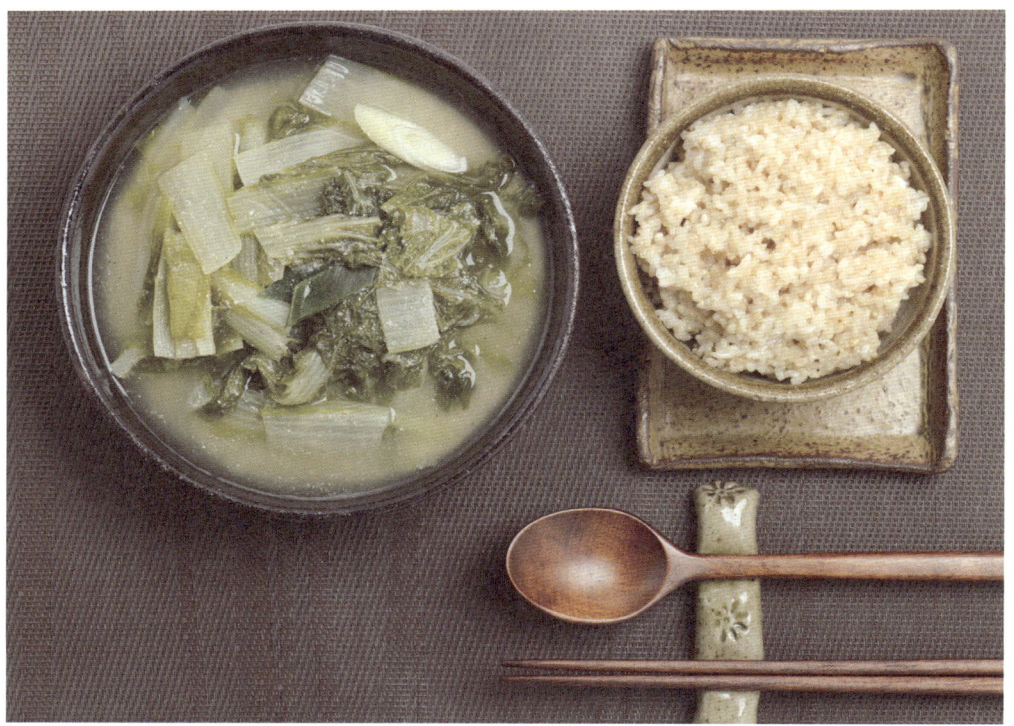

기본 재료(2인분)

단배추 80g, 소금 약간, 국
간장 1T, 다진 마늘 1T, 대파
1/2대, 홍고추 1개, 들깨가루
2T

채수 재료

건표고버섯 2개, 다시마 2장
(5*5cm), 무 1토막(5cm 두께)

만드는 방법

❶ 단배추는 5cm 길이로 썰어 소금을 약간 넣은 끓는 물에 데친 후, 찬물에 헹구어 물기를 뺀다.

❷ ①의 단배추에 국간장, 다진 마늘을 넣어 간이 배도록 무친다.

❸ 채수 만들기

　1 건표고버섯, 다시마, 무를 넣고 재료가 잠길 정도로 물을 붓고 끓인다.

　2 물이 끓으면 다시마는 건지고 약불에서 20분 정도 은근히 끓인다.

❹ ③의 채수에 ②의 단배추를 넣어 푹 끓인다.

❺ 부족한 간은 소금으로 하고, 다 끓으면 어슷 썬 대파, 홍고추와 들깨가루를 넣어 한 번 더 끓인다.

고추장 콩불고기

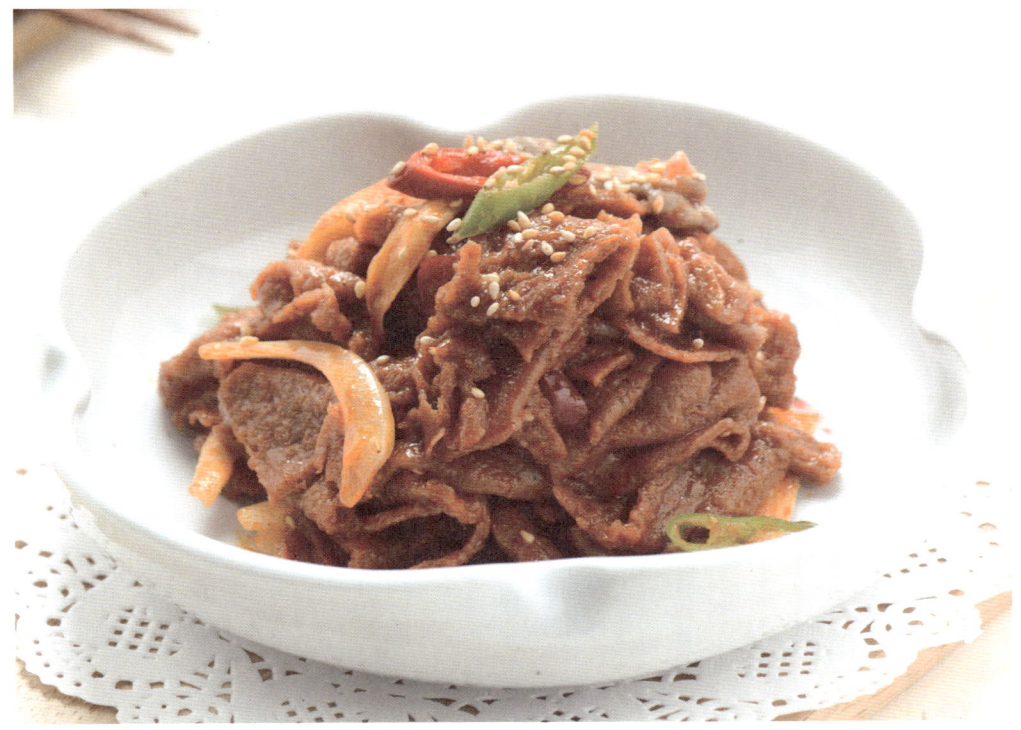

기본 재료(2인분)

콩고기 불고기 200g(흰콩 2컵, 땅콩 1/3컵, 통깨 1/4컵, 호두 1/4컵, 감자 1개, 양파 1/2개, 당근 1/5개, 소금 약간, 후추 1/2t, 녹말가루 2T, 글루텐가루 2T), 양파 1/5개, 양배추 10g, 느타리버섯 1묶음, 풋고추 1/2개, 홍고추 1/2개, 대파 1/3대, 현미유 약간, 통깨 약간

양념장 재료

고추장 2T, 고춧가루 1t, 간장 1.5T, 매실액 1/2T, 참기름, 소금, 후추 약간

만드는 방법

① 콩불고기 만들기(86p 참고)
② 콩불고기는 먹기 좋은 크기로 썰거나 손으로 뜯는다.
③ 양파와 양배추는 채 썰고 느타리버섯은 한 가닥씩 뜯는다.
④ 풋고추, 홍고추, 대파는 어슷하게 썬다.
⑤ 분량의 양념 재료를 골고루 섞는다.
⑥ 콩불고기에 ⑤의 양념 재료를 고루 묻혀 양념이 배도록 한다.
⑦ 달군 팬에 현미유를 두른 후, ⑥의 콩불고기를 넣어 볶는다.
⑧ 콩불고기가 충분히 익으면 ③, ④를 넣어 볶은 후, 통깨를 뿌려 마무리한다.

현미채식 3주
식단 및 레시피

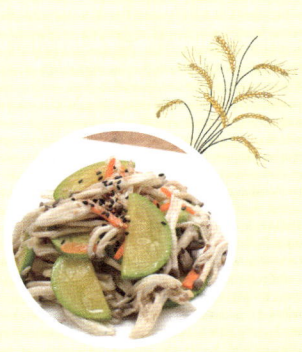

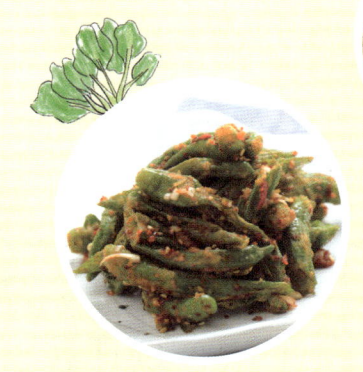

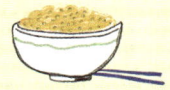

1주	월요일	화요일	수요일
아침	현미밥 감자국 우엉 표고볶음 부추겉절이 견과류 단호박찜 * 계절과일	현미밥 시금치 된장국 부추 콩가루찜 깻잎무침 숙주나물 무침 배추김치	현미밥 배추속대국 두부 샐러드 꽈리고추 콩가루찜 * 마른 김구이/양념장 계절과일
점심	현미밥 순두부찌개 쫄면 채소무침 단배추 된장무침 파래 김자반 배추김치	현미밥 버섯 떡국 단호박전 연두부 새싹 샐러드 * 열무무침 배추김치	현미밥 도토리묵국 김치 스파게티 양상추 샐러드 머위나물 계절과일
저녁	현미밥 단배추 된장국 검은콩조림 양배추 숙쌈 채소스틱/쌈장 배추김치	현미밥 상추 된장국 * 치커리생채 우엉조림 고사리 들깨볶음 배추김치	현미밥 얼큰 콩나물국 깻잎 부추전 새송이버섯 장조림 쌈채소, 풋고추/쌈장 배추김치

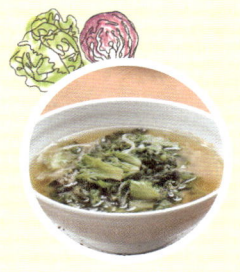
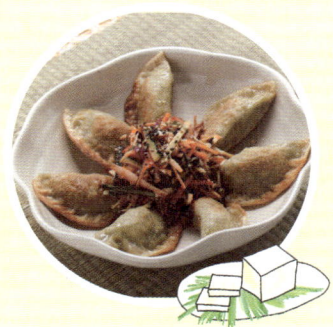
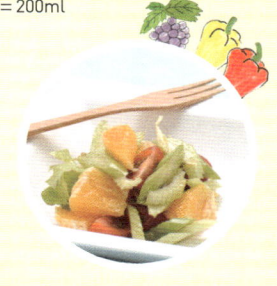

목요일	금요일	토요일	일요일
현미밥	현미밥	현미밥	현미 들깨죽
팽이버섯 콩나물국 *	아욱국	콩비지찌재	오미자 물김치
감자채 카레볶음	단호박죽	감자 샐러드	현미떡
가지볶음	연근조림	곤약 피망볶음	계절과일
셀러리 오렌지무침 *	채소 스틱/쌈장	콩나물무침	
배추김치	열무김치	배추김치	
현미밥	현미밥	현미밥	현미 주먹밥
느타리 고추장찌개	맑은 감자국	두부 된장국	호박 쌀국수
땅콩 조랑떡조림	콩나물 당면찜	곤드레나물/양념장	오이 고추 된장무침
두부 스테이크/과일 소스	다시마 간장조림	채식 비빔만두 *	채소 스틱/쌈장
양파 오이생채	애호박 버섯볶음 *	수박	배추김치
배추김치	배추김치	배추김치	
현미밥	현미밥	현미밥	현미밥
단배추 들깨국	호박 된장국	근대국	무 다시마국
올방개 묵무침	김치장떡	고추전	채소 무쌈/겨자 소스
브로콜리/초장	꽈리고추찜	가지무침	시금치 초장 무침
김구이	허브 감자구이	건파래 자반 무침	감자 장아찌
배추김치	배추김치	배추김치	배추김치

3주차 월요일 아침

견과류 단호박찜

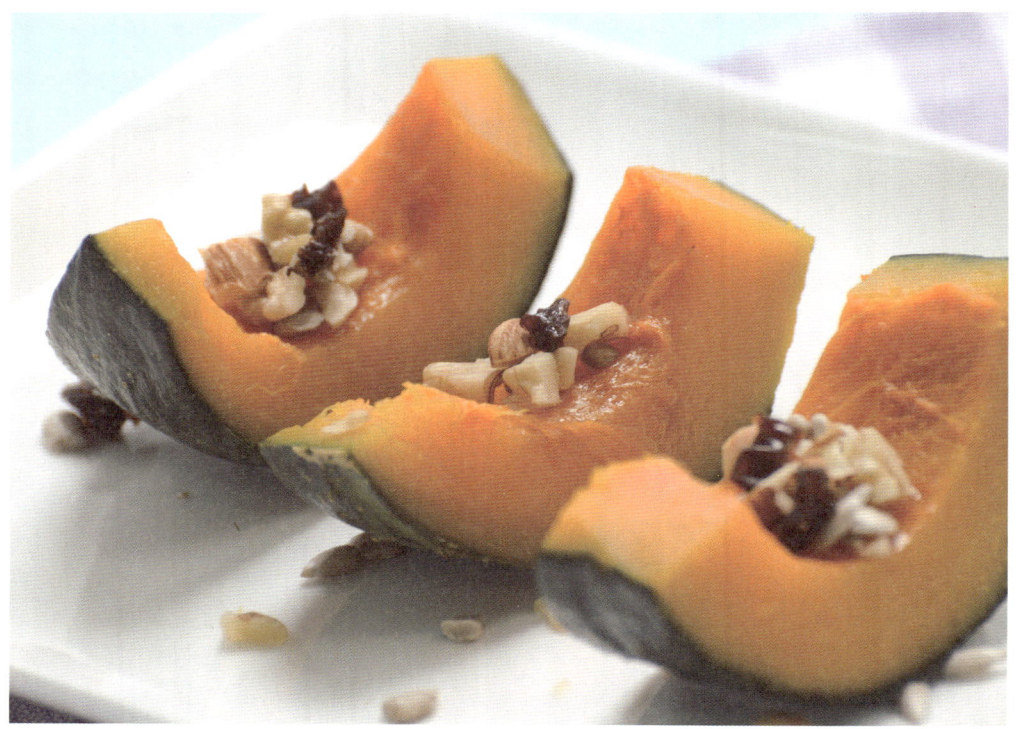

기본 재료(2인분)

단호박 1/4개, 슬라이스 아몬드 6알, 땅콩 10알, 건포도 5알, 물엿 2T, 간장 1t, 물 2T

만드는 방법

❶ 단호박은 깨끗이 씻어 씨를 빼고 2cm두께로 반달 모양으로 썰어 놓는다.
❷ 찜솥에 물을 끓여서 채반에 받치고 단호박을 가지런히 올려서 찐다.
❸ 아몬드, 땅콩, 건포도는 잘게 다진다.
❹ 물엿과 간장, 물을 넣고 졸여 시럽을 만든다.
❺ ②의 단호박을 그릇에 담고 ③의 견과류를 올린 후, ④의 시럽을 끼얹는다.

3주차 화요일 점심

연두부 새싹 샐러드

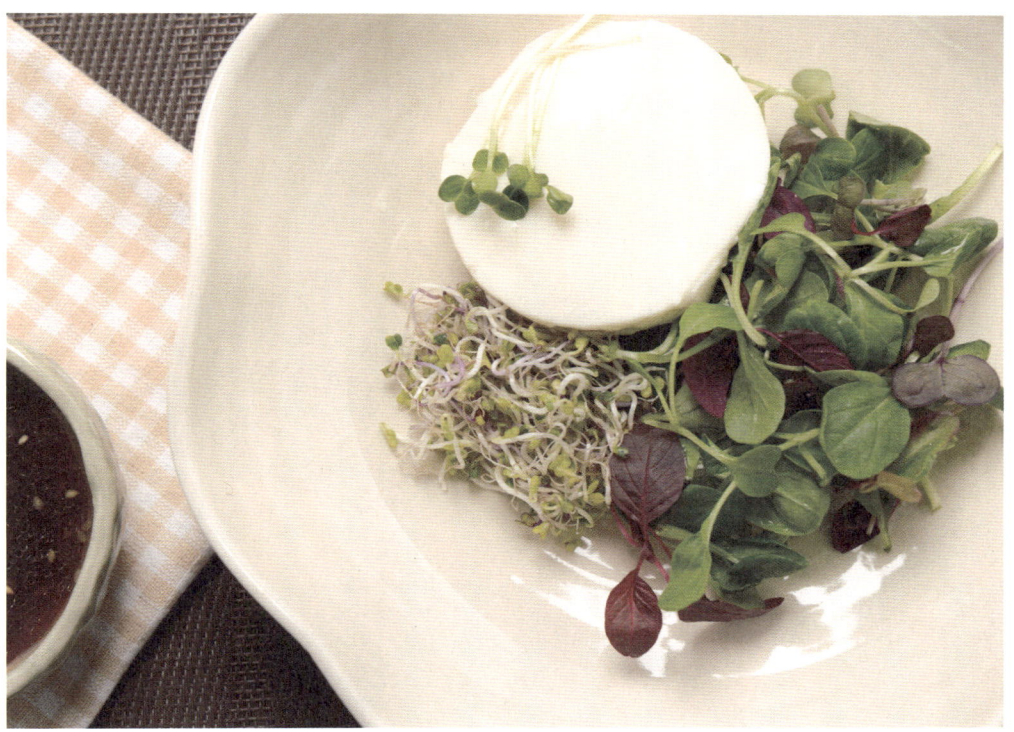

기본 재료(2인분)

연두부 1/2모, 소금 약간, 모
듬 새싹 30g, 무순 10g

발사믹 식초 소스 재료

발사믹 식초 1T, 간장 1T, 다
진 양파 1/2t, 올리브유 1/2t,
마늘1/2t, 통깨 약간

만드는 방법

❶ 끓는 물에 소금을 약간 넣고 모양이 풀어지지 않게 연두부를 데친다.

❷ 모듬 새싹과 무순은 깨끗이 씻은 후 물기를 뺀다.

❸ 분량의 재료를 넣어 발사믹 식초 소스를 만든다.

❹ ①의 연두부에 ②를 올리고, 먹기 직전 ③의 소스를 뿌린다.

상추 된장국

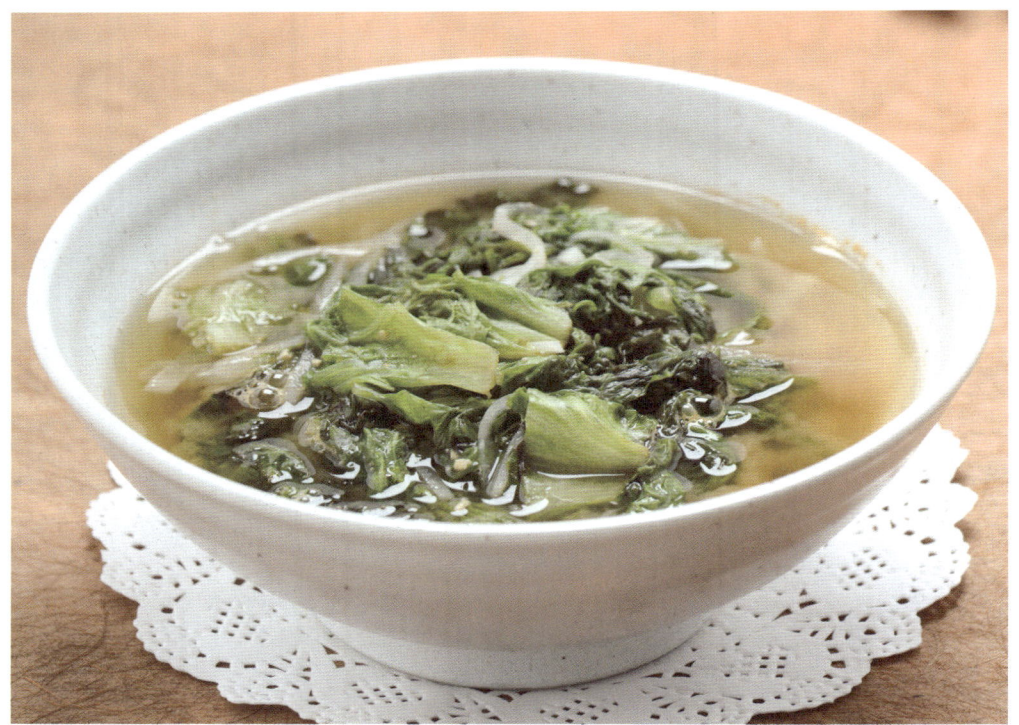

기본 재료(2인분)

된장 1.5T, 상추 120g, 다진 마늘 1/2t, 소금 약간, 다진 파 1/2T, 청양고추1/2개

채수 재료

건표고버섯 2개, 다시마 2장 (5*5cm), 무 1/2토막(5cm 두께)

만드는 방법

❶ 채수 만들기

　1 건표고버섯, 다시마, 무를 넣고 재료가 잠길 정도로 물을 붓고 끓인다.

　2 물이 끓으면 다시마는 건지고 약불에서 20분 정도 은근히 끓인다.

❷ 된장 1.5T를 체에 걸러 ①의 채수에 풀어 놓는다.

❸ 상추는 깨끗하게 씻어, 먹기 좋은 크기로 썰고, 무는 채 썬다.

❹ ②에 다진 마늘, 소금으로 간을 맞춘 후 채썬 무, 다진 파, 어슷 썬 청양고추를 넣는다.

❺ 마지막에 상추를 넣고 한번 끓어오르면 불을 끈다.

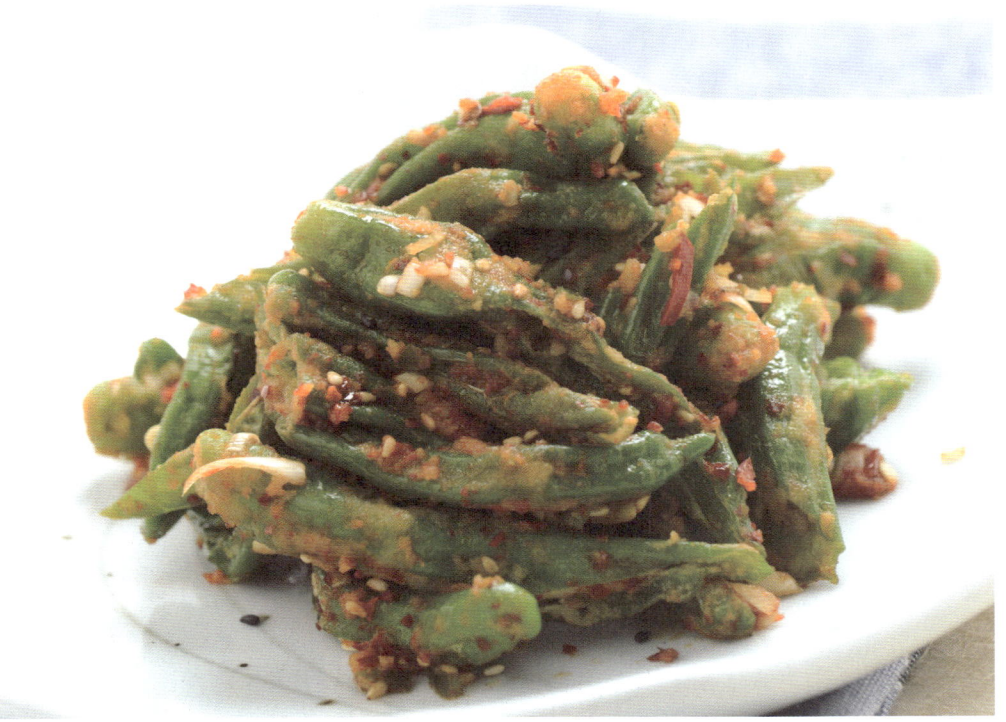

꽈리고추 콩가루찜

기본 재료(2인분)

꽈리고추 20개, 소금 약간, 날콩가루 2T, 홍고추 1/2개, 통깨 1t

양념장 재료

간장 1T, 양파즙 1t, 참기름 1t, 다진 파 1t, 고춧가루 1t, 다진마늘 1/2t

만드는 방법

❶ 소금을 약간 탄 물에 꽈리고추를 씻은 뒤 꼭지를 뗀다.

❷ ①에 날콩가루를 묻힌다.(비닐봉지에 고추를 넣고 흔들면 편한다.)

❸ 홍고추는 잘게 다진다.

❹ ③과 분량의 양념 재료를 골고루 섞어 양념장을 만든다.

❺ 김이 충분히 오른 찜통에 면보를 깔고 ②의 꽈리고추를 센불에 5분 정도 찐다.

❻ 꽈리고추가 뜨거울 때 ④의 양념장을 넣고 버무린 다음 통깨를 뿌린다.

팽이버섯 콩나물국

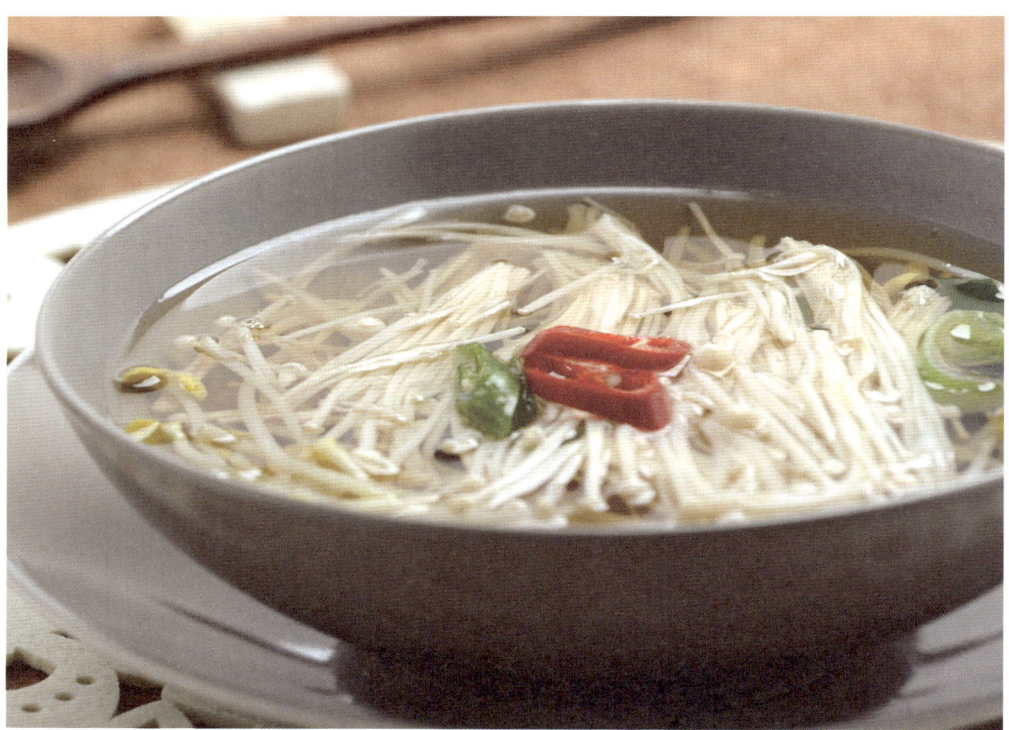

기본 재료(2인분)

콩나물 100g, 팽이버섯 30g, 대파 1/3대, 다진 마늘 1t, 소금 약간

채수 재료

건표고버섯 2개, 다시마 2장 (5*5cm), 무 1/2토막(5cm두께)

만드는 방법

❶ 채수 만들기
　1 건표고버섯, 다시마, 무를 넣고 재료가 잠길 정도로 물을 붓고 끓인다.
　2 물이 끓으면 다시마는 건지고 약불에서 20분 정도 은근히 끓인다.
❷ 콩나물은 다듬어 씻고, 팽이버섯은 5cm 길이로 썰고, 대파는 어슷하게 썬다.
❸ 다듬은 콩나물을 ①에 넣어 뚜껑을 덮고 끓인다.
❹ 콩나물이 완전히 익으면 ②의 팽이버섯과 어슷 썬 대파, 다진 마늘을 넣고 한소끔 끓인다.
❺ 소금으로 간을 한다.

3주차 목요일 아침

셀러리 오렌지무침

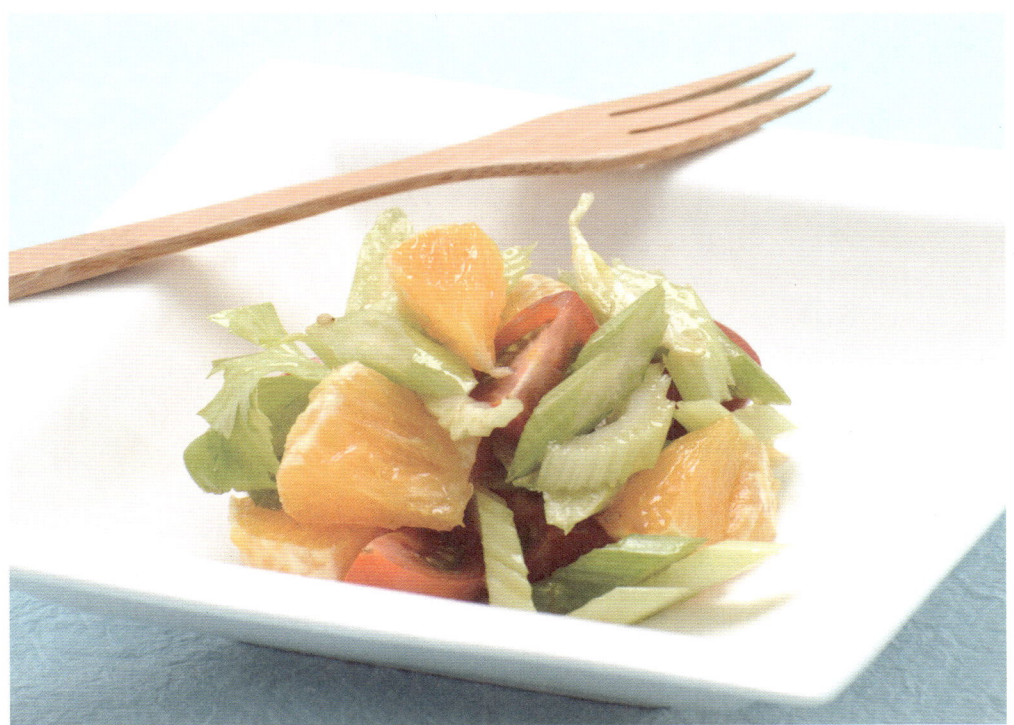

기본 재료(2인분)

셀러리 60g, 오렌지 1/2개,
방울토마토 6알

드레싱 재료

매실액 1t, 식초 1T, 소금 약
간, 올리브유 1t, 레몬즙 약간

만드는 방법

❶ 셀러리는 잎은 제거하고 뿌리는 껍질을 벗긴 다음 어슷하게 썬다.
❷ 오렌지는 먹기 좋은 직사각형 모양으로 도톰하게 썬다.
❸ 방울토마토는 4등분한다.
❹ 분량의 재료를 섞어 드레싱을 만든다.
❺ 그릇에 ①, ②, ③을 모두 담고 ④를 끼얹는다.

애호박 버섯볶음

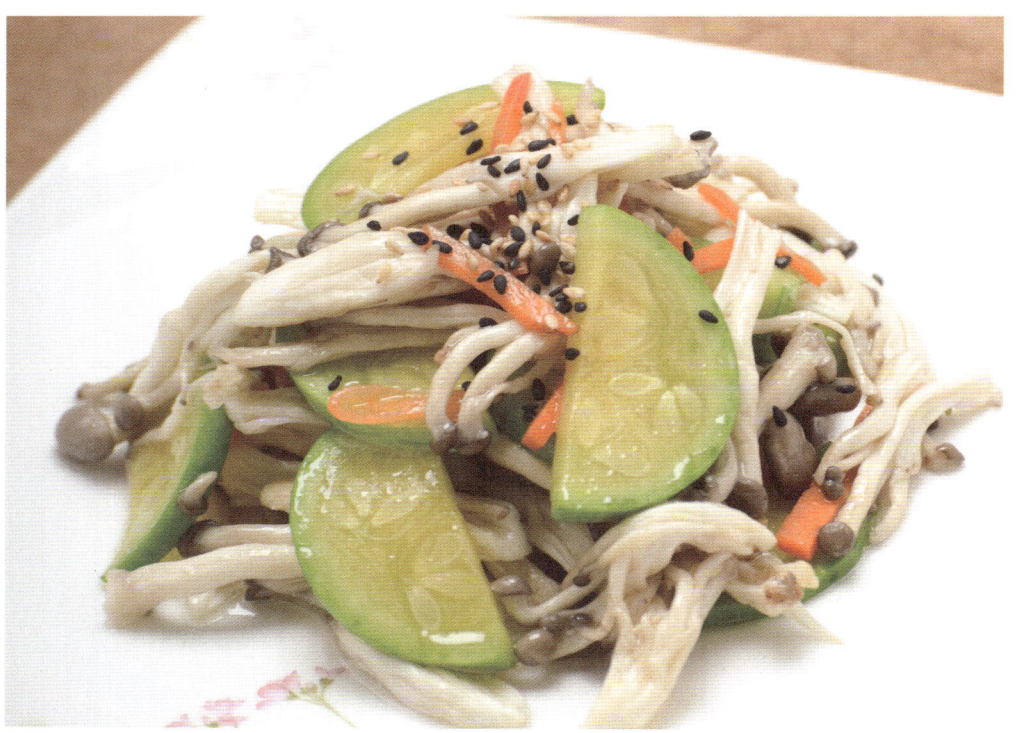

기본 재료(2인분)

애호박 1/2개, 느타리버섯 2
묶음, 다진 마늘 1t, 당근 1/5
개, 양파 1/5개, 소금 약간, 검
은깨, 흰깨 약간

만드는 방법

① 애호박은 반 자른 후, 길이 2cm의 반달 모양으로 썬다.
② 느타리버섯은 끓는 물에 살짝 데쳐 찢어 놓는다.
③ 당근과 양파는 채 썬다.
④ 애호박, 당근, 양파, 느타리버섯 순으로 볶으면서 다진 마늘을 넣고 소금으로 간을 한다.
⑤ 마지막에 검은깨와 흰깨를 뿌린다.

채식 비빔만두

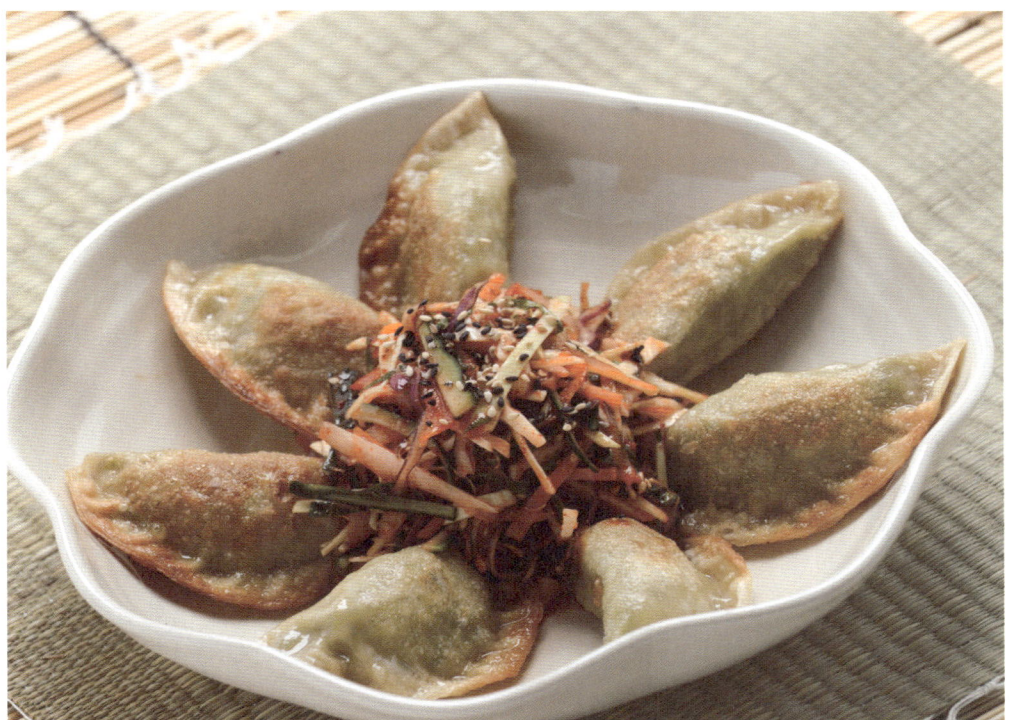

기본 재료(2인분)

채식만두 8개, 현미유(만두를
튀길 정도의 분량), 양배추 잎 3
장, 적채 10g, 당근 1/5개, 양
파 1/5개, 오이 1/4개

양념장 재료

고추장 1T, 식초1T, 설탕 1/2t,
매실액 1t, 마늘 1/2t, 통깨약간

만드는 방법

① 채식만두는 180도로 달군 현미유에 튀긴 후 식힌다.

② 양배추, 적채, 당근, 양파, 오이는 가늘게 채 썬다.

③ 채 썬 양파는 매운맛을 없애기 위해 찬물에 살짝 담갔다가 사용한다.

④ 분량의 재료로 양념장을 만든다.

⑤ 모든 채소를 잘 섞은 후, ④의 양념장을 넣어 골고루 무친다.

⑥ 만두에 무친 채소를 곁들인다.

현미채식 4주
식단 및 레시피

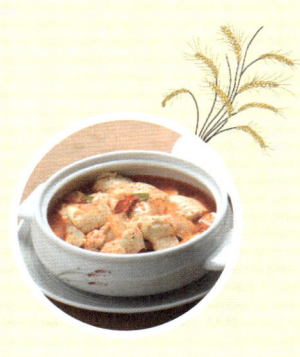

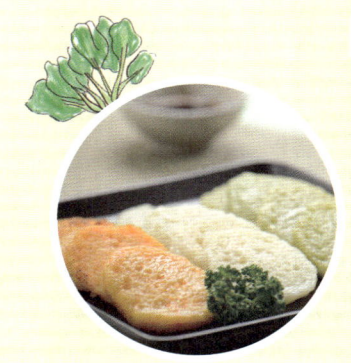

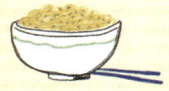

1주	월요일	화요일	수요일
아침	현미밥 배추 속대국 검은콩조림 청포묵 김가루무침 연두부/양념장 배추김치	현미밥 순두부찌개 * 감자조림 느타리 채소볶음 모듬 채소쌈/쌈장 배추김치	현미밥 팽이버섯 된장국 참나물무침 애호박 양파볶음 감자 장아찌 배추김치
점심	현미밥 콩나물국 부추 겨자무침 감자 시금치 당근전 * 두부 샐러드 상추쌈/쌈장	현미밥 시래기국 잡채 근대 된장무침 호두 땅콩조림 배추김치	현미밥 조랑떡국 미역초무침 청포묵 김무침 풋고추/쌈장 계절과일
저녁	현미밥 얼큰 숙주국 우엉잡채 버섯장조림 김구이 깍두기	현미밥 청국장찌개 도라지 오이무침 시금치 무침 상추 깻잎 샐러드/매실 소스 배추김치	현미밥 단배추 들깨국 느타리 부추전 * 견과류 연근조림 숙주나물무침 배추김치

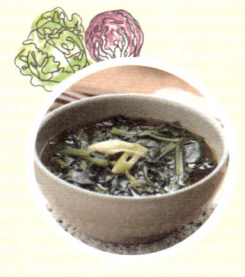
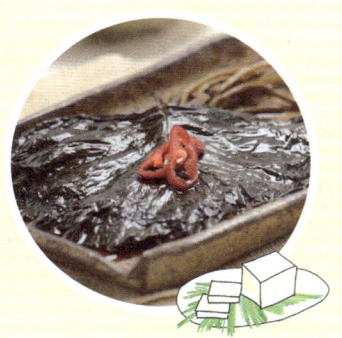
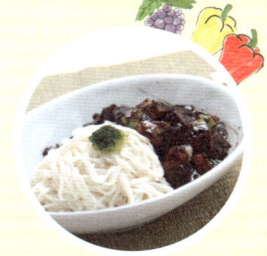

일러두기

표시된 *부분은 레시피를 수록한 메뉴입니다.

1T(테이블스푼) = 15g = 15cc = 15ml

1t(티스푼) = 5g = 5cc = 5ml

1cup(컵) = 200ml

목요일	금요일	토요일	일요일
현미밥 감자 맑은국 연두부/양념장 오이 부추겉절이 채식 너겟 샐러드 배추김치	현미밥 들깨 버섯국 감자 콩 햄볶음 다시마부각 채소 스틱/쌈장 배추김치	현미밥 시금치 토장국 * 두부 김치볶음 표고 다시마찜 오이 미역 초무침 깍두기	현미 양송이죽 과일 샐러드/깨 소스 나박물김치 찐 감자 과일 주스
현미밥 짜장쌀면 * 콩고기 탕수육 무초절임 과일 샐러드	현미밥 호박 고추장찌개 채식 마파두부 양배추 숙쌈/쌈장 곰취 장아찌 * 배추김치	콩불고기 현미덮밥 미역된장국 양상추 샐러드 부추겉절이 계절과일	현미밥 들깨 미역국 버섯 깐풍기 모듬 배소쌈/두부 쌈장 풋고추/쌈장 배추김치
현미밥 고사리 들깨국 두부구이 열무무침 도라지 마늘쫑무침 * 배추김치	현미밥 무채 콩나물국 고춧잎무침 참나물 도토리묵무침 * 파래자반무침 배추김치	현미밥 얼큰 콩나물국 새송이구이 감자 양파채볶음 깻잎순무침 배추김치	현미밥 다시마 무국 두부 토마토 카프레제 어슷 우엉조림 상추 겉절이 배추김치

4주차 월요일 점심

감자 시금치 당근전

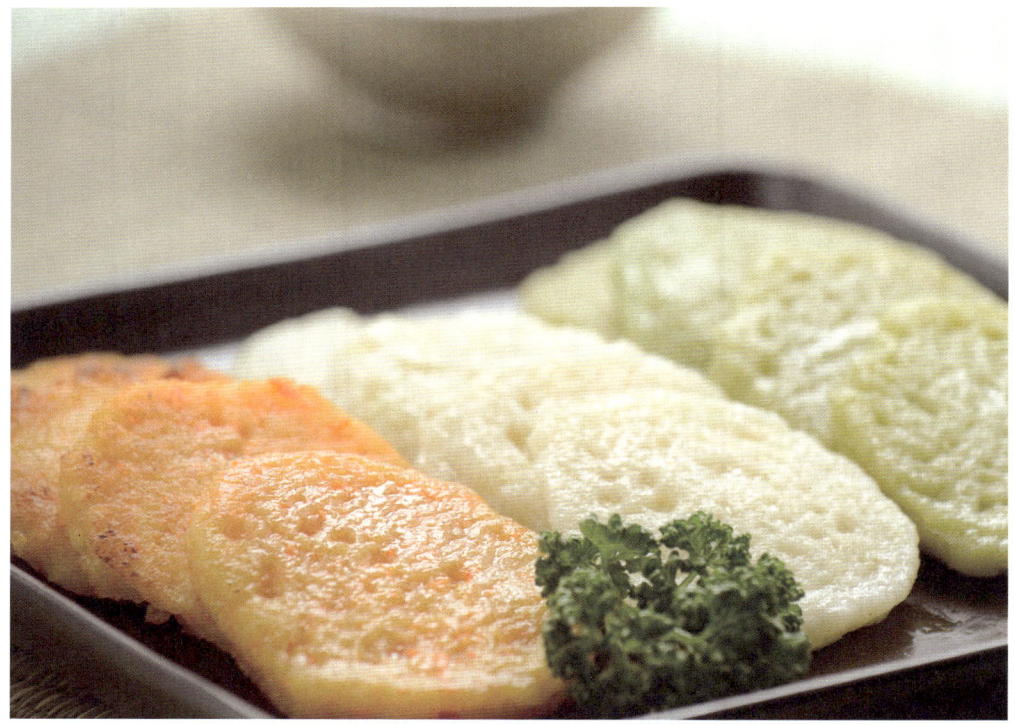

기본 재료(2인분)

감자 2개, 시금치 30g(한 주먹), 당근 1/5개, 통밀가루 3T, 감자 전분 1T, 현미유 약간

만드는 방법

❶ 감자, 시금치, 당근은 손질 후 깨끗이 씻는다.

❷ 감자는 껍질을 벗겨 강판에 갈고, 시금치와 당근은 각각 3cm 길이로 썰어 믹서기에 갈아 즙을 낸 후 채에 거른다.

❸ 감자즙 1/3을 남기고, 1/3에 시금치 즙, 나머지 1/3에 당근 즙을 넣는다.
3가지 즙에 각각 통밀가루와 감자 전분을 나누어 넣고 반죽한다.

❹ 달군 프라이팬에 현미유를 두르고 ③의 반죽을 먹기 좋은 크기로 떼어 굽는다.

순두부찌개

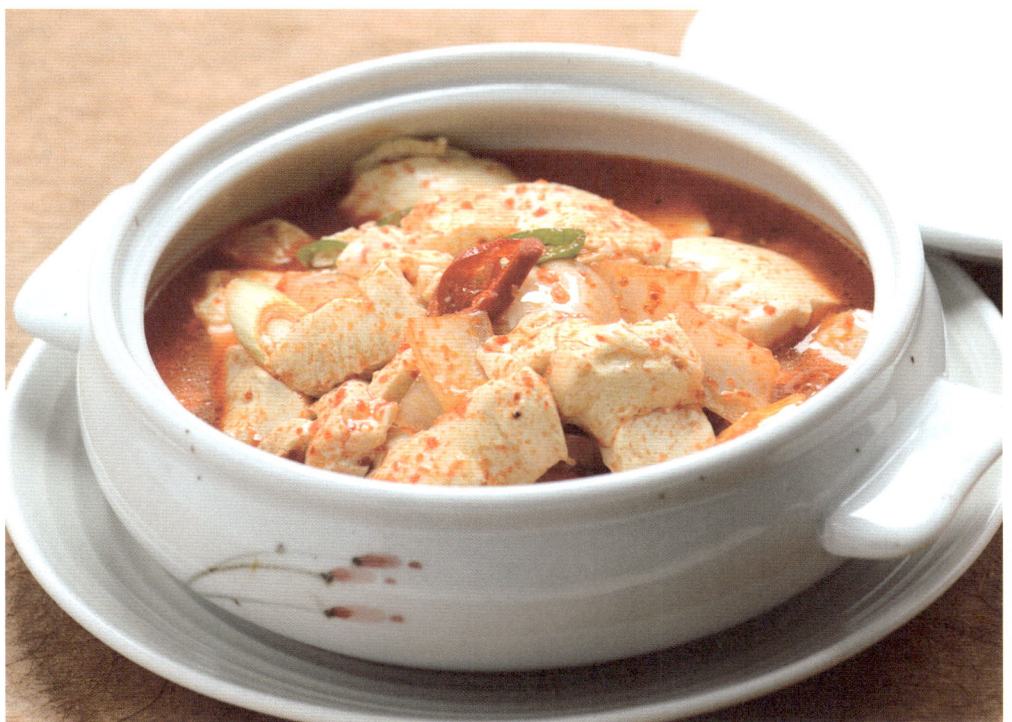

기본 재료(2인분)

홍고추 1개, 풋고추1개, 대파
1/3대, 현미유 약간, 고춧가
루 1t, 김치 2T, 양파 1/5개,
국간장 1T, 다진 마늘 1/2T,
순두부 150g, 소금 약간

채수 재료

건표고버섯 2개, 다시마 2장
(5*5cm), 무 1토막(5cm 두께)

만드는 방법

❶ 홍고추와 풋고추, 대파는 어슷하게 썬다.

❷ 냄비에 현미유를 두르고 고춧가루와 김치를 넣어 볶다가 나박나박 썬 양파를 넣는다.

❸ 채수 만들기

　1 건표고버섯, 다시마, 무를 넣고 재료가 잠길 정도로 물을 붓고 끓인다.

　2 물이 끓으면 다시마는 건지고 약불에서 20분 정도 은근히 끓인다.

❹ 채수가 끓기 시작하면 국간장, 어슷 썬 고추, 다진 마늘, 순두부를 넣어서 한소끔 끓인다.

❺ 마지막에 소금, 어슷 썬 대파를 넣어 완성한다.

느타리 부추전

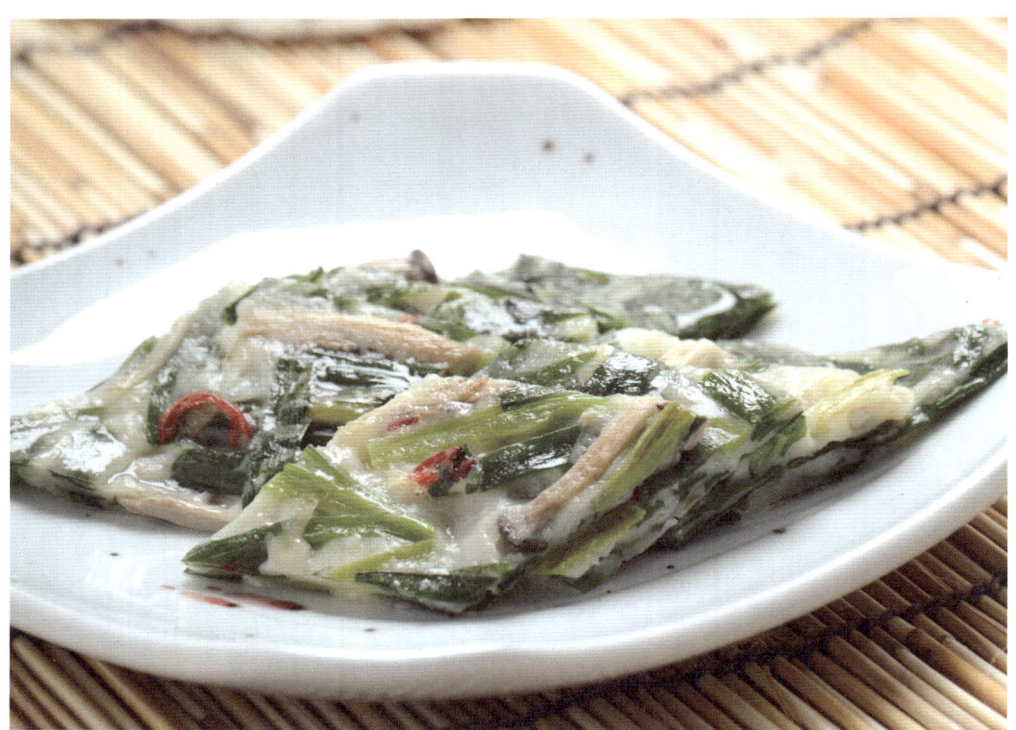

기본 재료(2인분)

부추 80g, 느타리버섯 20g,
청양고추 1/2개, 홍고추 1/2
개, 통밀가루 3T, 물 3T(농도
에 맞게 사용), 현미유 2T

양념장 재료

간장 1/2T, 식초 1/2T, 설탕
약간, 다진 파 약간

만드는 방법

❶ 부추는 깨끗하게 씻은 후, 3cm 길이로 썬다.

❷ 손으로 찢은 느타리버섯은 끓는 물에 한번 데친 후, 3cm 길이로 썬다.

❸ 청양고추, 홍고추는 다진다.

❹ 볼에 통밀가루, 물을 조금씩 부어 가며 반죽한다.

❺ ④의반죽에 ①, ②, ③을 넣고 가볍게 섞는다.

❻ 달군 프라이팬에 현미유를 두르고 ⑤를 적당한 크기로 노릇하게 지진다.

❼ 분량의 재료로 만든 양념장을 곁들여 낸다.

4주차 목요일 점심

짜장쌀면

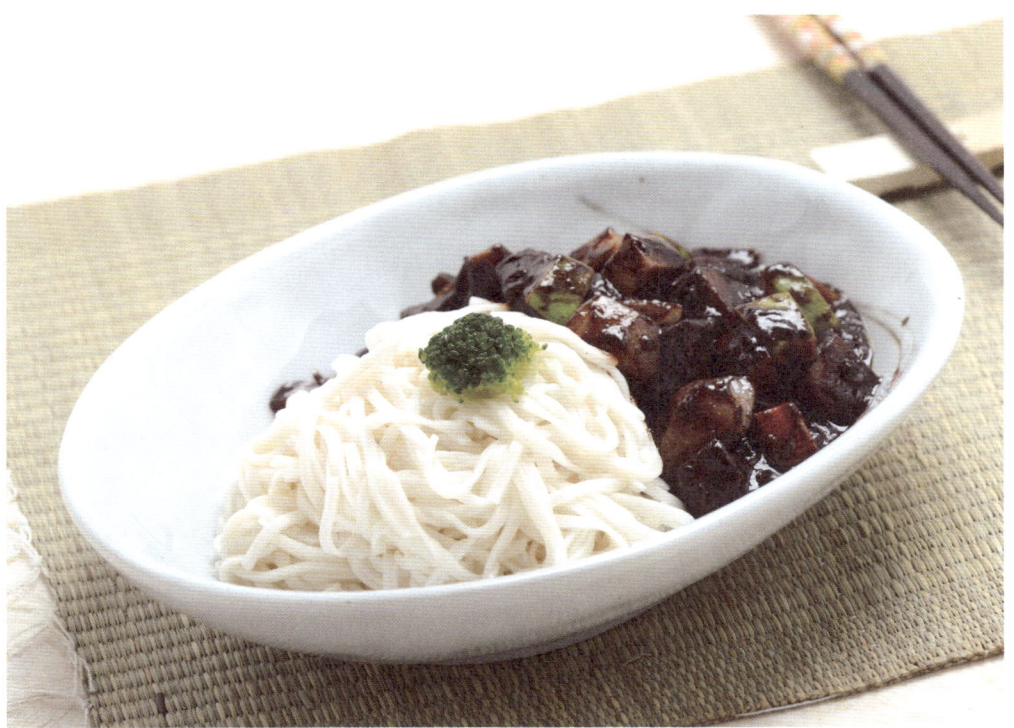

기본 재료(2인분)

춘장 60g, 현미유 2T, 감자
1/4개, 호박 1/4개, 양배추
40g, 양파 1/5개, 표고버섯 3
개, 새송이버섯 1개, 전분가
루 약간, 쌀면 240g

만드는 방법

❶ 춘장에 현미유를 넣어 충분히 볶는다.

❷ 감자, 호박, 양배추, 양파는 깍둑썰기하고, 표고버섯과 새송이버섯도 깍둑 모양으로 썬다.

❸ 냄비에 현미유를 두르고 ②의 감자, 호박, 양배추, 양파, 버섯 순으로 넣어 볶는다.

❹ ③의 볶은 야채에 ①을 넣어 한 번 더 볶는다.

❺ 물에 갠 전분가루를 ④에 넣어 농도를 맞춘 후, 짜장 소스를 완성한다.

❻ 쌀면은 먹기 직전 삶아서 차가운 물에 헹군 후, 체에 밭쳐 물기를 빼고 현미유로
   가볍게 버무린다.

4주차 목요일 저녁

도라지 마늘쫑무침

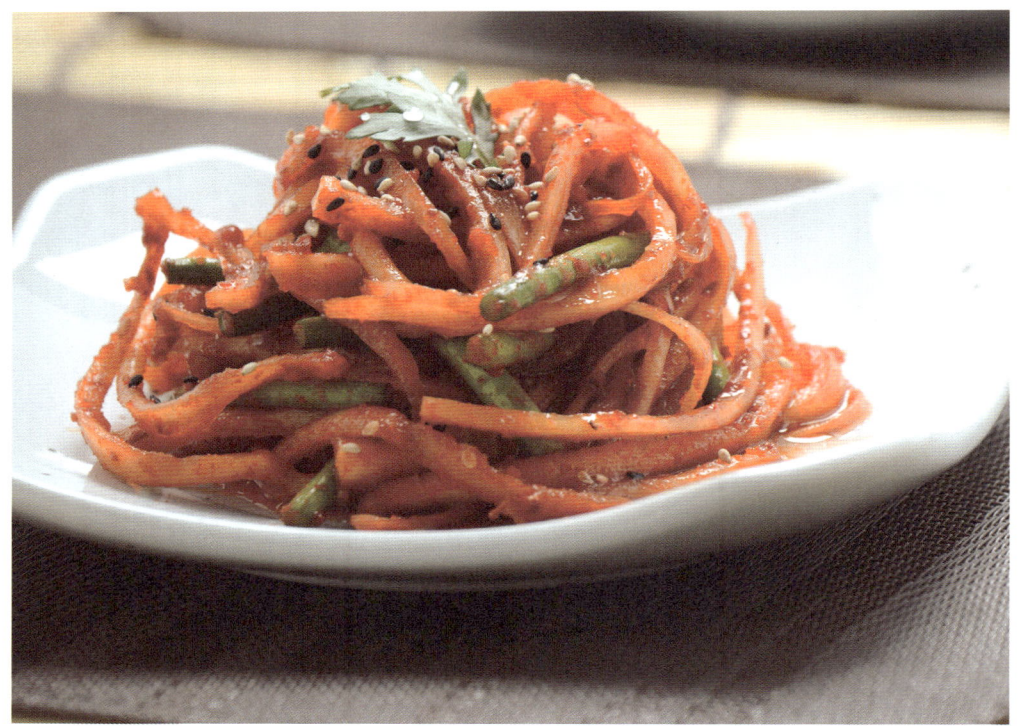

기본 재료(2인분)

도라지 150g, 굵은 소금 약
간, 마늘쫑 60g, 통깨 약간

양념장 재료

고추장 1T, 고춧가루 1/2T,
간장 1/2T, 설탕 1/2T, 다진
파 1/2T, 다진 마늘 1/2t, 깨
소금 1/2t, 참기름 1/2t

만드는 방법

❶ 도라지는 깨끗이 씻어 껍질을 긁어 내고 반으로 갈라 먹기 좋은 크기로 쭉쭉 찢는다.

❷ 도라지는 굵은 소금으로 씻어 쓴맛을 없앤 후, 4cm 길이로 자른다.

❸ 마늘쫑은 살짝 데친다.

❹ 분량의 재료를 모두 섞어 양념장을 만든다.

❺ 손질한 ②와 ③을 볼에 담고 먹기 직전에 ④의 양념장으로 조물조물 무친다.

❻ 마지막에 통깨를 뿌린다.

곰취 장아찌

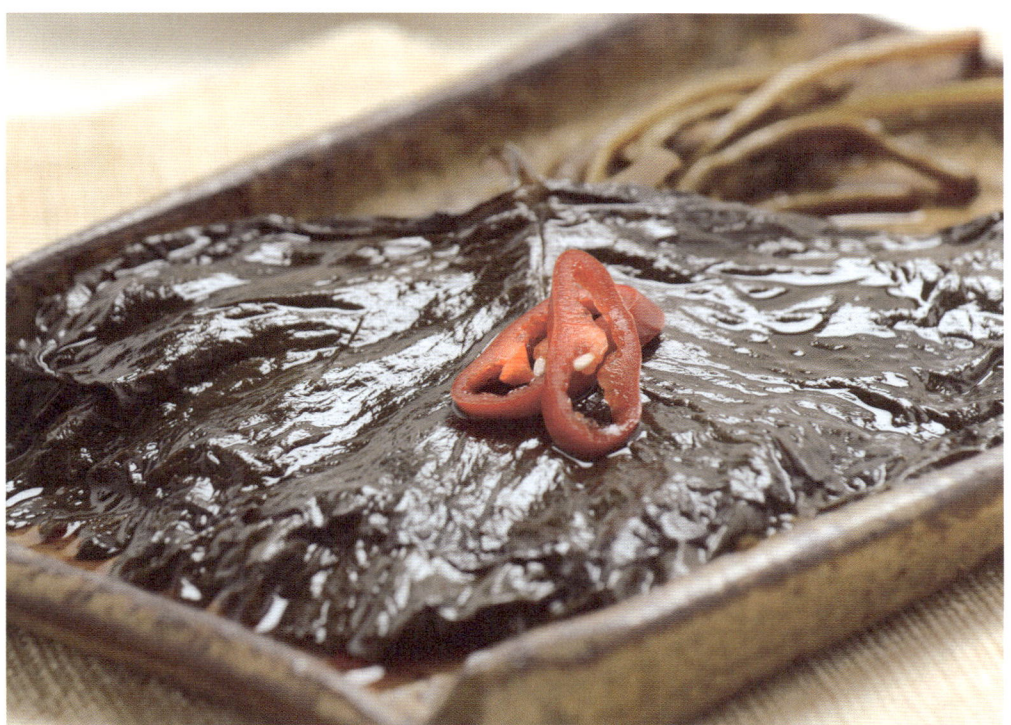

기본 재료(2인분)

곰취 20장

양념장 재료

설탕 1T, 간장 2T, 식초 2T, 물
1/3컵

만드는 방법

❶ 곰취는 깨끗하게 씻어 물기를 완전히 뺀다.

❷ 분량의 재료로 양념장을 만든 후 끓여 식힌다.

❸ 준비한 그릇에 ①의 곰취를 켜켜이 쌓고 ②의 양념장을 붓는다.

❹ 2~3일 후에 양념장만 따라 내어 한 번 더 팔팔 끓인 다음 식혀 다시 붓는다. 약 1주일 정도면 먹을 수 있다.

참나물 도토리묵무침

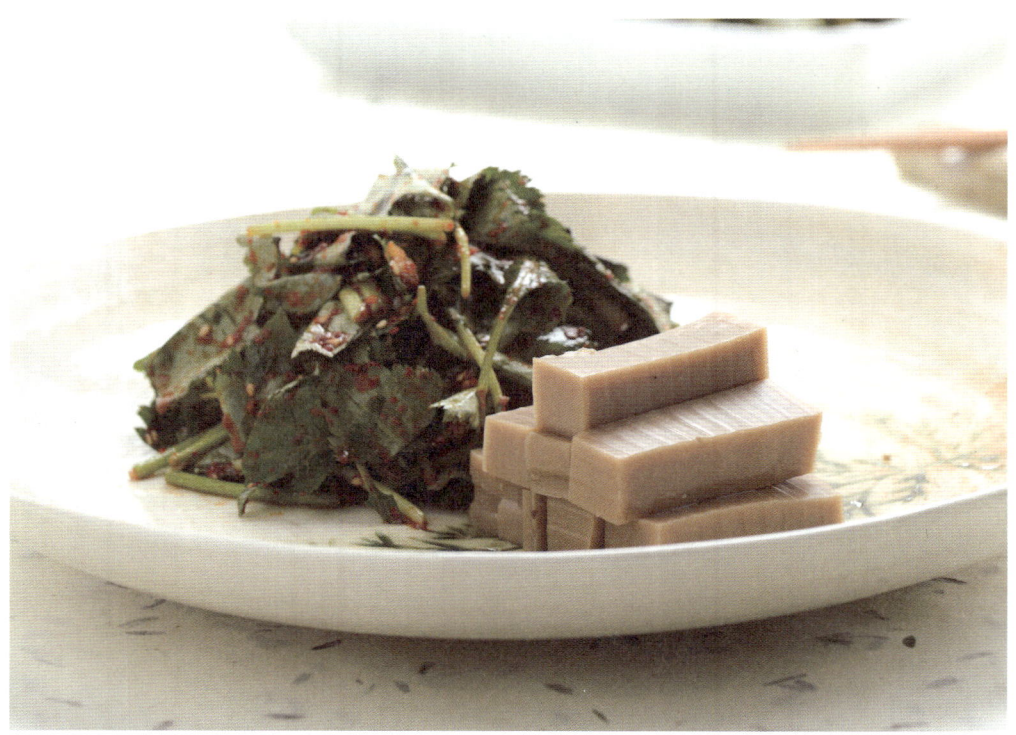

기본 재료(2인분)

도토리묵 1/2모, 참나물 50g

양념장 재료

간장 1T, 고춧가루 1/2T, 매실액 1t, 다진 마늘 1t, 참기름 1t, 통깨 약간

만드는 방법

❶ 도토리묵은 길이 5cm(두께 1*1cm)로 썬다.

❷ 참나물은 깨끗이 씻어 길이 4cm로 먹기 좋은 크기로 썬다.

❸ 분량의 재료로 양념장을 만든다.

❹ ②의 참나물에 ③의 양념장을 버무린다.

❺ 그릇에 참나물과 도토리묵을 각각 담는다.

4주차 토요일 아침

시금치 토장국

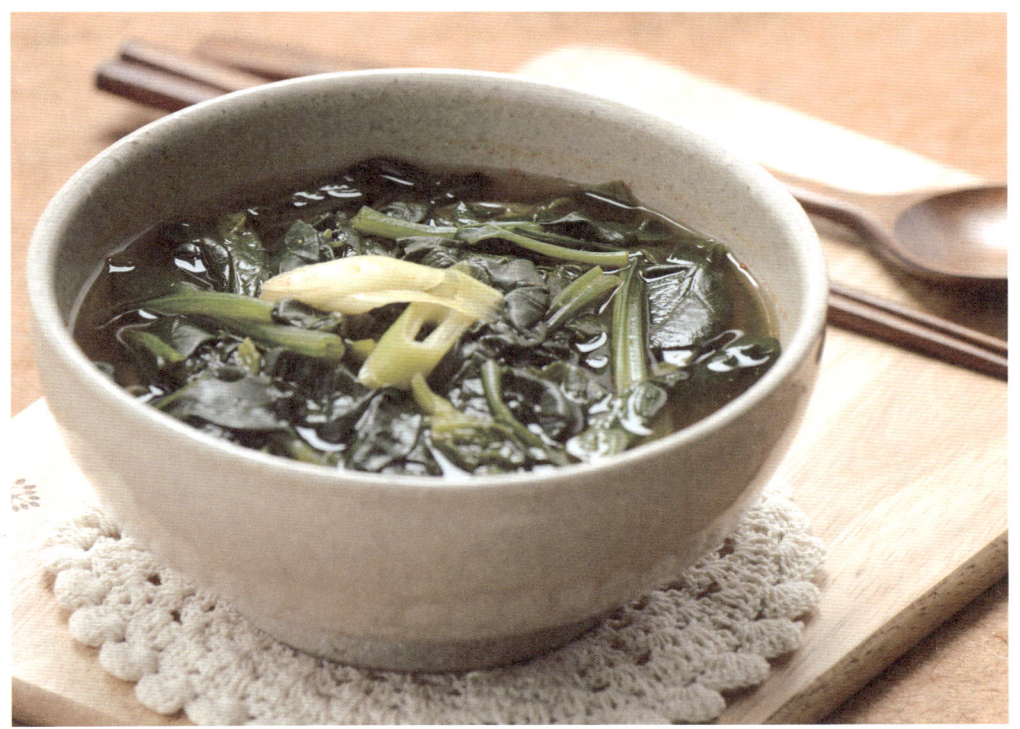

기본 재료(2인분)

시금치 100g, 소금 약간, 대
파 1/4대, 된장 1T, 고추장
1/2T, 다진 마늘 1/2t

채수 재료

건표고버섯 2개, 다시마 2장
(5*5cm), 무 1토막(5cm두께)

만드는 방법

1. 시금치는 뿌리 부분을 제거하여 낱잎으로 떨어지게 하고, 길이가 긴 것은 반으로 자른다.
2. 끓는 물에 소금을 약간 넣고 시금치를 데친다.
3. 데친 시금치는 5cm 길이로 썰고, 대파는 어슷 썬다.
4. 채수 만들기
   1. 건표고버섯, 다시마, 무를 넣고 재료가 잠길 정도로 물을 붓고 끓인다.
   2. 물이 끓으면 다시마는 건지고 약불에서 20분 정도 은근히 끓인다.
5. 냄비에 ④의 시금치를 넣고 된장과 고추장을 풀어 시금치를 넣고 끓인다.
6. 마지막에 다진 마늘, 어슷 썬 대파를 넣어 한소끔 끓인 다음 소금으로 간한다.

현미채식 5주
식단 및 레시피

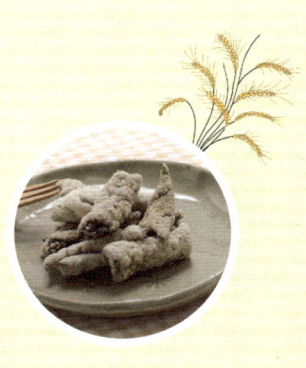

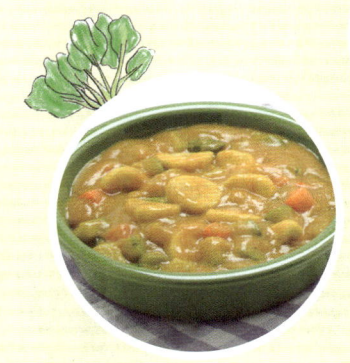

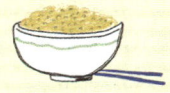

1주	월요일	화요일	수요일
아침	현미밥 시래기국 버섯 떡국떡볶음 * 비름나물 무침 오이 실파무침 양배추 샐러드/깨 소스	현미밥 콩나물 무국 두부조림 고구마줄기볶음 상추겉절이 배추김치	현미밥 아욱국 토마토 피망볶음 꽈리고추 양념무침 브로콜리 새송이숙회 배추김치
점심	현미밥 얼큰 감자국 * 콩나물 당면찜 * 양배추 숙쌈 견과류 단호박찜 배추김치	현미밥 들깨 무채국 삼색 겨자무침 감자조림 도라지 배무침 배추김치	현미밥 버섯 카레 소스 콩조림 청포묵무침 오이소박이 * 배추김치
저녁	현미밥 김치 순두부찌개 메밀묵 김치무침 돌나물무침 호두 땅콩조림 배추김치	현미밥 조랑떡 미역국 양배추 쌈 우엉 조림 채소 스틱/쌈장 배추김치	현미밥 콩나물국 부추잡채 애호박볶음 김구이 배추김치

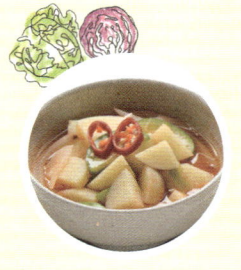

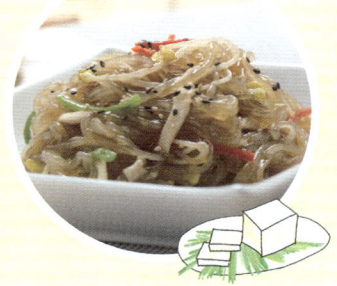

일러두기

표시된 *부분은 레시피를 수록한 메뉴입니다.

1T(테이블스푼) = 15g = 15cc = 15ml

1t(티스푼) = 5g = 5cc = 5ml

1cup(컵) = 200ml

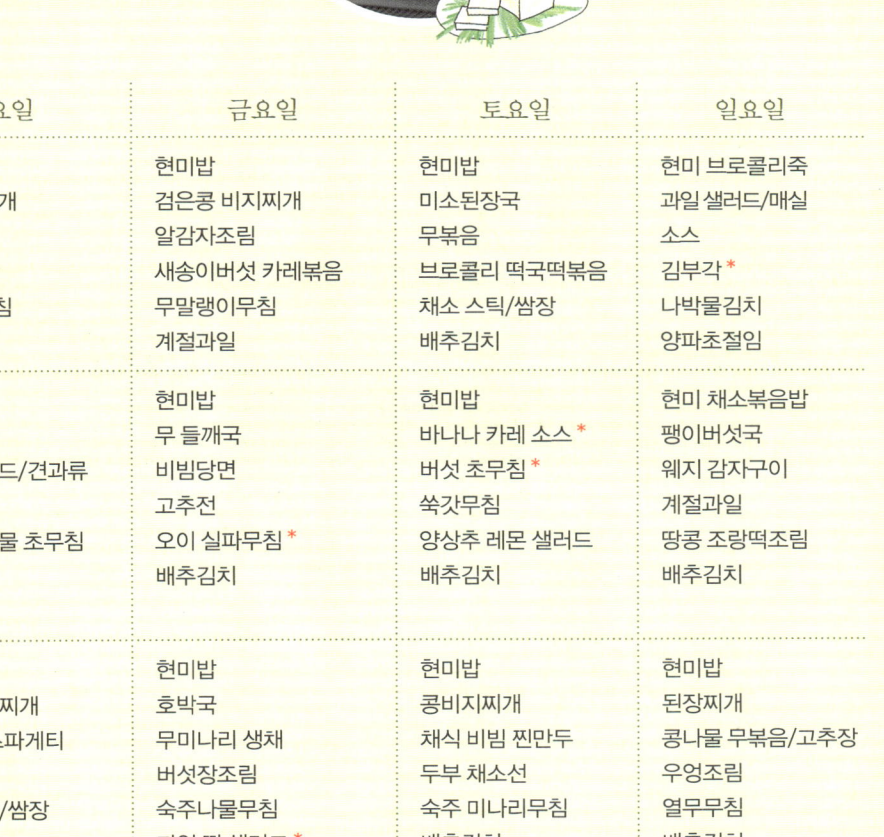

목요일	금요일	토요일	일요일
현미밥 김치 두부찌개 감자장아찌 단호박찜 숙주나물무침 깻잎김치	현미밥 검은콩 비지찌개 알감자조림 새송이버섯 카레볶음 무말랭이무침 계절과일	현미밥 미소된장국 무볶음 브로콜리 떡국떡볶음 채소 스틱/쌈장 배추김치	현미 브로콜리죽 과일 샐러드/매실 소스 김부각 * 나박물김치 양파초절임
현미밥 상추된장국 양상추 샐러드/견과류 소스 * 실곤약 콩나물 초무침 떡밤초 계절과일	현미밥 무 들깨국 비빔당면 고추전 오이 실파무침 * 배추김치	현미밥 바나나 카레 소스 * 버섯 초무침 * 쑥갓무침 양상추 레몬 샐러드 배추김치	현미 채소볶음밥 팽이버섯국 웨지 감자구이 계절과일 땅콩 조랑떡조림 배추김치
현미밥 감자 고추장찌개 버섯 채소 스파게티 콩잎지 모듬 채소쌈/쌈장 배추김치	현미밥 호박국 무미나리 생채 버섯장조림 숙주나물무침 과일 떡 샐러드 *	현미밥 콩비지찌개 채식 비빔 찐만두 두부 채소선 숙주 미나리무침 배추김치	현미밥 된장찌개 콩나물 무볶음/고추장 우엉조림 열무무침 배추김치

버섯 떡국떡볶음

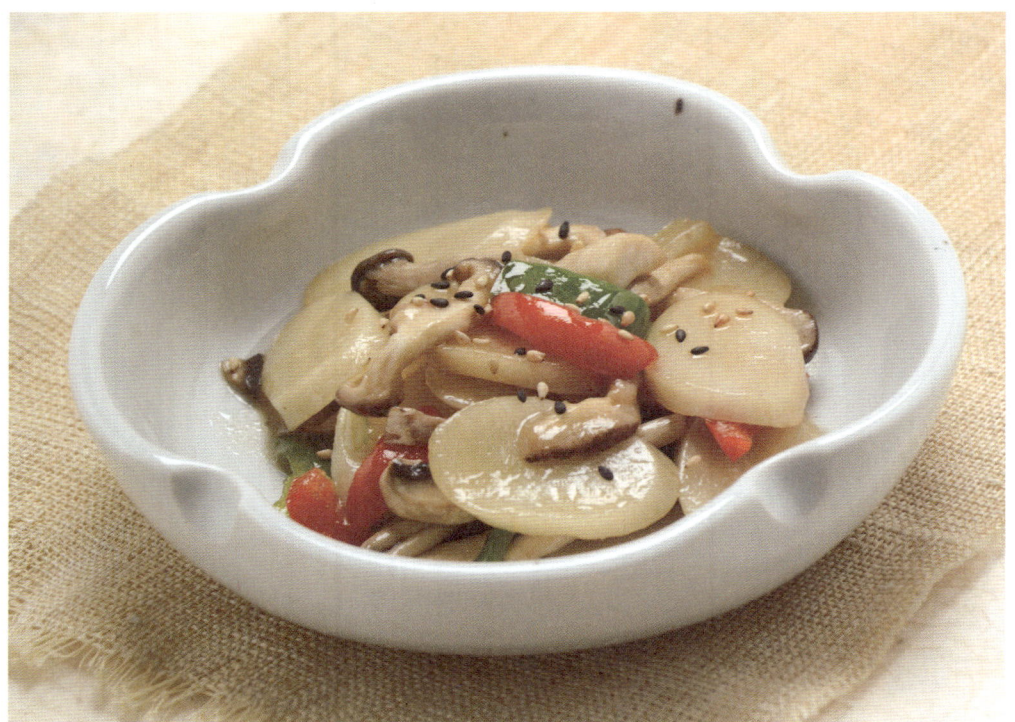

기본 재료(2인분)

떡국떡 80g, 현미유 약간, 느
타리버섯 30g, 표고버섯 3개,
새송이버섯 1/2개, 청피망
1/4개, 홍피망 1/4개

양념장 재료

간장 1T, 물엿 1/2T, 통깨, 다
진 마늘 1/2t, 후추 약간

만드는 방법

❶ 달군 프라이팬에 현미유를 두르고 깨끗이 씻은 떡국떡을 살짝 볶는다.

❷ 느타리버섯, 표고버섯, 새송이버섯은 결대로 썰어서 살짝 데친다.

❸ 청피망과 홍피망은 씨를 빼고, 2cm 크기 사각 썰기를 한다.

❹ 달군 프라이팬에 현미유를 두르고 분량의 재료를 넣어 양념을 조린다.

❺ ④의 양념에 ①, ②, ③ 재료를 모두 넣고 양념이 배도록 한 번 더 볶는다.

얼큰 감자국

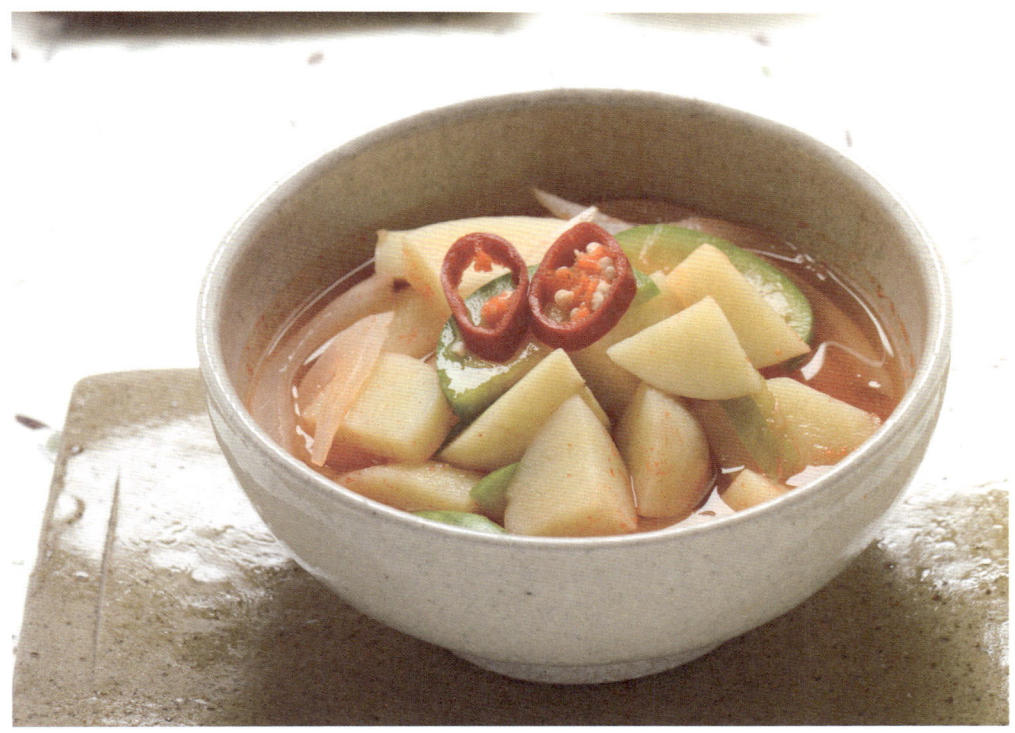

기본 재료(2인분)

감자 2개, 양파 1/4개, 고춧가루 1/2T, 국간장 1T, 참기름 1/2t, 다진 마늘 1/2T, 쌀뜨물 2컵, 청양고추 1/2개, 소금 약간, 쪽파 1t

만드는 방법

① 감자는 먹기 좋은 크기로 썰고 양파는 나박나박하게 썬다.

② 냄비에 감자와 고춧가루, 국간장, 참기름, 다진 마늘을 넣고 볶다가 쌀뜨물을 붓는다. (끓을 때 생기는 거품은 건져야 맛이 좋다.)

③ ②가 끓기 시작하면 양파를 넣어 살짝 끓이다가, 어슷 썬 청양고추를 넣는다.

④ 살짝 더 끓이다 소금으로 간을 하고 쪽파를 넣는다.

콩나물 당면찜

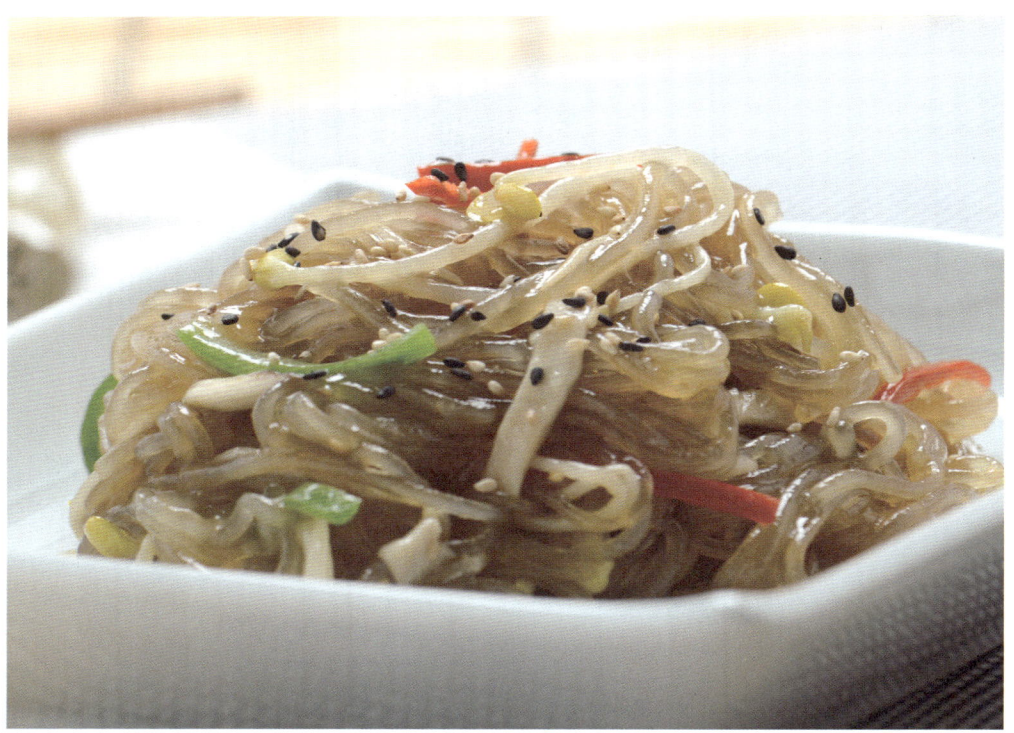

기본 재료(2인분)

당면 60g, 콩나물 50g, 느타리버섯 50g, 새송이버섯 60g, 청피망 1/4개, 홍피망 1/4개, 참기름 1T, 다시마 2장 (5*5cm), 전분가루 1T, 국간장 1/2T, 진간장 1/2T, 통깨 약간

만드는 방법

❶ 미지근한 물에 불린 당면을 삶은 후, 체에 밭쳐 물기를 제거한다.

❷ 김이 오른 찜통에 콩나물을 찐다.

❸ 느타리버섯은 손으로 길게 찢고, 새송이버섯은 5cm 길이로 채 썬다.

❹ 청피망과 홍피망은 5cm길이로 채 썬다.

❺ 냄비에 참기름 1T을 넣고 ①의 당면을 볶으면서 ③, ④ 재료를 넣은 후, 국간장과 진간장으로 간을 한다.

❻ 우려 낸 다시마물 1/2컵에 전분가루 1T을 넣어 농도를 잘 조절하여 ⑤에 넣는다.

❼ ②의 콩나물을 ⑥에 넣고 마지막에 참기름과 통깨를 넣어 버무린다.

오이소박이

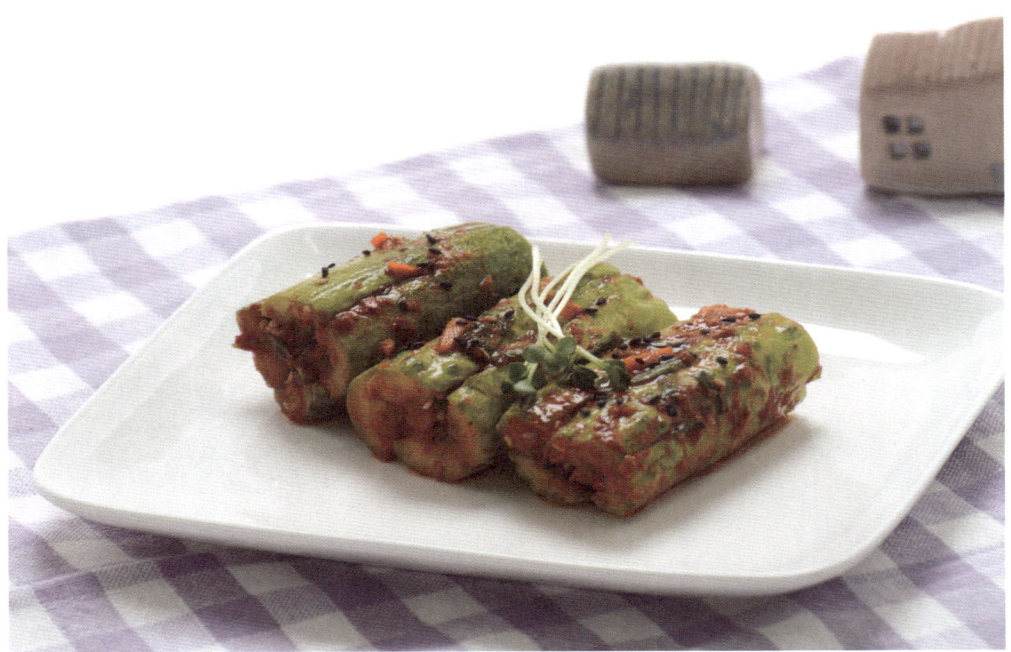

기본 재료(2인분)

오이 1개, 소금 약간

양념 재료

부추 50g, 실파 2줄기, 고춧
가루 2T, 다진 생강 1/3t, 다
진 마늘 1/2T, 소금 1/2t, 다
진 파, 설탕 약간

만드는 방법

① 오이는 소금으로 문질러 깨끗이 씻은 후, 한 시간 정도 소금에 절인다.

② ①의 오이는 물기를 꼭 짜고 끝 부분을 약간 잘라 1/3등분하고 끝 부분 1~1.5cm를 남기고 중
심 부분에 열십자로 길게 칼집을 낸다.

③ 부추와 실파는 송송 썰고 마늘과 생강은 다진다.

④ 고춧가루, 부추, 다진 마늘, 다진 파, 설탕, 소금을 넣어 잘 섞는다.

⑤ 오이의 칼집 낸 사이사이에 버무려 놓은 ④를 넣는다.

⑥ 실온에 하루 정도 두었다가 냉장 보관한다.

5주차 목요일 점심

양상추 샐러드&견과류 소스

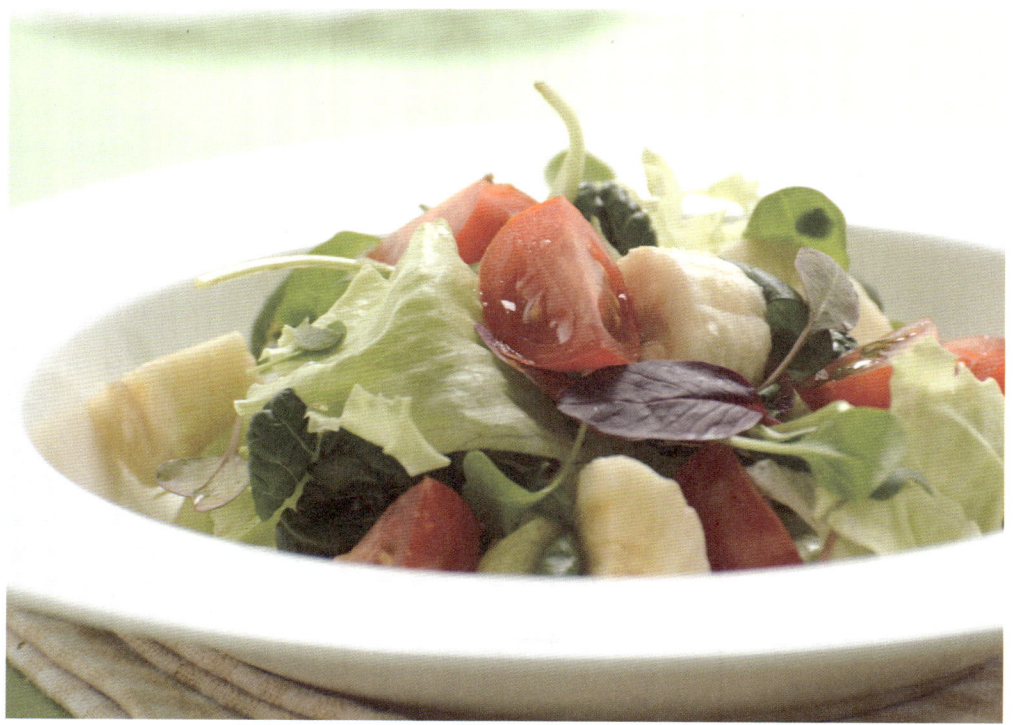

기본 재료(2인분)

양상추 60g, 비타민 10g, 새싹 5g, 바나나 1/4개, 방울토마토 10알

견과류 소스 재료

호두 4개, 아몬드 8개, 땅콩 10개, 간 파인애플 2T, 간 양파 1T, 식초 1/2T, 설탕 약간, 소금 약간, 올리브유 1/2t

만드는 방법

❶ 양상추, 비타민, 새싹, 바나나, 방울토마토를 깨끗하게 씻어 물기를 제거한다.

❷ 양상추는 먹기 좋은 크기로 찢고, 방울토마토는 크기에 따라 반을 자른다. 바나나는 반달 모양으로 자른다.

❸ 분량의 견과류 소스 재료를 입자가 굵게 믹서기에 간다.

❹ 그릇에 모든 채소를 고루 섞은 후, ❸을 끼얹는다.

5주차 금요일 점심

오이 실파무침

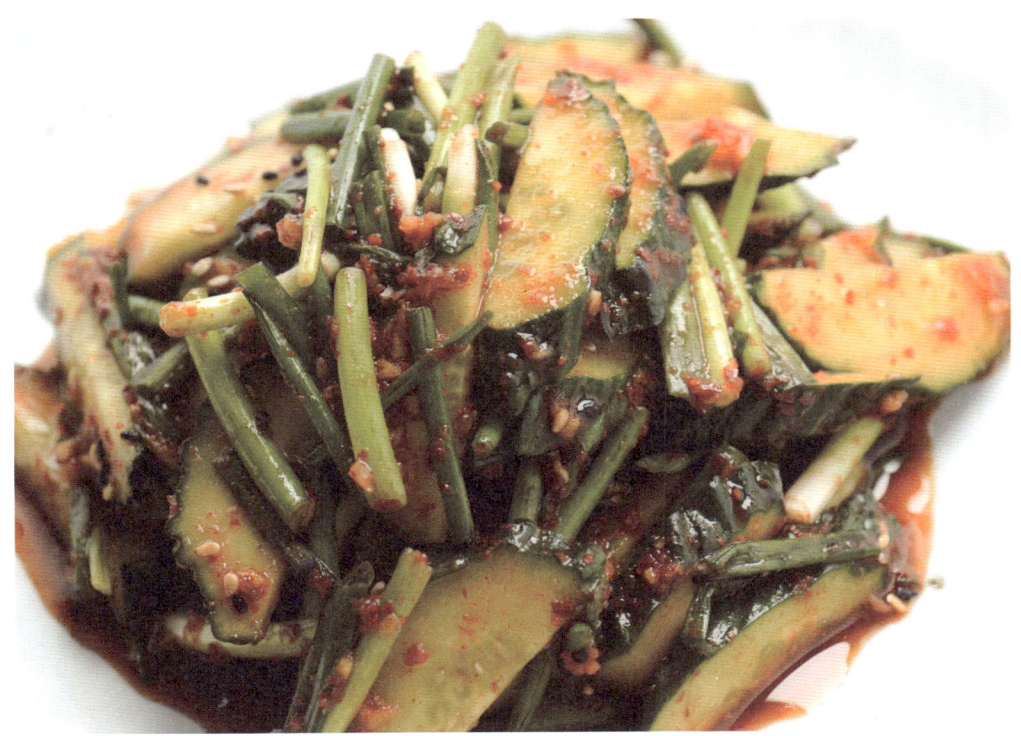

기본 재료(2인분)

오이 1/2개, 실파 3~4대, 통
깨 1/3t

양념장 재료

고춧가루 1t, 설탕 1/2t, 식초
1/2T, 간장 1t, 소금 1/2t

만드는 방법

❶ 오이는 깨끗이 씻어 세로로 반을 갈라 어슷하게 썬다.

❷ 실파는 깨끗이 씻어 3cm 길이로 썬다.

❸ 분량의 재료를 섞어 양념장을 만든다.

❹ ③의 양념장에 ①과 ②를 골고루 무친다.

❺ 통깨를 뿌린다.

5주차 금요일 저녁

과일 떡 샐러드

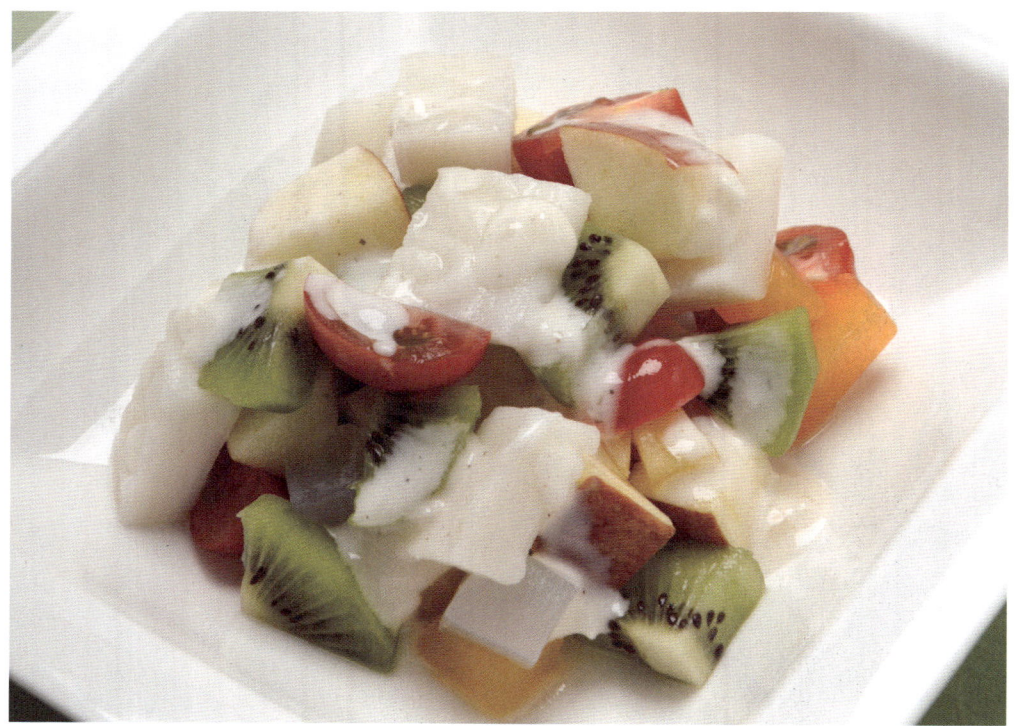

기본 재료(2인분)

사과 1/2개, 키위 1개, 방울토
마토 6개, 절편 60g(절편 6조
각), 바나나 1/4개

두부 두유 마요네즈 재료

두유 1/2컵, 두부 1/4모, 올리
브유 1/2컵, 레몬즙 1T, 설탕,
소금 약간

만드는 방법

❶ 사과는 깍둑썰기하고 키위와 방울토마토, 바나나는 4등분 후 나박나박하게 썬다.

❷ 절편은 과일 크기에 맞추어 썬다.

❸ 두부 두유 마요네즈 만들기

　　1 그릇에 두유와 으깬 두부를 넣고 거품기로 빠르게 젓는다.

　　2 1에 올리브유를 약간씩 넣고 레몬즙, 설탕, 소금을 넣고 2분가량 더 젓는다.

❹ 그릇에 ①, ②를 넣고 ③의 두부 두유 마요네즈를 곁들인다.

바나나 카레 소스

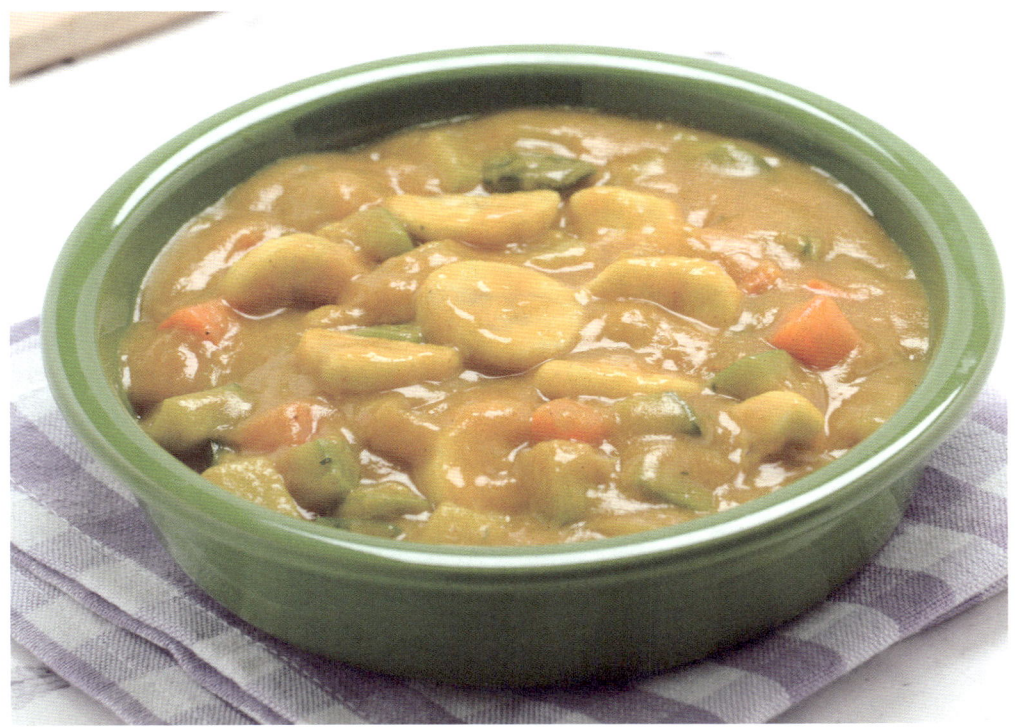

기본 재료(2인분)

감자 1/2개, 당근 1/4개, 양파
1/4개, 청피망 1/4개, 바나나
1/4개, 카레 50g, 현미유 약
간, 완두콩 10g

두부 두유 마요네즈 재료

두유 1/2컵, 두부 1/4모, 올리
브유 1/2컵, 레몬즙 1T, 설탕,
소금 약간

만드는 방법

❶ 감자, 당근, 양파, 청피망은 깨끗이 씻어 깍둑썰기한다.

❷ 바나나는 길게 4등분한 후, 2cm 길이로 자른다.

❸ 카레는 물에 풀어 개어 놓는다.

❹ 달군 팬에 현미유를 두르고 ①의 야채를 볶다가 ③의 카레, 완두콩을 넣고 함께 끓인다.

❺ 농도는 물로 조절한 후, 마지막에 ②의 바나나를 넣고 한소끔 더 끓인다.

버섯 초무침

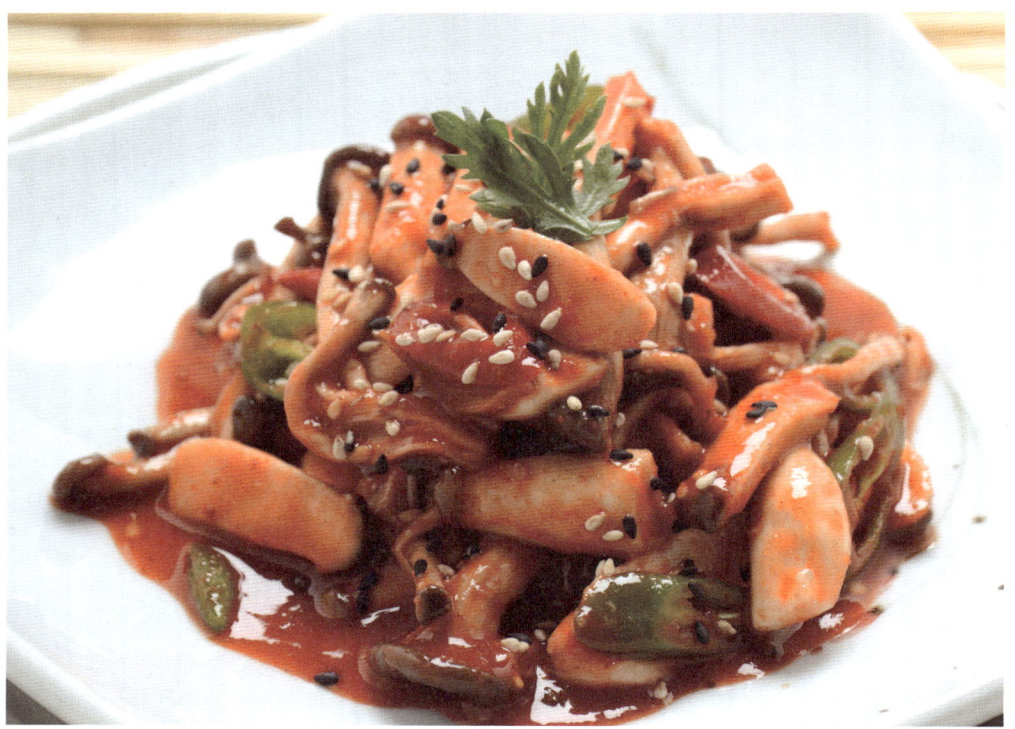

기본 재료(2인분)

애새송이버섯 100g, 소금 약간, 느타리버섯 70g, 통깨 약간

양념장 재료

고추장 1T, 매실액 1/2T, 고춧가루 1t, 다진 마늘 1t, 식초 1T, 간장 1/2t, 올리고당 1/2t, 참기름 1/2t, 풋고추 1/2개, 홍고추 1/2개

만드는 방법

❶ 애새송이버섯은 막대 모양으로 도톰하게 썰어 끓는 물에 소금을 약간 넣고 살짝 데쳐서 물기를 제거한다.

❷ 손으로 찢은 느타리버섯은 소금을 약간 넣은 물에 살짝 데친다.

❸ 양념장 만들기

　1 풋고추와 홍고추를 잘게 다진다.

　2 1에 나머지 재료를 넣어 섞는다.

❹ ①, ②를 ③의 양념장으로 버무리고 통깨를 뿌린다.

김부각

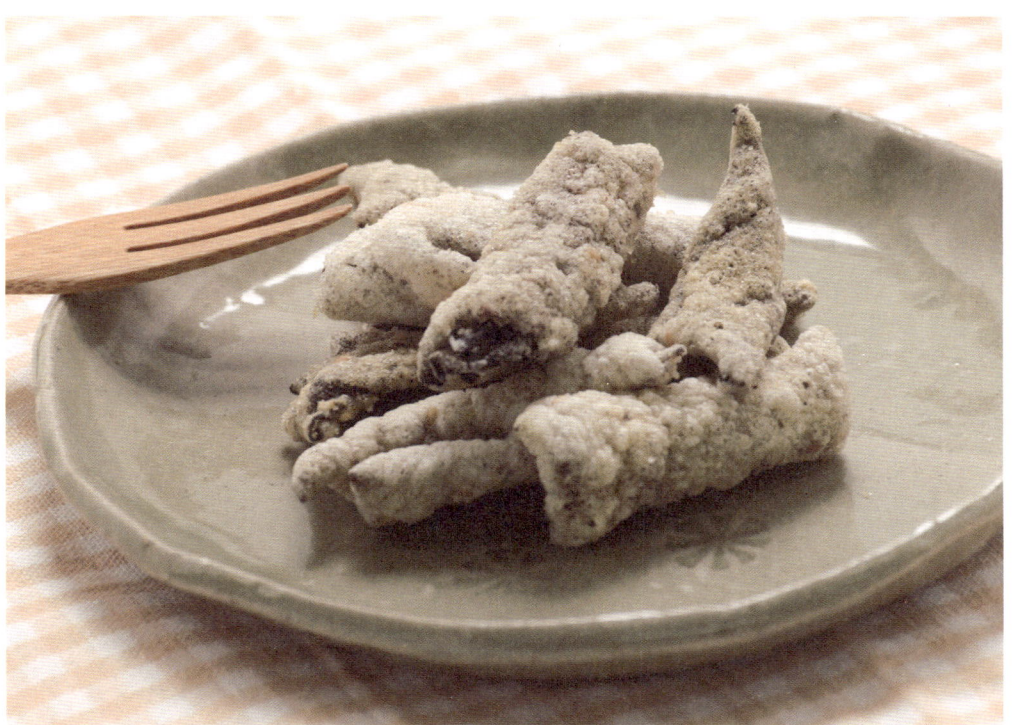

기본 재료(2인분)

김 4장, 찹쌀가루 2T, 통깨 가루, 현미유 1컵

만드는 방법

❶ 김 한 장을 펼쳐 잡티를 떼어낸다.

❷ 찹쌀 풀 만들기

　1　물 1/2컵에 찹쌀가루를 넣고 약한불에서 천천히 젓는다.

　2　풀처럼 걸쭉한 농도로 만든다.

❸ 손질한 ①의 김을 펼쳐 놓고 ②의 찹쌀 풀을 한쪽 면에만 얇게 바른다.

❹ 찹쌀 풀을 발라 다소 눅눅해진 김 위에 통깨를 솔솔 뿌려 넓은 채반에 반나절 정도 바싹 말린다.

❺ 마른 김을 5*5cm의 먹기 좋은 크기로 자른다.

❻ 넓은 팬에 현미유를 붓고 ⑤의 김을 넣어 많이 오그라들지 않도록 젓가락으로
　모양을 잡으며 재빨리 튀긴다.

현미채식 6주
식단 및 레시피

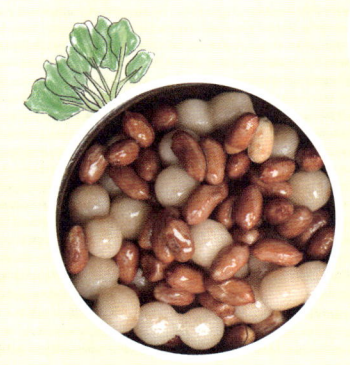
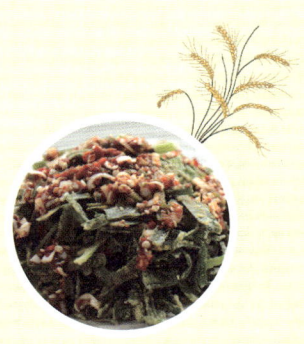
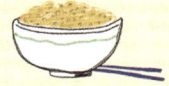

1주	월요일	화요일	수요일
아침	현미밥 옥수수 감자 수프 * 견과류조림 두부 미역 샐러드 계절과일 배추김치	현미밥 된장국 취나물무침 감자볶음 부추 양파겉절이 배추김치	현미밥 냉이 콩가루국 고비나물볶음 애새송이숙회/초장 * 김구이 배추김치
점심	현미밥 콩비지찌개 채소 비빔만두 곤약 피망볶음 콩나물무침 배추김치	현미밥 감자국 숙채 비빔밥 파프리카 두부전 * 콩자반 배추김치	현미밥 두부 된장찌개 버섯 잡채 채식 비엔나볶음 연근조림 배추김치 감자
저녁	현미밥 배추속대국 유부 탕평채 * 꽈리고추찜 오이소박이 계절과일	현미밥 수제비 매운탕 두부조림 우엉 들깨볶음 모듬 채소쌈/쌈장 배추김치	현미밥 근대국 부추 양파 겉절이 감자채볶음 가지나물무침 열무김치

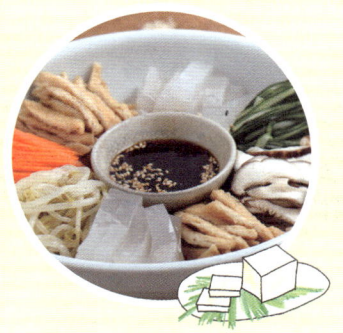

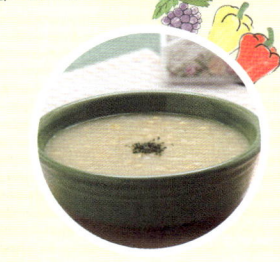

일러두기

표시된 *부분은 레시피를 수록한 메뉴입니다.

1T(테이블스푼) = 15g = 15cc = 15ml

1t(티스푼) = 5g = 5cc = 5ml

1cup(컵) = 200ml

목요일	금요일	토요일	일요일
현미밥 들깨 미역국 건파래자반 시금치 곤약초무침 오이생채 배추김치	현미밥 호박국 콩나물 당면찜 무장아찌 채소 스틱/쌈장 배추김치	현미밥 취나물 된장국 * 콩나물무침 부추 콩가루찜 * 모듬 채소 쌈/쌈장 배추김치	현미밥 호박국 표고 버섯볶음 통마늘 브로콜리볶음 * 채소 스틱/쌈장 배추김치
현미밥 버섯 짜장소스 땅콩 조랑떡조림 * 부추 겨자무침 단호박찜/들깨 소스 배추김치	현미밥 김치 수제비국 감자채 카레볶음 물다시마/초장 숙주나물무침 배추김치	현미밥 감자 미역국 도토리 참나물무침 호박잎,우엉 숙쌈/두부 쌈장 마늘쫑무침 배추김치	버섯 콩불 현미덮밥 무국 베지 너겟 샐러드 단배추 겉절이 배추김치 단호박 식혜
현미밥 애호박 된장국 고구마조림 양배추 숙쌈 풋고추/쌈장 배추김치	현미밥 고사리국 우엉장떡 표고 두부조림 열무무침 양상추 샐러드/청국장 소스	현미밥 부추 콩가루국 느타리 애호박볶음 다시마 간장조림 비름나물무침 배추김치	현미밥 된장찌개 우엉조림 양배추 쌈/쌈장 머위나물 계절과일

6주차 월요일 아침

옥수수 감자 수프

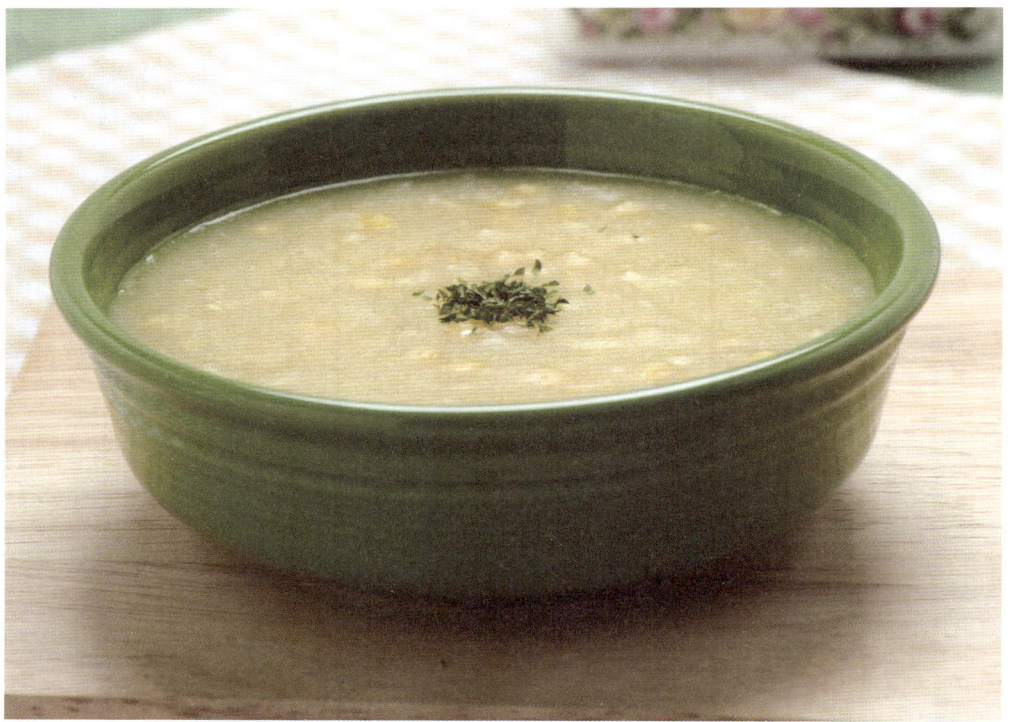

기본 재료(2인분)

감자 2개, 양파 1/4개, 옥수수
알 80g, 물 1/2컵, 현미유 약
간, 월계수잎 1장, 소금 약간,
흰 후추, 파슬리가루 약간

만드는 방법

❶ 껍질을 벗긴 감자, 양파는 어슷하게 썬다.

❷ 냄비에 삶은 옥수수는 알만 떼어 준비한다.

   (옥수수 통조림을 사용할 때는 체에 밭친 후, 끓는 물을 한번 끼얹어 통조림 특유의 냄새를 빼 준다.)

❸ 냄비에 현미유를 두르고 양파를 살짝 볶다가 감자, 월계수 잎을 함께 넣어 감자가 푹 무를
   때까지 익힌다.

❹ 월계수 잎, 양파는 건져내고 감자는 고운 체로 밭쳐 으깬다.

❺ ④의 감자에 물 1/2컵과 ②의 옥수수를 넣고 한소끔 끓인다.

❻ 소금으로 간을 맞춘 후 흰 후추, 파슬리가루를 뿌린다.

유부 탕평채

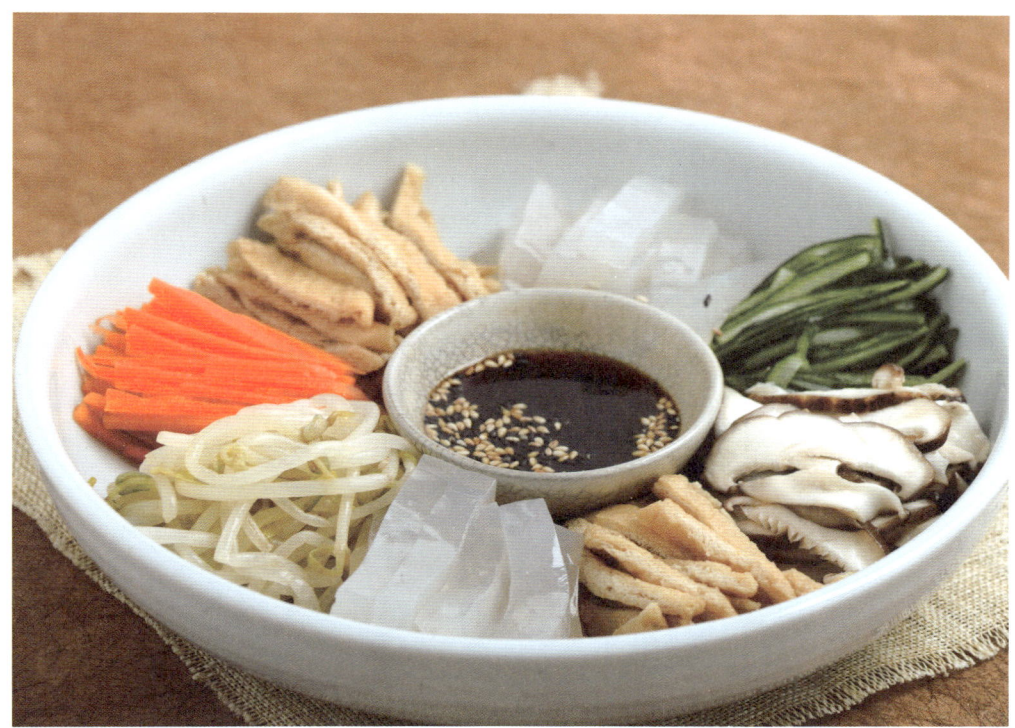

기본 재료(2인분)

청포묵 120g, 참기름 1t, 소금
약간, 유부 60g, 오이 1/4개,
숙주 40g, 표고버섯 2개, 간
장 1T, 설탕 1/2T, 다진 마늘
1t, 참기름 약간, 당근 1/5개,
현미유 약간, 통깨 약간

마늘 소스 재료

마늘 1T, 물 2T, 간장 1T, 매
실액 1/2T, 식초 1T, 참기름
1/2t, 소금 약간

만드는 방법

❶ 청포묵은 길이 5cm(두께 1*1cm)로 썰어 끓는 물에 데친 후, 참기름을 넣고 소금으로 간을 한다.

❷ 유부는 끓는 물에 살짝 데쳐 길이 5cm(두께 1*1cm)로 채 썬다.

❸ 오이는 깨끗이 씻어 5cm 길이로 돌려깎기 한 후 채 썬다.

❹ 숙주는 흐르는 물에 깨끗하게 씻은 다음 데친다.

❺ 표고버섯은 데친 후, 포를 뜨듯이 5cm 길이로 자른 다음 간장, 설탕, 다진 마늘, 참기름을 넣어
무친다.

❻ 5cm길이로 채 썬 당근은 현미유를 두른 팬에 살짝 볶는다.

❼ 분량의 재료를 모두 섞어 마늘 소스를 만든다.

❽ ①～⑥을 그릇에 가지런히 담고 ⑦의 소스를 뿌린다.

❾ 마지막으로 통깨를 얹고 완성한다.

파프리카 두부전

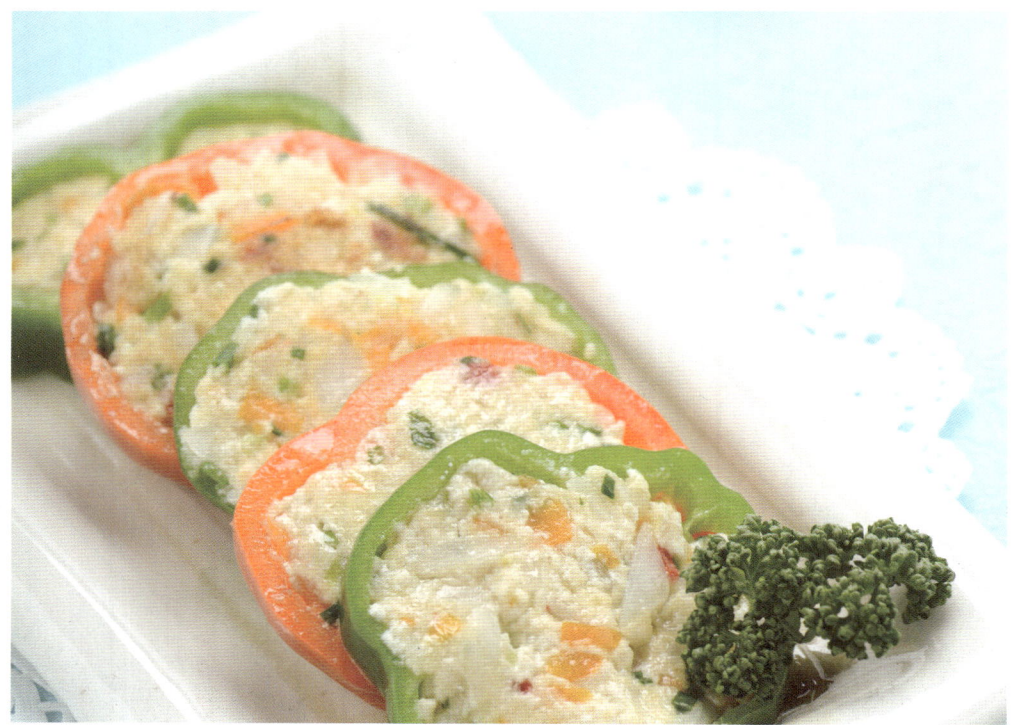

기본 재료(2인분)

빨강, 주황, 녹색 파프리카 1/4
개씩, 양파 1/5개, 당근 1/5개,
청양고추 1/2개, 홍고추 1/2
개, 두부 1/3모, 소금, 후추 약
간, 다진 마늘 1/2t, 밀가루
1/3컵, 현미유 2T

만드는 방법

❶ 파프리카는 1cm 두께로 둥글게 자르고 씨와 안의 흰 부분을 제거한다.

❷ 양파, 당근, 청양고추, 홍고추는 잘게 다진다.

❸ 두부는 으깬다.

❹ ②에 ③의 으깬 두부, 소금, 후추, 다진 마늘을 넣고 잘 섞어 치댄다.

❺ 손질한 ①의 파프리카 안쪽 면에 밀가루를 뿌린 다음 털어 내고 ④를 넣어 속을 도톰하게 채운다.

❻ 달군 프라이팬에 현미유를 두른 다음 ⑤를 넣고 약한 불에서 은근히 지진다.

6주차 수요일 아침

애새송이 숙회/초장

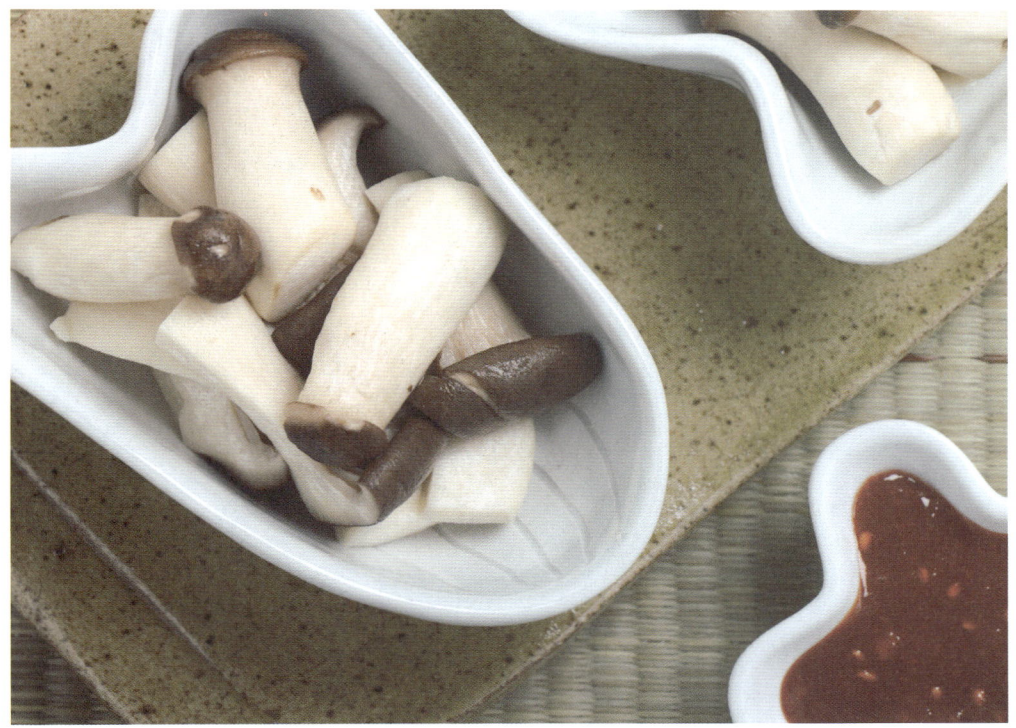

기본 재료(2인분)

애새송이버섯 60g, 소금 약간

초고추장 소스 재료

고추장 1T, 식초 1T, 매실청
1/2T, 다진 마늘 1t, 통깨 1t

만드는 방법

❶ 끓는 물에 소금을 약간 넣고 애새송이버섯을 데친 후 물기를 제거한다.

❷ 분량의 재료로 초고추장을 만들어 ①에 곁들인다.

땅콩 조랑떡조림

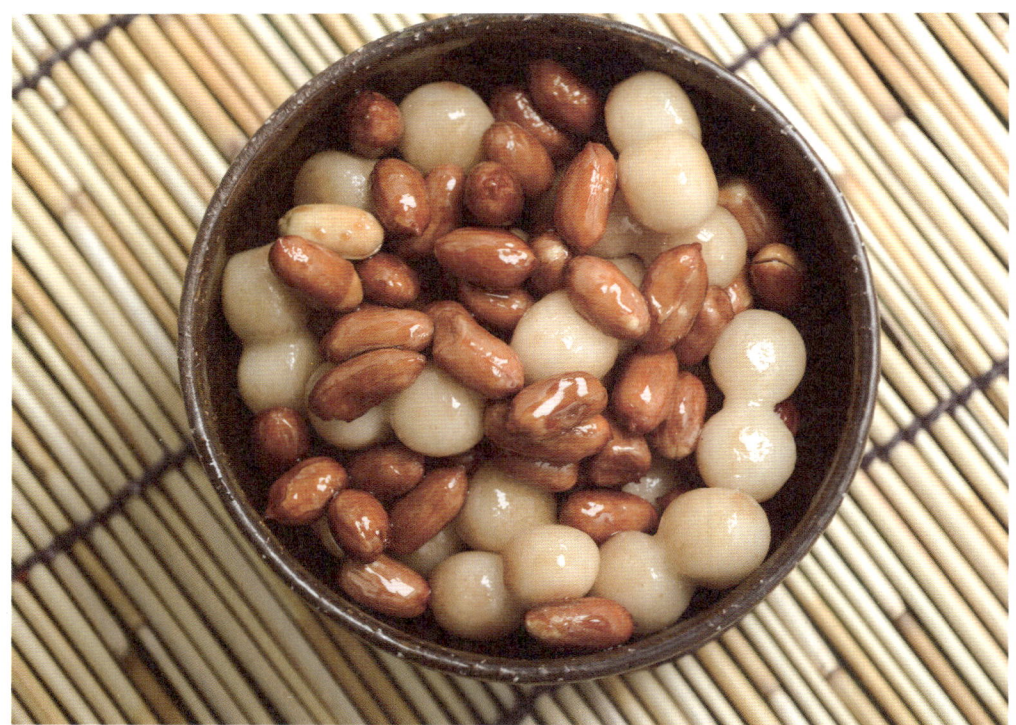

기본 재료(2인분)

땅콩 70g, 조랑떡 50g

양념 재료

물엿 1T, 간장 1.5T, 매실청
1/2T, 청주 1/2T

만드는 방법

❶ 땅콩은 익을 때까지 삶는다.
❷ 조랑떡은 끓는 물에 살짝 데친다.
❸ ①과 분량의 양념장을 섞어 뚜껑을 덮고 조린다.
❹ 어느 정도 조려지면 ②를 넣어 양념장이 배도록 살짝 익힌다.
❺ 마지막엔 뚜껑을 열고 센불로 조린다.

6주차 토요일 아침

취나물 된장국

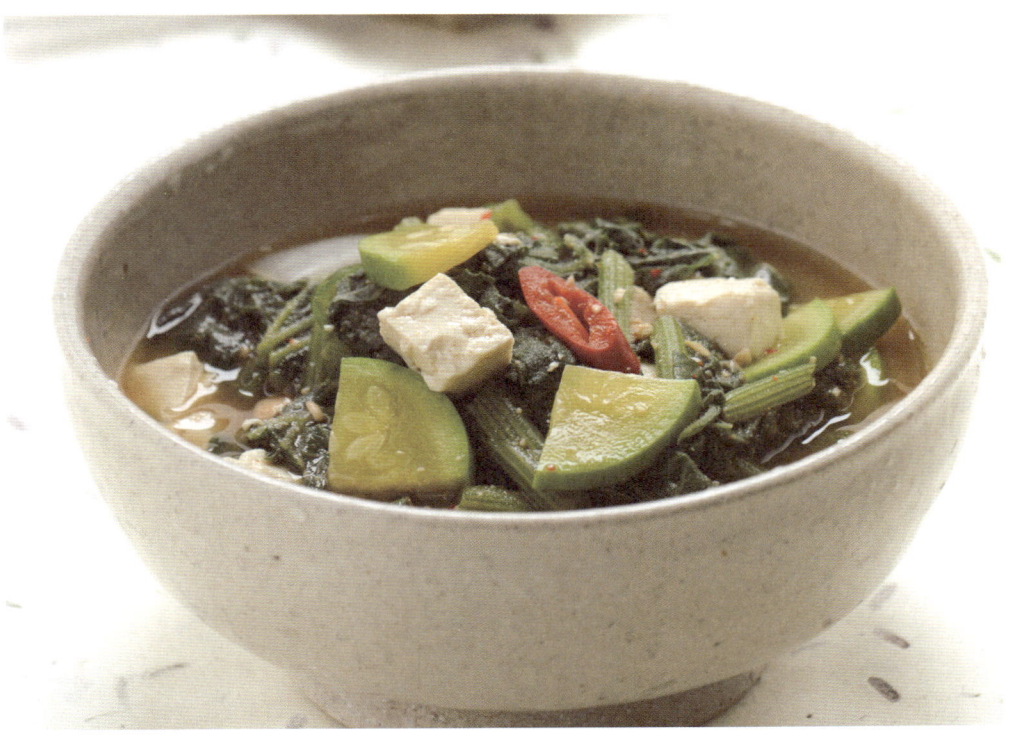

기본 재료(2인분)

취나물 120g, 소금 약간, 대파 1/4대, 애호박 1/4개, 두부 1/4모, 홍고추 1/2개

양념 재료

된장 2T, 다진 마늘 1t, 국간장 1t

채수 재료

건표고버섯 2개, 다시마 2장 (5*5cm), 무 1토막(5cm 두께)

만드는 방법

❶ 끓는 물에 소금을 약간 넣어 취나물을 데치고 찬물에 헹군 후 물기를 짠다.

❷ ①에 된장을 제외한 분량의 양념 재료를 넣어 조물조물 무친다.

❸ 대파는 어슷하게, 애호박은 나박나박 썰고, 두부는 깍둑썰기한다.

❹ 채수 만들기

   1 건표고버섯, 다시마, 무를 넣고 재료가 잠길 정도로 물을 붓고 끓인다.

   2 물이 끓으면 다시마는 건지고 약불에서 20분 정도 은근히 끓인다.

❺ ④에 된장을 넣고 한 번 더 끓인다.

❻ ⑤에 ②의 취나물을 넣고 ③과 홍고추를 송송 썰어 끓인다.

6주차 토요일 아침

부추 콩가루찜

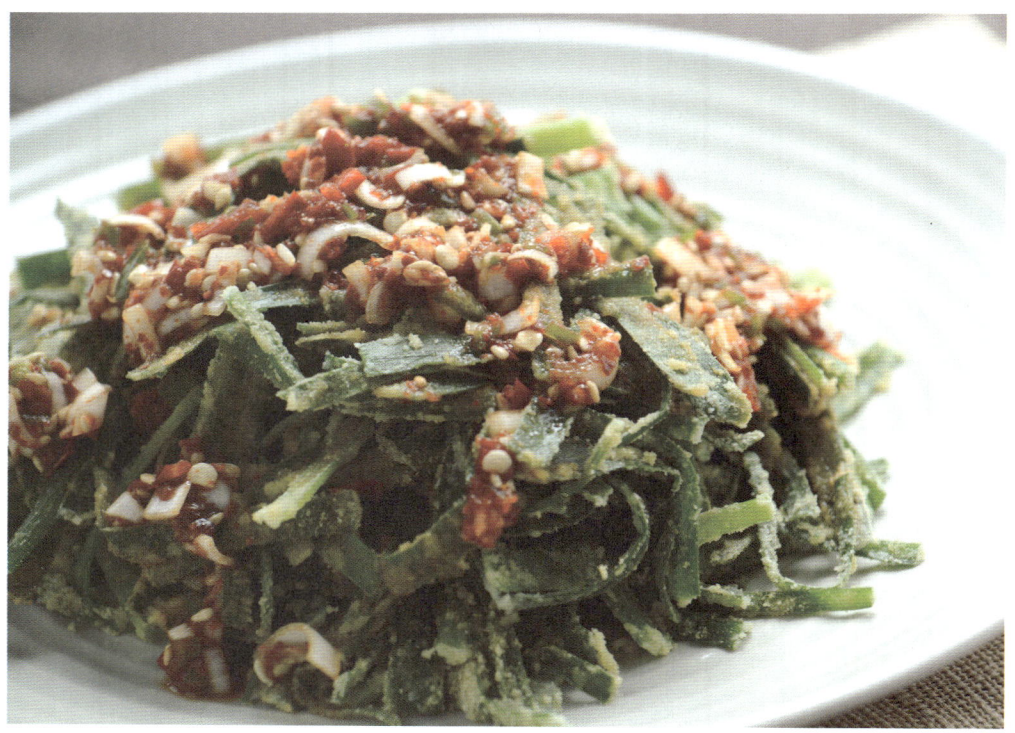

기본 재료(2인분)

부추 120g, 소금 약간, 생콩가루 3T

양념장 재료

국간장 1/2T, 진간장 1/2T, 마늘 1t, 고춧가루 1t, 깨소금 1/2t, 참기름 1t

만드는 방법

❶ 부추는 깨끗이 씻어 물기를 살짝 털고 적당한 길이로 자른다.

❷ 부추에 약간의 소금과 콩가루를 넉넉히 넣고, 충분히 무친다.

❸ 김이 오른 찜기에 부추를 올리고 5분 정도 찐다.

❹ 분량의 재료로 양념장을 만든다.

❺ ③의 부추에 ④의 양념장을 넣고 덩어리지지 않게 젓가락으로 버무린다.

6주차 일요일 아침

통마늘 브로콜리볶음

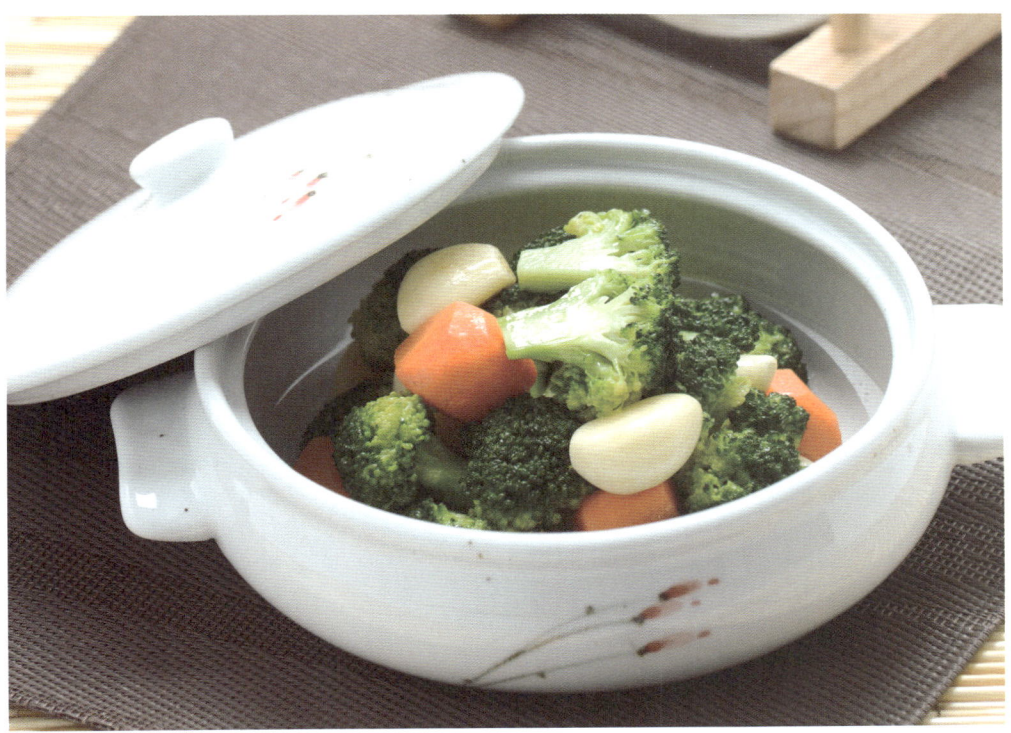

기본 재료(2인분)

브로콜리 150g, 식초 약간, 소금 약간, 당근 1/4개, 통마늘 8쪽, 현미유 1T, 간장 1T, 깨소금 약간

만드는 방법

❶ 브로콜리는 큰 덩어리로 잘라서 세척을 위해 식초를 탄 물에 잠깐 담가 둔다.

❷ 브로콜리의 작은 송이들을 떼어 낸다. 소금을 약간 넣은 끓는 물에 살짝 데친 후 바로 차가운 물에 헹군다.

❸ 당근은 적당한 크기로 깍둑썰기하고 통마늘도 준비한다.

❹ 팬에 현미유를 두르고 ③을 익히다가 거의 다 익었을 때 ②를 넣어 살짝 볶다가 진간장으로 간을 한다.

❺ 싱거우면 깨소금으로 간을 한다.

현미채식 7주
식단 및 레시피

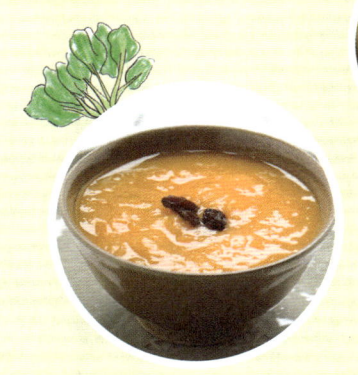
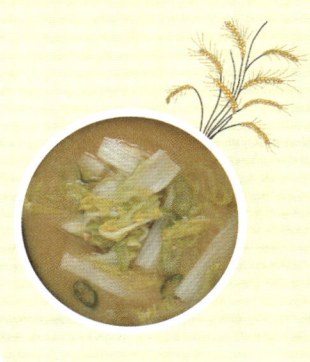
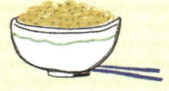

1주	월요일	화요일	수요일
아침	현미밥 들깨 무채국 도라지 오이무침 * 취나물무침 김부각 배추김치	현미밥 단호박 수프 * 두부 콩자반 샐러드 청경채 버섯볶음 마른 김/간장 배추김치	현미밥 냉이 콩가루국 미역줄기볶음 오이고추/쌈장 떡밤초 배추김치
점심	현미밥 콩비지찌깨 비빔만두 곤약 피망볶음 더덕구이 배추김치	현미밥 들깨 미역국 숙채 비빔나물/두부 고추장 깻잎 호박전 건파래자반 배추김치	현미밥 두부 된장찌개 버섯잡채 통마늘 브로콜리볶음 연근조림 배추김치
저녁	현미밥 배추속대국 * 유부 탕평채 꽈리고추찜 오이소박이 계절과일	현미밥 근대 된장국 케첩 소스 두부조림 감자 양파채볶음 케일 숙쌈/쌈장 배추김치	현미밥 얼큰 감자국 도토리묵무침 호두 아몬드조림 * 채소 스틱/쌈장 열무김치

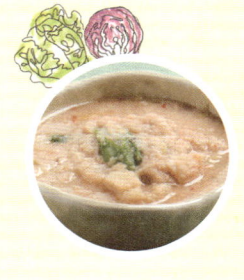

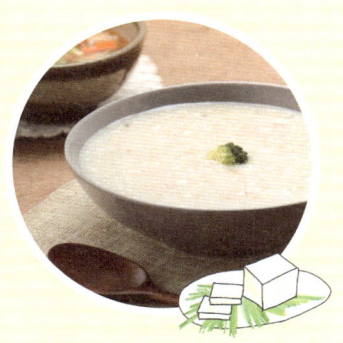

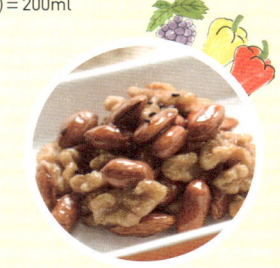

목요일	금요일	토요일	일요일
현미밥 시래기국 두부조림 근대 된장무침 연근조림 배추김치	현미밥 맑은 감자국 무청시래기 된장지짐 * 건파래자반 우엉조림 배추김치	현미밥 취나물 된장국 알감자조림 부추 콩가루찜 모듬 채소쌈/쌈장 배추김치	현미죽 * 두부조림 통마늘 브로콜리볶음 김구이 나박 물김치
현미밥 짜장소스 조랑떡 피망조림 견과류 단호박찜 열무 물김치 계절과일	현미밥 김치국 비빔당면 새송이숙회/초장 숙주나물무침 배추김치	현미밥 쌀국수 우엉 땅콩조림 유부 당면잡채 숙주나물 무침 배추김치	현미 주먹밥 새송이 감자수제비 오이무침 배추김치 계절과일
현미밥 애호박 된장국 표고버섯볶음 양배추 숙쌈 부추겉절이 배추김치	현미밥 들깨 미역국 부추전 가지나물볶음 열무 된장무침 * 양상추 샐러드/과일 소스	현미밥 콩비지찌개 * 메밀묵 김치무침 버섯볶음 다시마 간장조림 배추김치	현미밥 강된장 콩나물잡채 호박잎쌈 머위나물볶음 계절과일

7주차 월요일 아침

도라지 오이무침

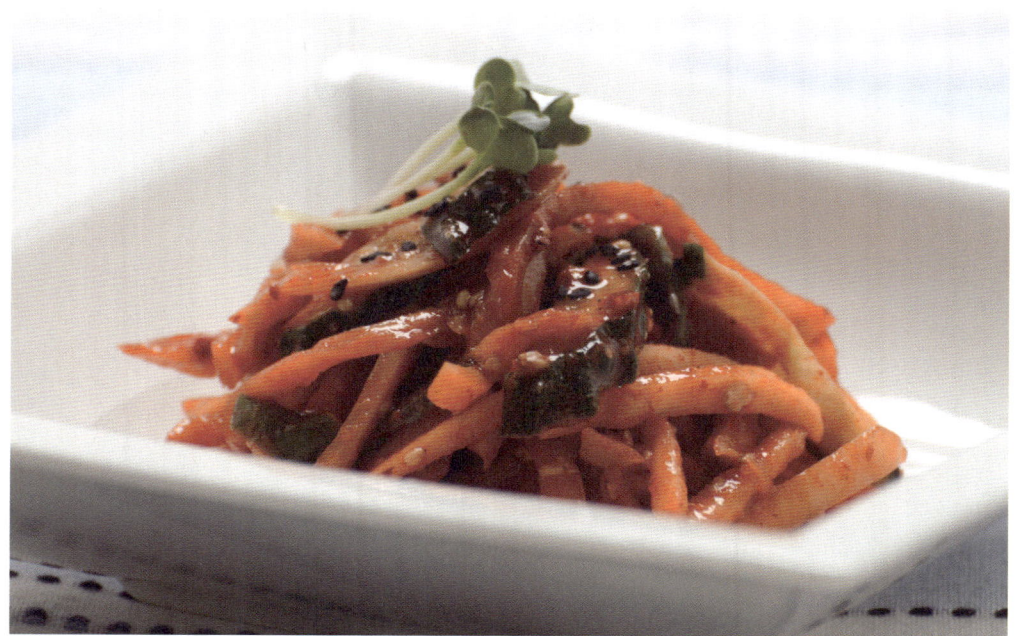

기본 재료(2인분)

도라지 120g, 굵은 소금, 오이 1/3개, 통깨 약간

양념장 재료

고추장 1T, 고춧가루 1/2T, 간장 1/2T, 식초 1T, 매실액 1/2T, 다진 파 1/2T, 다진 마늘 1/2t, 깨소금 1/2t, 참기름 1/2t

만드는 방법

❶ 도라지는 깨끗이 씻어 반으로 자른 후, 칼로 껍질을 긁어낸다.

❷ 손질한 도라지는 먹기 좋은 크기로 쭉쭉 찢는다.

❸ 도라지를 굵은 소금으로 씻어 쓴맛을 없앤 후, 깨끗이 씻어 4cm 길이로 자른다.

❹ 오이는 반달 모양으로 잘라 4cm 길이로 썬다.

❺ 분량의 양념을 모두 섞어 양념장을 만든다.

❻ 손질한 ③과 ④를 담고 먹기 직전에 양념장에 무친다.

❼ 마지막에 통깨를 뿌린다.

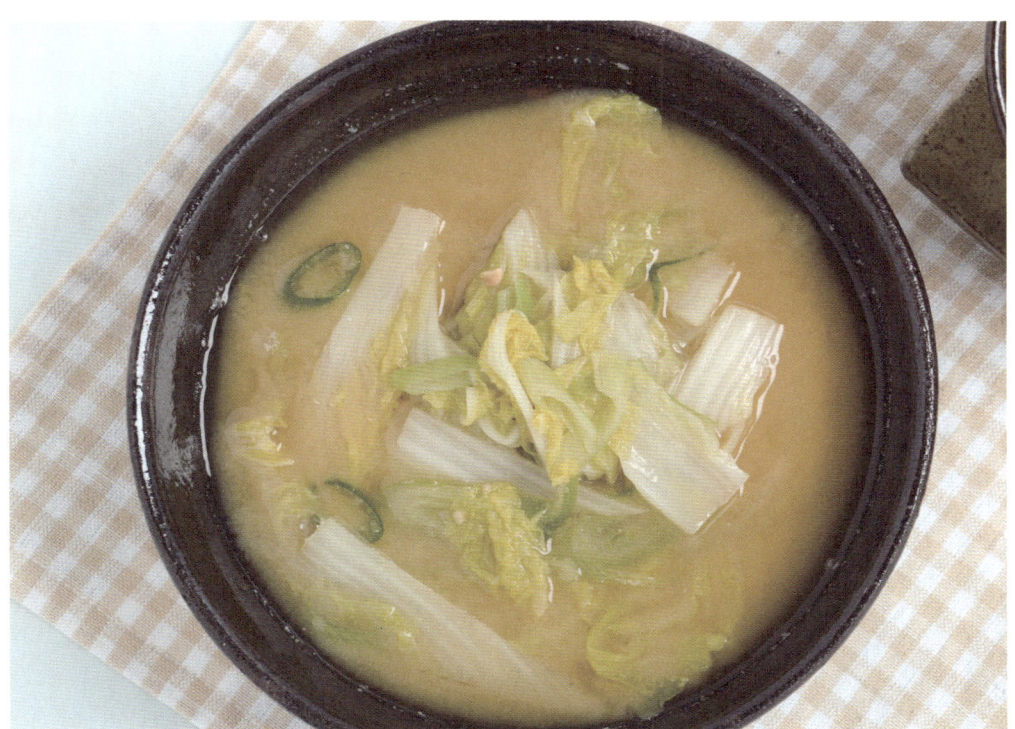

7주차 월요일 저녁

배추속대국

기본 재료(2인분)

배추속대 120g, 된장 1T, 대
파 1/3대, 국간장 1t, 다진 마
늘 1t, 소금, 후추 약간씩

채수 재료

건표고버섯 2개, 다시마 2장
(5*5cm), 무 1토막(5cm 두께)

만드는 방법

❶ 배추속대는 깨끗이 씻어 물기를 털고 5cm 길이로 굵직하게 썬다.

❷ 채수 만들기

　　1 건표고버섯, 다시마, 무를 넣고 재료가 잠길 정도로 물을 붓고 끓인다.

　　2 물이 끓으면 다시마는 건지고 약불에서 20분 정도 은근히 끓인다.

❸ ②의 채수에 체에 거른 된장과 ①의 배추속대를 넣어 끓인다.

❹ ③에 어슷하게 썬 대파, 다진 마늘, 후추를 넣고 국간장과 소금으로 간을 한 뒤 한 번 더 끓인다.

단호박 수프

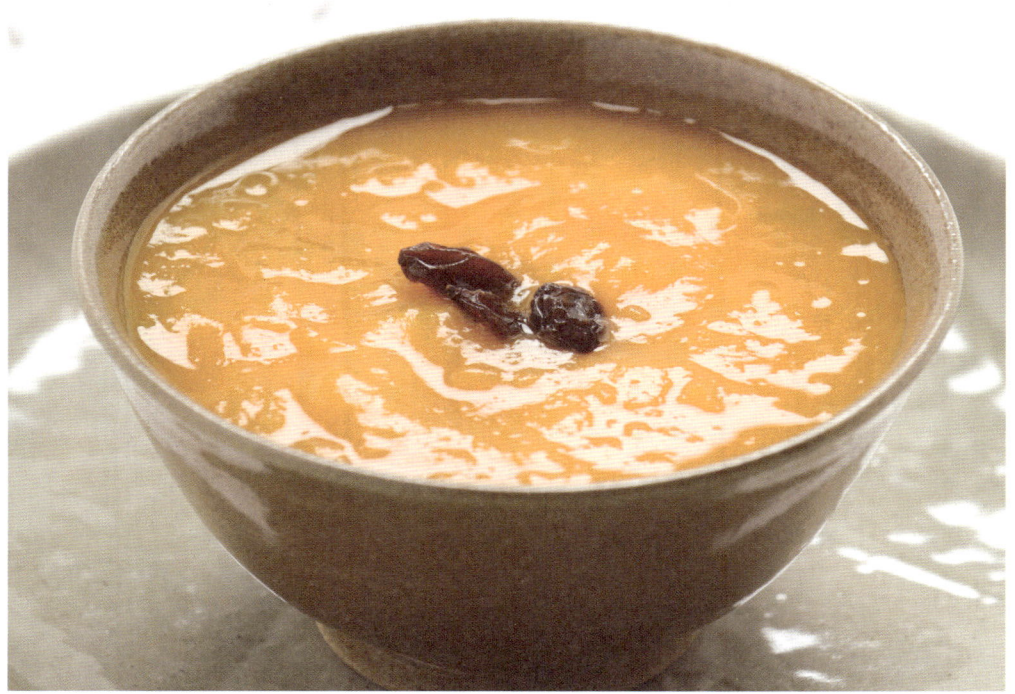

기본 재료(2인분)

단호박 1/2개, 물 1/2컵,
찹쌀가루 3T

만드는 방법

❶ 단호박의 씨를 빼고 껍질을 벗긴 다음 으깨질 정도로 찐다.

❷ 단호박을 믹서기에 넣어서 갈거나 숟가락으로 곱게 으깬다.

❸ 물에 찹쌀가루를 푼다.

❹ ②의 으깬 단호박에 ③을 넣어 저어 가며 걸쭉할 때까지 끓인다.

❺ 기호에 따라 소금으로 간을 하거나 설탕을 넣어 완성한다.

호두 아몬드 조림

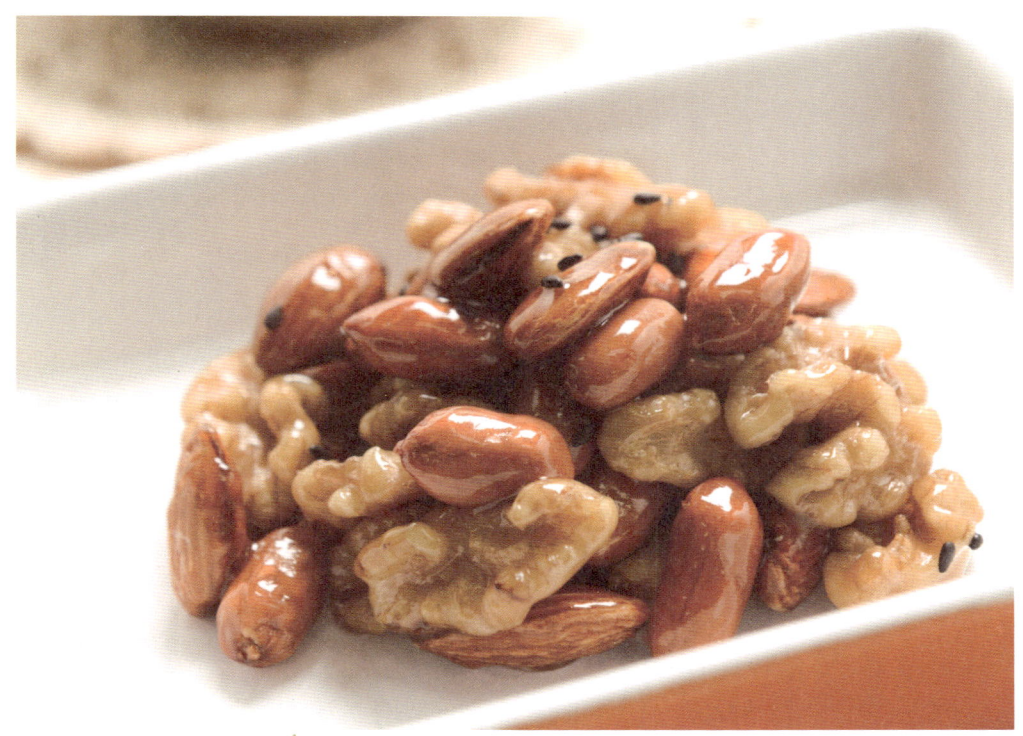

기본 재료(2인분)

땅콩 20알, 아몬드 10알, 호두 6개, 검은깨 약간

조림장 재료

다시마물 3T, 간장 1T, 물엿 1T, 매실청 1t, 설탕 약간, 참깨 1/2t

만드는 방법

❶ 껍질 벗긴 땅콩은 삶은 후, 찬물에 씻어 물기를 뺀다.

❷ 아몬드와 호두는 프라이팬에 볶는다.

❸ 분량의 재료로 조림장을 만들어 땅콩을 넣어 조리다가 어느 정도 조려지면 호두와 아몬드를 넣고 살짝 익힌다.

❹ 마지막에 검은깨를 뿌린다.

무청시래기 된장지짐

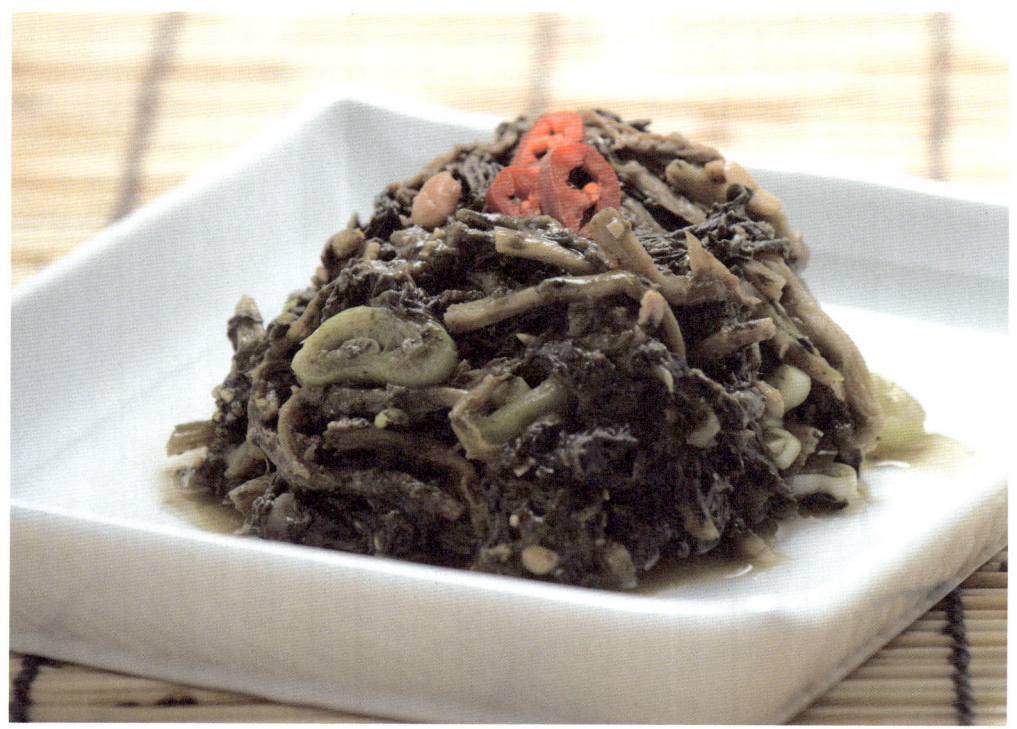

기본 재료(2인분)

삶은 무청시래기 120g, 양파 1/5개, 된장 1T, 마늘 1t, 들기름 1t, 대파 1/4대

채수 재료

건표고버섯 2개, 다시마 2장 (5*5cm), 무 1토막(5cm 두께)

만드는 방법

❶ 푹 삶은 무청시래기는 깨끗하게 손질한 후, 5cm 길이로 썬다.

❷ 양파는 채 썰기한다.

❸ ①, ②의 재료에 된장, 마늘, 들기름을 넣어 무친다.

❹ 채수 만들기

　1 건표고버섯, 다시마, 무를 넣고 재료가 잠길 정도로 물을 붓고 끓인다.

　2 물이 끓으면 다시마는 건지고 약불에서 20분 정도 은근히 끓인다.

❺ ③에 ④의 채수를 넣어 시래기가 푹 익도록 끓인다.

❻ 시래기가 익으면 어슷하게 썬 대파를 넣는다.

7주차 금요일 저녁

열무 된장무침

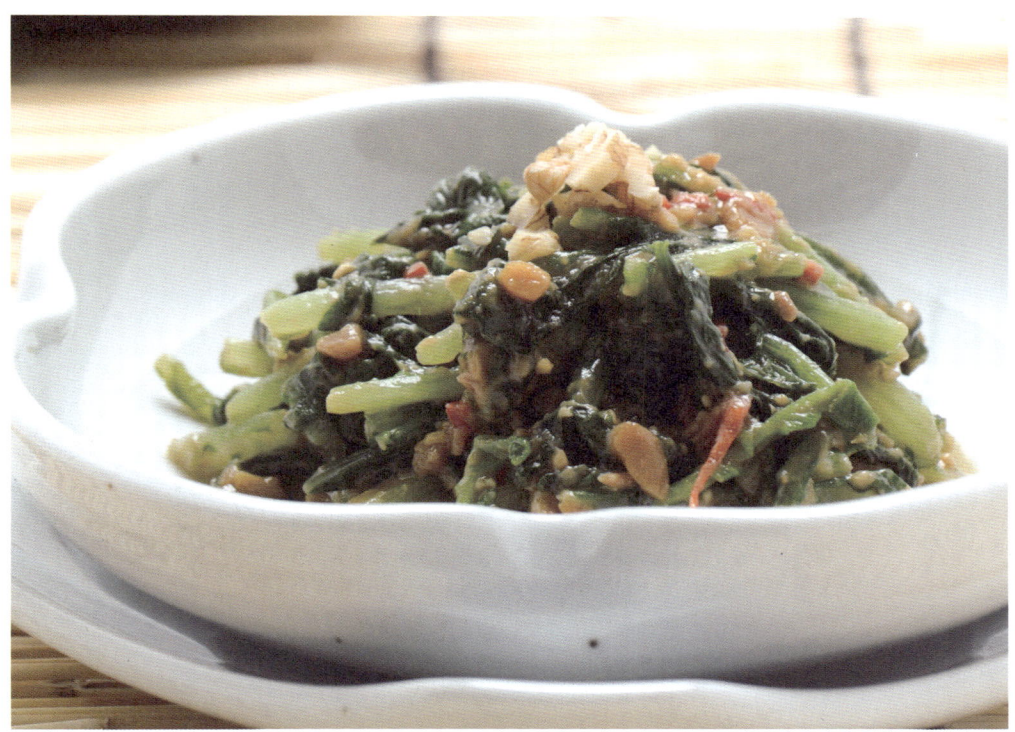

기본 재료(2인분)

열무 120g, 소금 약간, 홍고
추 1/2개, 참기름 1t

양념 재료

된장 1/2T, 다진 대파 1t, 다
진 마늘 1t, 깨소금 1t, 국간
장 약간

만드는 방법

❶ 열무는 흐르는 물에 깨끗이 씻은 다음 끓는 물에 소금을 약간 넣고 데친다.
  (여린 열무는 3~4분 정도)
❷ 알맞게 데친 열무는 찬물에 헹구어 물기를 뺀다.
❸ 홍고추와 양념에 들어갈 대파는 다진다.
❹ 분량의 재료로 양념장을 만든다.
❺ ②에 ④의 양념장을 넣고 손으로 조물조물 무친다.
❻ 참기름을 넣어 완성한다.

콩비지찌개

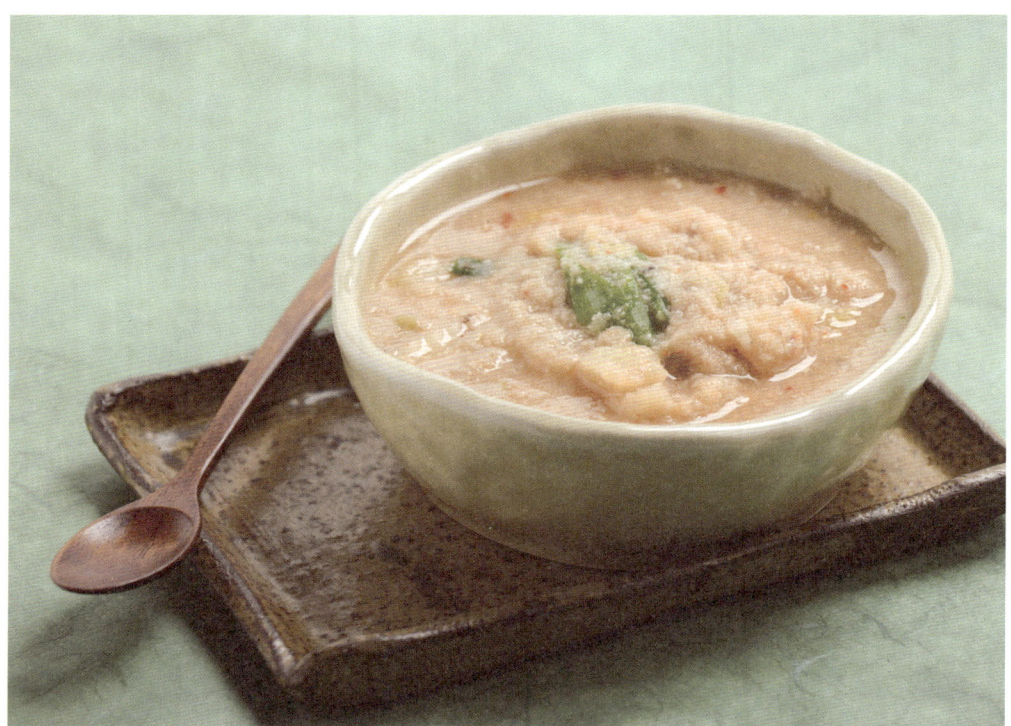

기본 재료(2인분)

신김치 30g, 양파 1/5개, 대파 1/4대, 고춧가루 1t, 참기름 1/2t, 콩비지 120g, 소금 약간

채수 재료

건표고버섯 2개, 다시마 2장 (5*5cm), 무 1토막(5cm 두께)

만드는 방법

❶ 신김치, 양파, 대파는 다지듯 잘게 썬다.
❷ ①에 고춧가루, 참기름을 넣고 볶는다.
❸ 채수 만들기
　　1 건표고버섯, 다시마, 무를 넣고 재료가 잠길 정도로 물을 붓고 끓인다.
　　2 물이 끓으면 다시마는 건지고 약불에서 20분 정도 은근히 끓인다.
❹ ②에 ③의 채수와 콩비지를 함께 넣어 끓인다.
❺ 소금으로 간을 맞추고 대파를 넣고 완성한다.

현미죽

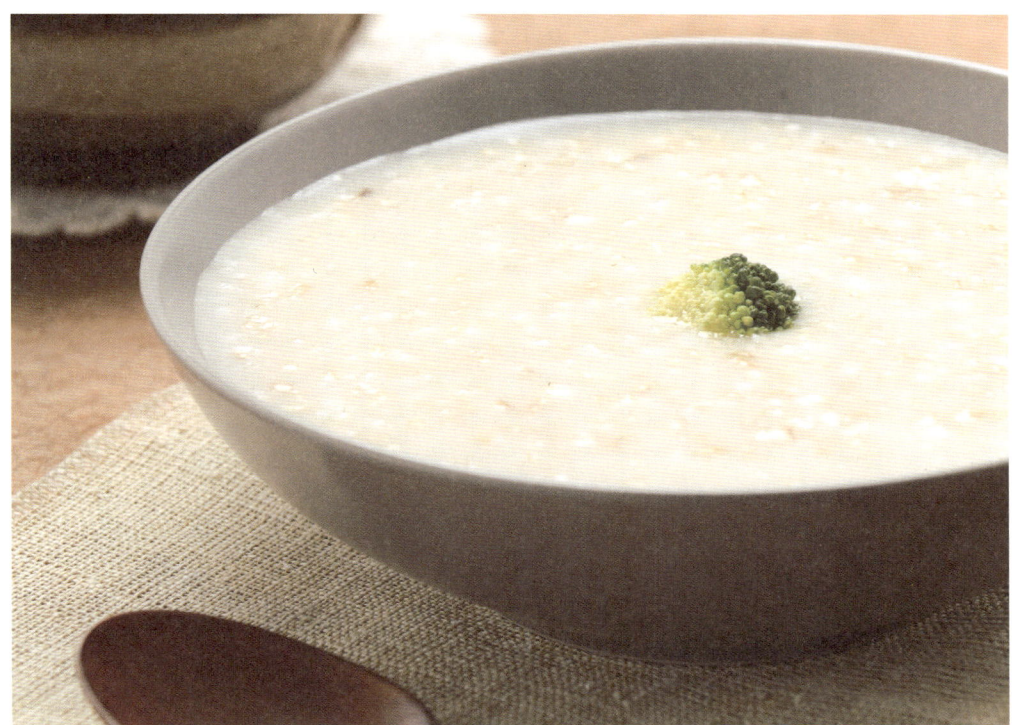

기본 재료(2인분)

현미쌀 1/3컵, 현미 찹쌀 1/3
컵, 참기름 1t, 다시마 3장
(5*5cm), 된장 약간, 소금 약간

만드는 방법

❶ 현미쌀과 현미찹쌀을 8시간 정도 불린 후, 여러 번 물에 헹군다.

❷ 믹서기에 ①을 간다.

❸ 참기름에 ②를 넣어 갈색이 날 때까지 볶는다.

❹ 다시마를 찬물 2컵에 1시간 담가 우린 후에, 다시마는 건진다.

❺ ④에 ③을 넣고 끓이다가 끓기 시작하면 약한 불에서 농도를 맞춰가며 젓는다.

❻ 기호에 따라 된장이나 소금으로 간을 한다.

현미채식 8주
식단 및 레시피

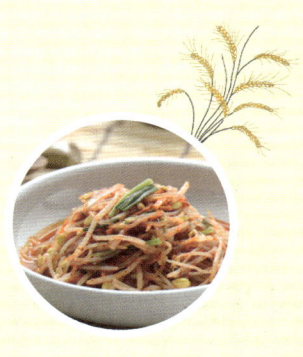

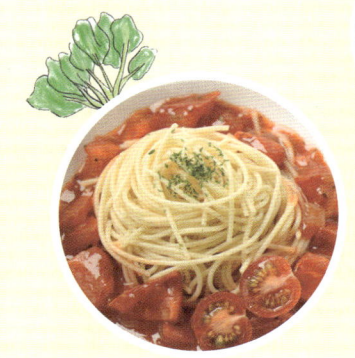

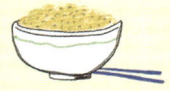

1주	월요일	화요일	수요일
아침	현미밥 단호박 수프 두부 미역 샐러드 * 양송이버섯볶음 계절과일 배추김치	현미밥 맑은 두부국 열무 된장무침 감자채 완두콩볶음 도라지무침 배추김치	현미밥 호박국 견과류볶음 고구마 양파채볶음 깻잎순무침 배추김치
점심	현미밥 얼큰 숙주국 토마토 스파게티 * 메밀묵 김치무침 모듬 채소쌈/쌈장 배추김치	현미밥 다시마 무국 간장 콩불고기 셀러리 콩 샐러드 * 풋고추/쌈장 배추김치	현미밥 된장찌개 숙채 비빔나물/두부 고추장 채식 핫도그 두부 토마토 카프레제 배추김치
저녁	현미밥 순두부찌개 팽이버섯 감자볶음 물다시마/초장 꽈리고추찜 배추김치	현미밥 들깨 미역국 부추전 미역줄기볶음 * 오이소박이 배추김치	현미밥 배추속대국 연두부/양념장 다시마 간장조림 채소 스틱/쌈장 배추김치

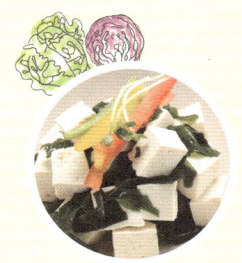

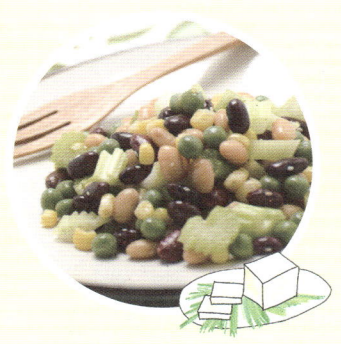

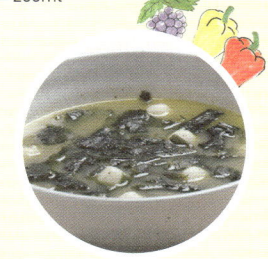

일러두기

표시된 *부분은 레시피를 수록한 메뉴입니다.

1T(테이블스푼) = 15g = 15cc = 15ml

1t(티스푼) = 5g = 5cc = 5ml

1cup(컵) = 200ml

목요일	금요일	토요일	일요일
현미밥 콩나물 무국 두부조림 오이 피클 상추겉절이 배추김치	현미밥 새알 미역국 * 채소 스틱/쌈장 감자 고추장볶음 청경채 겉절이 배추김치	현미밥 떡국 고추잡채 시금치무침 김구이 배추김치	현미 땅콩죽 오미자 물김치 감자장아찌 * 과일 샐러드/키위 소스 깍두기
현미밥 김치 수제비국 콩나물잡채 * 부추 겨자무침 연근조림 배추김치 감자	현미밥 버섯 짜장소스 땅콩 조랑떡조림 배추전 셀러리 샐러드/과일 소스 배추김치	현미밥 도토리묵채국 양배추쌈 채식 비빔만두 깻잎순무침 배추김치	잔치쌀국수 * 현미떡 오이고추 된장무침 배추김치 계절과일
현미밥 얼큰 감자국 유부 탕평채 열무무침 김구이 계절과일	현미밥 애호박 된장국 케일 숙쌈/된장 견과류 고구마조림 더덕무침 열무김치	현미밥 느타리버섯 찌개 무채소쌈/겨자 소스 시금치 실곤약초무침 콩나물무침 배추김치	현미밥 얼큰 콩나물국 모듬 채소쌈/쌈장 감자 양파채볶음 우엉조림 배추김치

8주차 월요일 아침

두부미역 샐러드

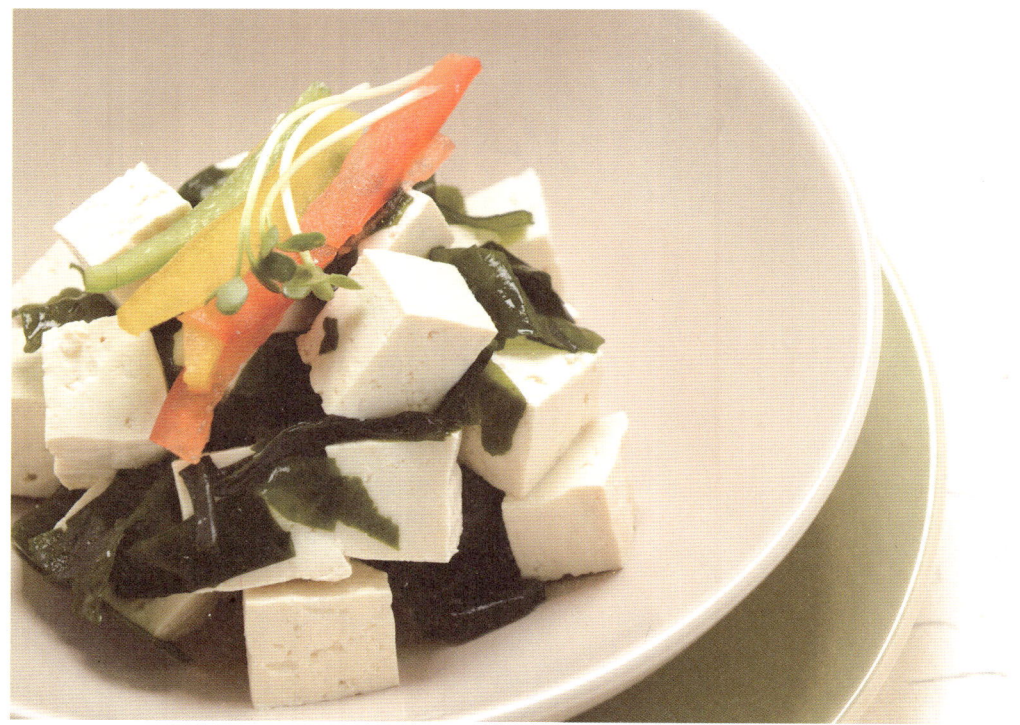

기본 재료(2인분)

두부 1/2모, 물미역 10g, 노란 파프리카 1/4개, 붉은 파프리카 1/4개, 무순 약간

식초 드레싱 재료

다시마 우린 물 2T, 식초 1T, 올리고당 1/2T, 국간장 1/2t, 다진 마늘 약간 1/3t, 참기름 1/3t

만드는 방법

❶ 두부는 뜨거운 물에 살짝 데쳐서 사방 1.5cm 크기의 주사위 모양으로 썬다.
❷ 물미역은 15분 정도 불린 후, 살짝 데쳐 물기를 빼고 1.5cm길이로 썬다.
❸ 파프리카는 깨끗이 씻어 씨를 빼낸 후, 1.5cm 크기로 두부와 같은 모양으로 썬다.
❹ 무순도 흐르는 물에 씻어 물기를 뺀다.
❺ 분량의 재료를 넣어 식초 드레싱을 만든다.
❻ 그릇에 ①~④를 섞어 담고 ⑤를 끼얹는다.

토마토 스파게티

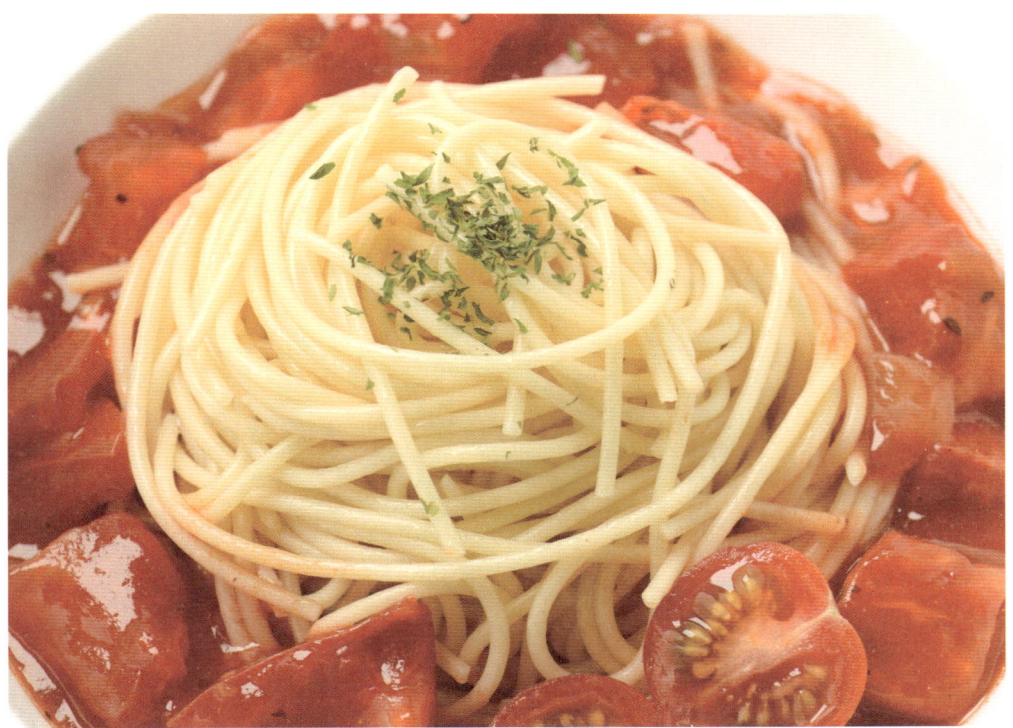

기본 재료(2인분)

토마토 1/2개, 방울토마토 5개, 양파 1/5개, 청피망 1/4개, 홍피망 1/4개, 현미유, 다진 마늘, 토마토 페이스트 2T, 토마토 케첩 2T, 다시마 3장 (5*5cm), 소금, 후추 약간, 건 스파게티 140g, 파슬리가루 약간

만드는 방법

① 토마토는 꼭지 반대쪽에 열십자로 칼집 내어 살짝 데친 후, 껍질을 벗겨 작은 네모로 썬다.

② 양파는 다지고 피망은 네모 모양으로 나박나박하게 썬다.

③ 팬에 현미유를 두르고 ①, ②를 익을 때까지 볶는다.

④ 다시마를 찬물에 1시간 담가 우린 후에, 다시마는 건진다.

⑤ ③에 토마토 페이스트, 토마토 케첩을 넣고 약불에서 윤기가 날 때까지 볶는다.

⑥ ⑤에 ④를 넣고 끓으면 소금, 후추를 넣는다.

⑦ 10분간 삶아 물기를 뺀다.

⑧ 달군 프라이팬에 현미유를 두르고 면을 볶는다.

⑨ 기호에 따라 스파게티 면과 소스를 섞어 내거나 따로 내고 파슬리가루를 뿌린다.

8주차 화요일 점심

셀러리 콩 샐러드

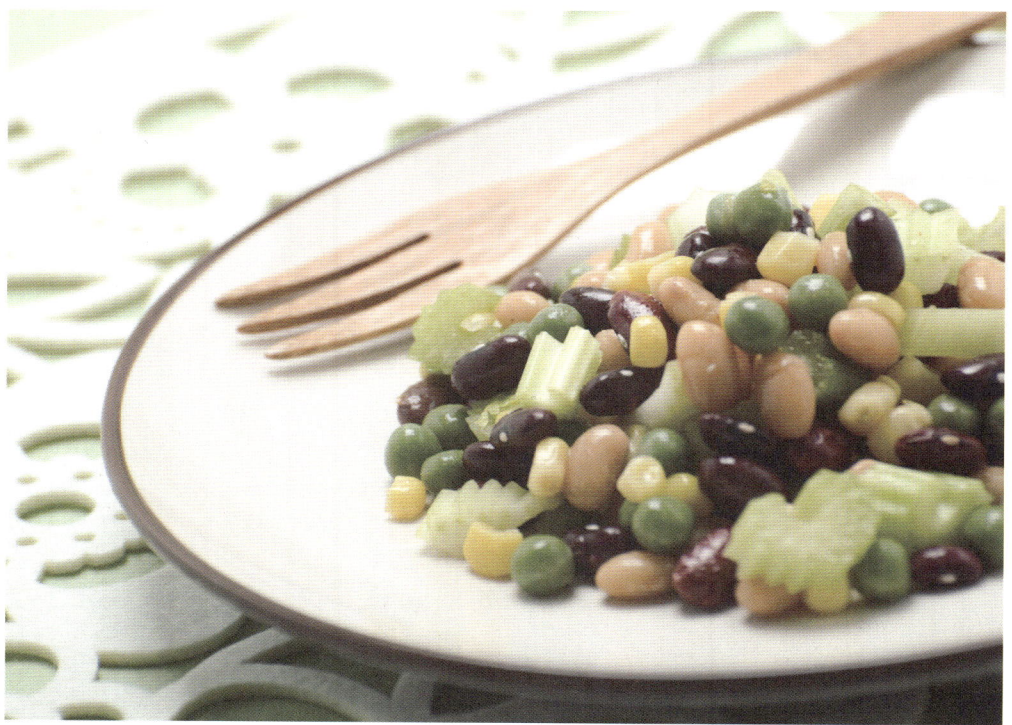

기본 재료(2인분)

셀러리 40g, 흰콩 12~15알,
밤콩 10알, 완두콩 10알, 소
금 약간, 옥수수 12알, 후추,
설탕 약간씩

드레싱 재료

레몬즙 1T, 식초 1/2t, 설탕
1/2t, 소금 약간

만드는 방법

❶ 셀러리는 다듬어서 잎은 제거하고 뿌리는 껍질을 벗긴 다음 어슷하게 썬다.

❷ 흰콩, 밤콩은 하루 정도 불린 후, 삶아서 찬물에 헹군다.

❸ 완두콩은 소금물에 데친 다음 찬물에 헹군다.

❹ 분량의 재료로 드레싱을 만든다.

❺ ①~③의 재료와 옥수수 알을 골고루 섞은 후, ④를 끼얹는다.

미역줄기볶음

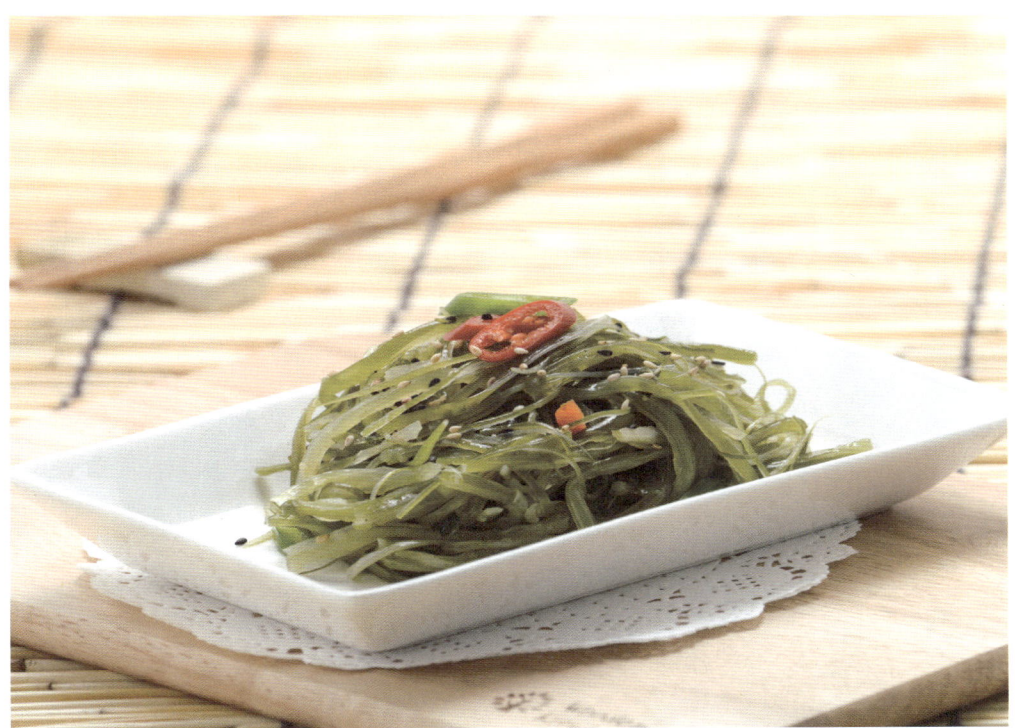

기본 재료(2인분)

염장 미역줄기 100g, 양파
1/5개, 당근 1/5개, 홍고추
1/2개, 풋고추 1/2개, 다진 마
늘1t, 현미유1T, 통깨 약간

만드는 방법

① 염장 미역줄기는 찬물에 30분 이상 담가 소금기를 뺀 후 여러 번 헹군다.
② 미역줄기를 3~4cm의 적당한 길이로 썬다.
③ 양파, 당근은 채 썰고, 홍고추와 풋고추는 어슷하게 썬다.
④ 달군 프라이팬에 현미유를 두르고 ②, ③과 마늘을 넣어 볶는다.
⑤ 통깨를 뿌려 완성한다.

8주차 목요일 점심

콩나물 잡채

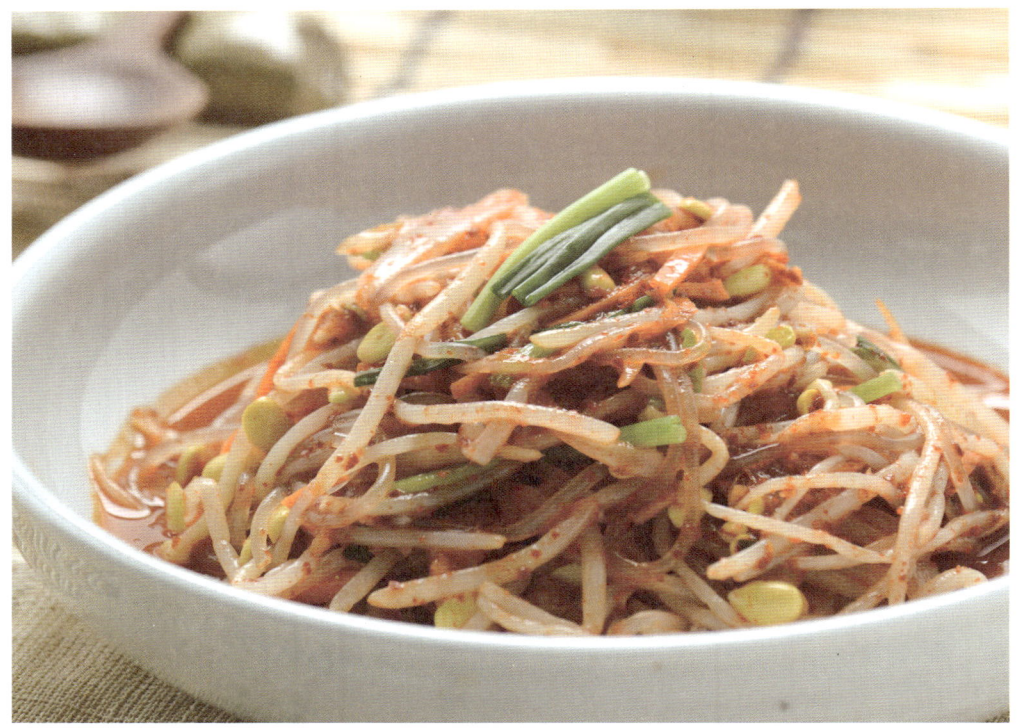

기본 재료(2인분)

콩나물 100g, 소금 약간, 당면 40g, 간장 1t, 참기름 1t, 당근 1/5개, 양파 1/5개, 현미유 약간, 쪽파 2대

양념 재료

깨소금 1/2t, 고춧가루 1T, 설탕 1/2t, 다진 마늘 1/2t, 소금 약간, 현미유 약간

만드는 방법

❶ 콩나물은 살짝 데친 후, 소금으로 간을 맞춘다.
   (소금을 넣지 않고 데쳐야 더 아삭하다.)
❷ 삶은 당면은 찬물에 헹군 후, 간장, 참기름에 버무린다.
❸ 당근, 양파는 채 썰어 끓는 물에 살짝 데친 후 소금 간하여 현미유를 넣고 볶는다.
❹ 쪽파는 1cm 길이로 송송 다진다.
❺ 분량의 재료로 양념을 만든다.
❻ 준비된 재료를 볼에 넣고 ⑤를 넣어 마무리한다.

새알미역국

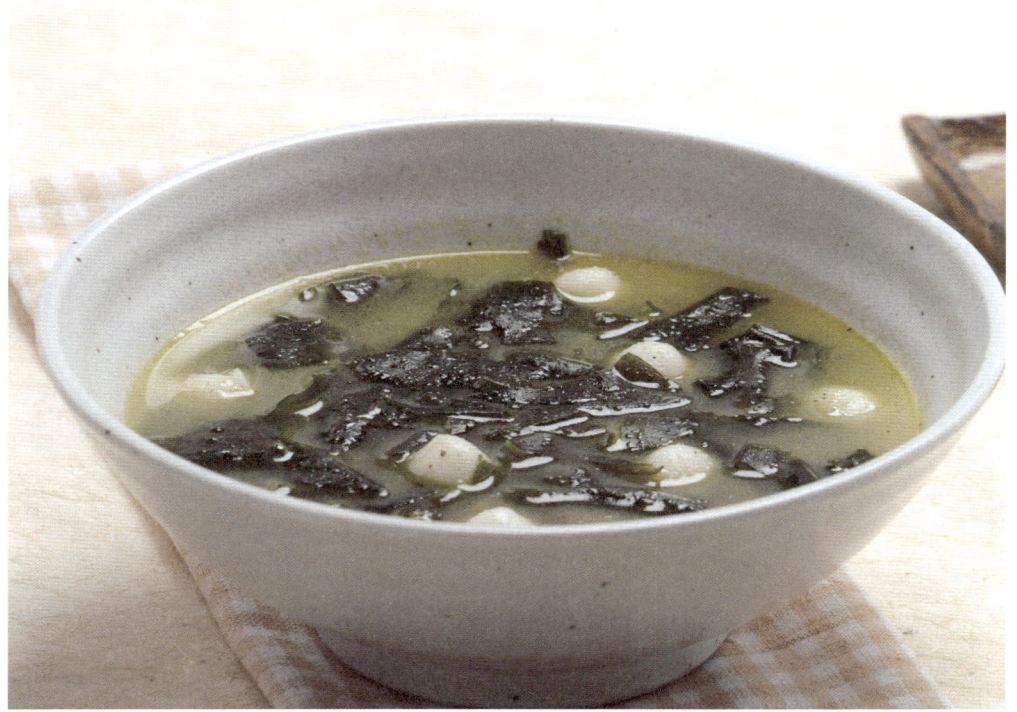

기본 재료(2인분)

건미역 30g, 참기름 약간, 국
간장 1/2T

채수 재료

건표고버섯 2개, 다시마 2장
(5*5cm), 무 1토막(5cm 두께)

새알심 재료

찹쌀가루 1/2컵, 소금 약간

만드는 방법

❶ 건미역은 물에 불려 먹기 좋은 크기로 잘라 냄비에 참기름을 두르고 볶는다.

❷ 채수 만들기

　1 건표고버섯, 다시마, 무를 넣고 재료가 잠길 정도로 물을 붓고 끓인다.

　2 물이 끓으면 다시마는 건지고 약불에서 20분 정도 은근히 끓인다.

❸ ①에 ②를 붓고 국간장으로 간을 하고 거품은 걷는다.

❹ 찹쌀가루는 따뜻한 물로 익반죽해서 새알심을 만든다.

❺ ③이 끓을 때 ④의 새알심을 넣고 새알심이 떠오르면 불을 끈다.

감자장아찌

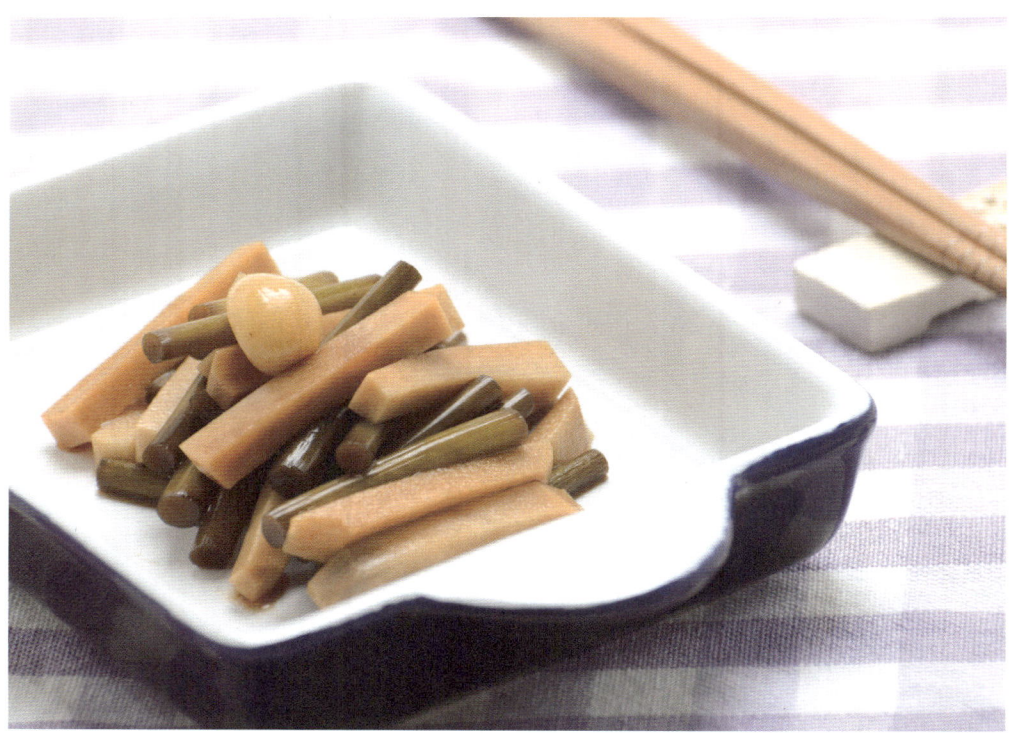

기본 재료(2인분)

감자 1개, 마늘쫑 30g

조림장 재료

간장 1T, 황설탕 1/2T, 매실
액 1/2T, 다시마 2장(5*5cm)

만드는 방법

❶ 감자는 껍질을 벗기고 길이 5cm(두께 1*1cm)로 썰어 물에 담가 전분을 제거한다.

❷ 마늘쫑은 5cm 길이로 썰고, 깨끗이 씻어 물기를 제거한다.

❸ 다시마 우린 물(다시마 2장을 찬물에 넣어 30분 우리기) 1/2컵에 분량의 재료를 넣어 조림장을
만든다.

❹ ①, ②를 ③에 넣고 간이 밸 때까지 2〜3일 두었다가 먹는다.

잔치 쌀국수

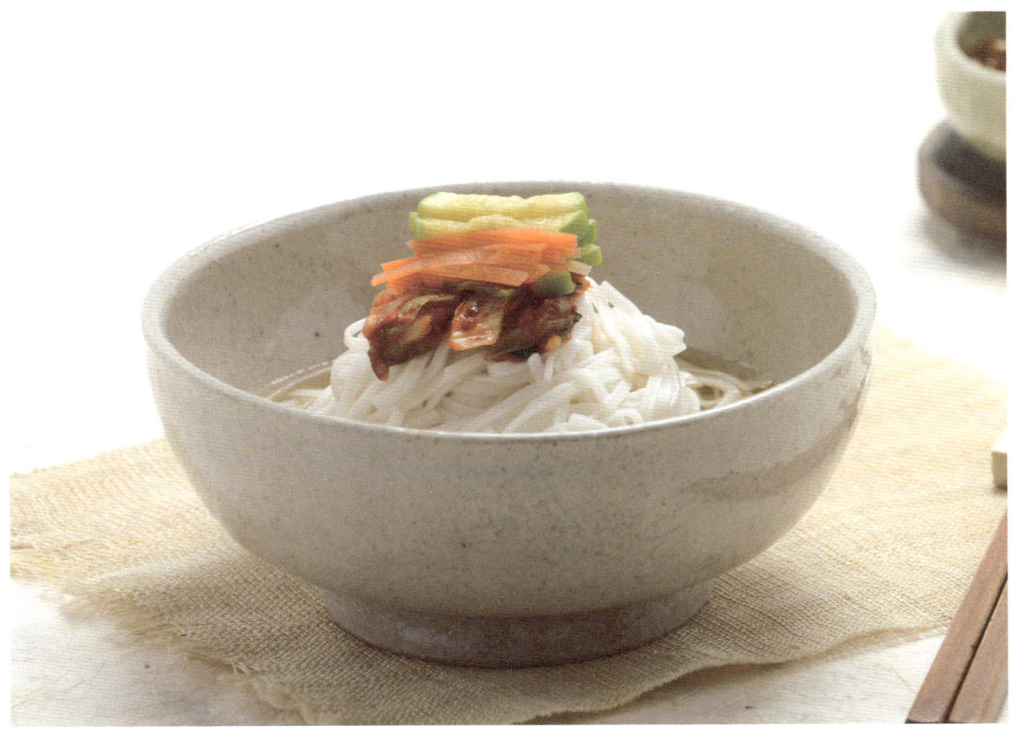

기본 재료(1인분)

쌀면 100g, 당근 1/4개, 애호박 1/4개, 김치 2T, 참기름, 깨소금 약간, 현미유 약간

채수 재료

건표고버섯 2개, 다시마 2장 (5*5cm), 무 1토막 (5cm 두께)

양념장

간장 1T, 참기름 1/2t, 깨소금 1/2t, 다진 마늘 2g, 대파 3g, 고춧가루 1/2t

만드는 방법

❶ 쌀면을 삶아 1인분의 사리를 틀어 준비한다.

❷ 채수 만들기

 1 건표고버섯, 다시마, 무를 넣고 재료가 잠길 정도로 물을 붓고 끓인다.

 2 물이 끓으면 다시마는 건지고 약불에서 20분 정도 은근히 끓인다.

❸ 당근, 애호박은 길이 5cm로 굵게 채썰기하여, 프라이팬에 현미유를 두르고 살짝 볶아 소금간을 한다.

❹ 김치는 5cm 길이로 채 썬 후, 참기름과 깨소금으로 골고루 무친다.

❺ ①의 쌀면에 ②의 채수를 부은 후 ③, ④를 고명으로 얹는다.

❻ 양념장을 곁들여 먹는다.

현미채식 9주
식단 및 레시피

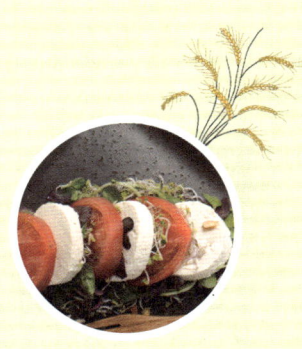

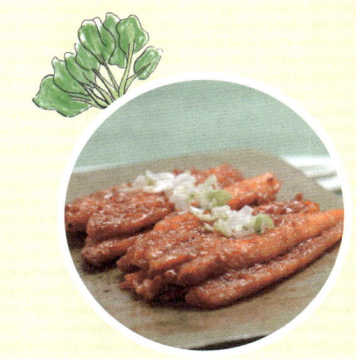

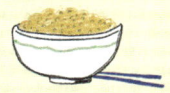

1주	월요일	화요일	수요일
아침	현미밥 콩나물국 돌나물 오이무침 양송이버섯볶음 단호박찜 배추김치	현미밥 들깨 미역국 다시마 표고볶음 감자 고추장조림 청경채 겉절이 배추김치	현미밥 근대 감자국 * 채소 무쌈/겨자 소스 고구마 떡조림 계절과일 배추김치
점심	현미밥 시래기국 버섯잡채 * 부추 겨자무침 호두 땅콩조림 양상추 샐러드/깨 소스	현미밥 무채 들깨국 두부 토마토 카프레제 * 느타리버섯볶음 상추쌈/땅콩 쌈장 배추김치	현미밥 콩나물국 우엉 고추장떡 꽈리고추찜 브로콜리 통마늘볶음 배추김치
저녁	현미밥 단배추 된장국 검은콩조림 양배추 숙쌈/쌈장 채소 스틱/쌈장 배추김치	현미밥 순두부찌개 애호박전 연근조림 곤드레나물 배추김치	현미밥 감자 된장국 김치 두부전 새송이버섯 장조림 * 쌈채소 풋고추/쌈장 배추김치

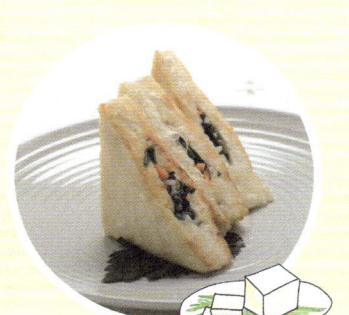
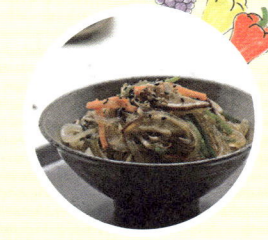

일러두기

표시된 *부분은 레시피를 수록한 메뉴입니다.
1T(테이블스푼) = 15g = 15cc = 15ml
1t(티스푼) = 5g = 5cc = 5ml
1cup(컵) = 200ml

목요일	금요일	토요일	일요일
현미밥 떡국 깻잎찜 * 브로콜리무침 견과류볶음 배추김치	현미밥 도토리묵국 죽순볶음 호두 연근조림 버섯 피망볶음 상추 샐러드/들깨 소스	현미밥 느타리버섯찌개 감자채볶음 다시마쌈 양상추 샐러드/매실 소스 배추김치	현미밥 조랑떡 미역국 두부 김치볶음 우엉조림 채소 스틱/쌈장 배추김치
현미밥 얼갈이 된장국 부추전 견과류 단호박찜 숙주나물무침 배추김치	현미밥 피망 카레소스 두부소박이 * 깻잎찜 계절과일 배추김치	현미밥 들깨무국 양념 콩불고기 상추쌈/쌈장 오이 피클 깍두기	현미밥 김치 순두부국 우리쌀 곡물가스 더덕구이 * 느타리호박볶음 배추김치
현미밥 들깨 미역국 두부구이 오이 실파무침 어슷 우엉조림 배추김치	현미밥 무 다시마국 부추 오이무침 꽈리고추찜 허브 감자구이 * 배추김치	현미밥 얼큰 콩나물국 새송이버섯 숙회/초장 가지무침 마른 김구이/간장 배추김치	현미밥 두부 고사리국 애호박 느타리볶음 단배추무침 콩가루 마늘쫑무침 배추김치

9주차 월요일 아침

버섯 잡채

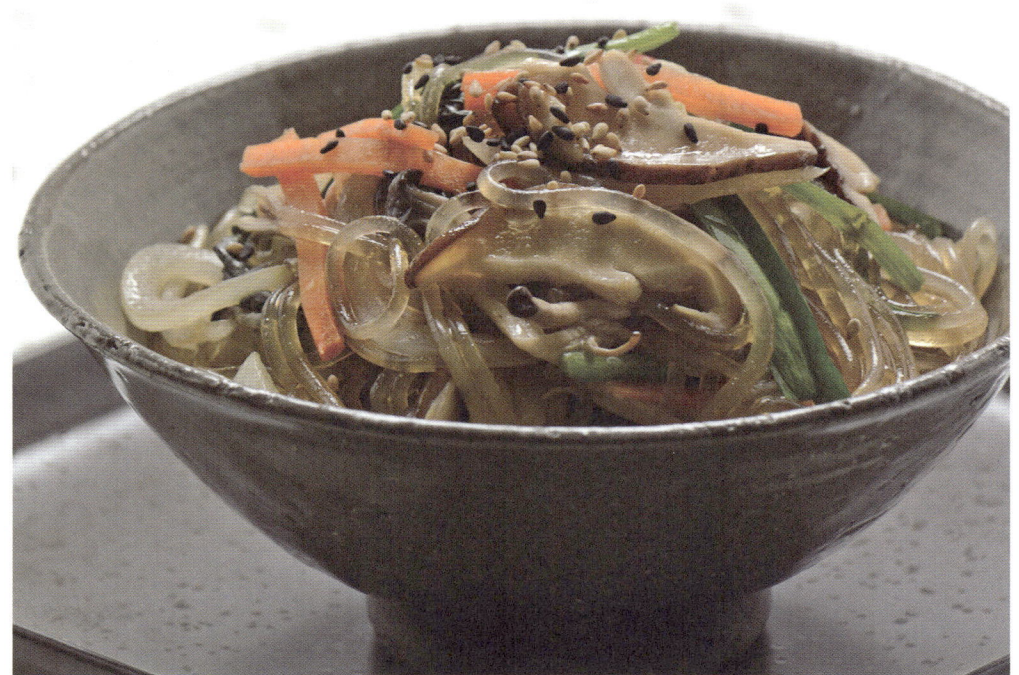

기본 재료(2인분)

양파 1/4개, 당근 1/4개, 현미유 1Ts, 부추 한 줌, 느타리버섯 1묶음, 표고버섯 2개, 간장 1T, 설탕 1/2t, 당면 50g, 참기름 1/2t, 후추 약간, 통깨 1/2t

만드는 방법

❶ 현미유를 두른 프라이팬에 채 썬 양파, 당근을 볶는다.

❷ 부추는 다듬어서 데치고 찬물에 헹군다.

❸ 느타리버섯은 잘게 찢고 표고버섯은 채 썰어 각각 간장, 설탕으로 무친다.

❹ 당면은 삶아 간장, 설탕을 넣어 밑간을 한다.

❺ ①~④의 모든 재료를 섞어 간장, 설탕, 참기름, 후추를 넣고 살짝 볶는다.

❻ 통깨를 뿌려 완성한다.

두부 토마토 카프레제

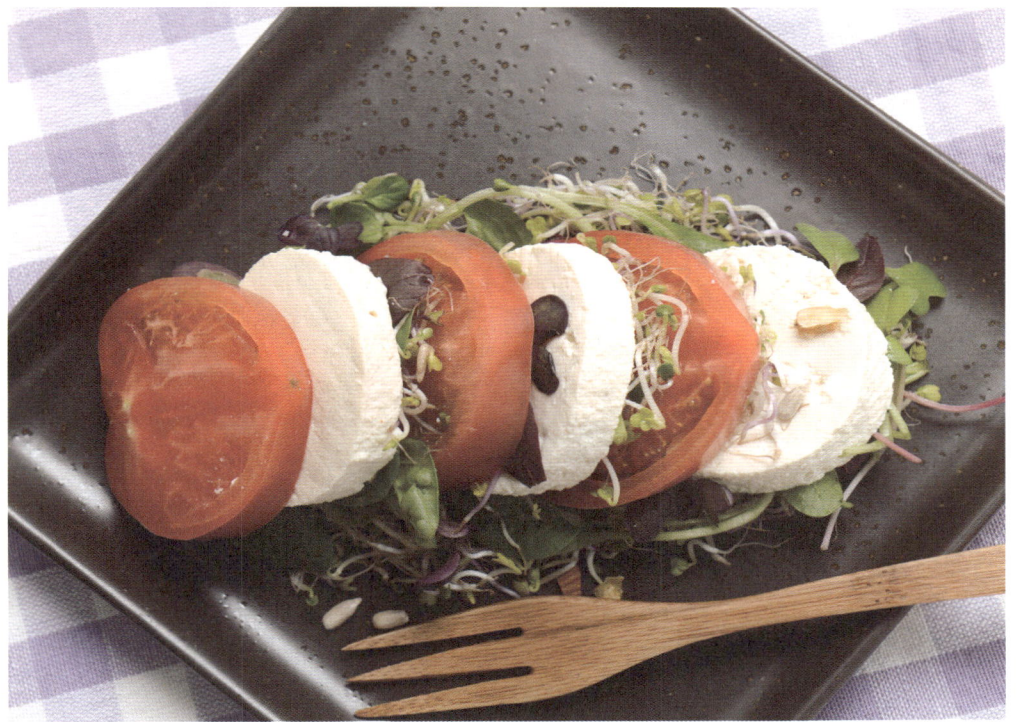

기본 재료(1인분)

연두부 1/2모, 소금 약간, 토
마토 1/2개, 새싹 5g, 어린잎
채소 10g

드레싱 소스 재료

간장 1/2t, 매실청 1/2t, 발사
믹 식초 1T, 올리브오일 1T

만드는 방법

❶ 연두부는 끓는 소금물에 살짝 데친 후, 둥글게 모양을 내 썬다.

❷ 토마토는 깨끗이 씻어 연두부와 비슷한 크기로 썬다.

❸ 새싹과 어린잎채소는 깨끗이 씻어 물기를 뺀다.

❹ 분량의 재료를 섞어 드레싱을 만든다.

❺ 새싹과 어린잎채소를 아래에 깔고 토마토와 두부를 번갈아 담는다.

❻ 마지막으로 ④의 소스를 끼얹는다.

9주차 수요일 아침

근대 감자국

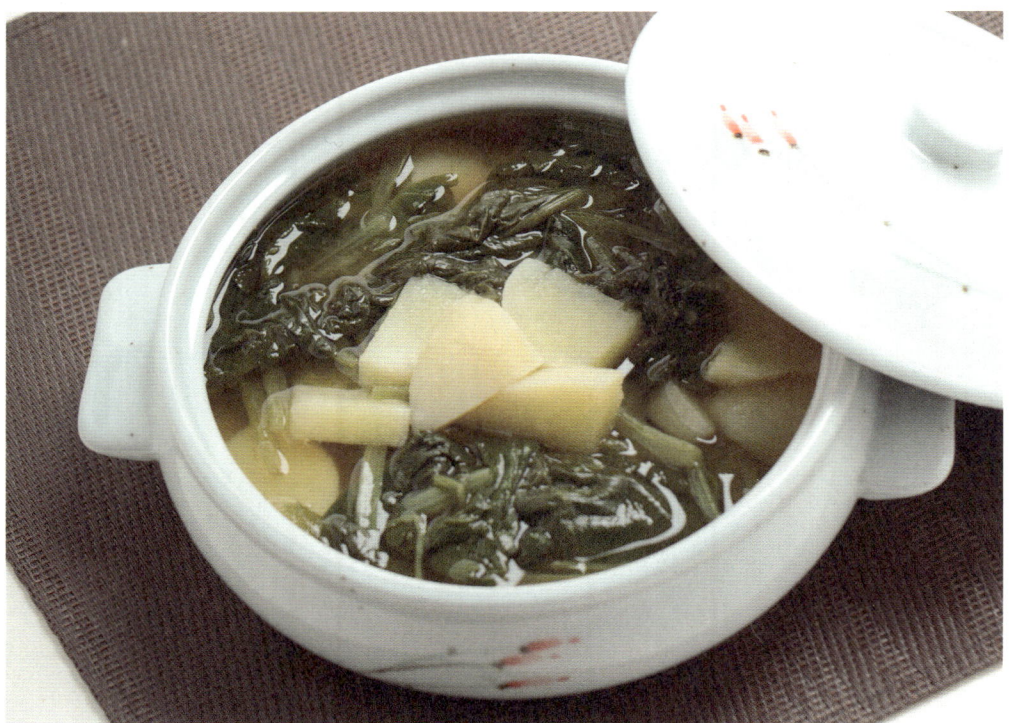

기본 재료(2인분)

감자 1개, 근대 120g, 된장 1T, 다진 마늘 1t, 소금 약간

채수 재료

건표고버섯 2개, 다시마 2장 (5*5cm), 무 1토막(5cm 두께)

만드는 방법

❶ 껍질 벗긴 감자는 먹기 좋은 크기로 도톰하게 자른다.

❷ 근대는 깨끗하게 씻어 4cm 길이로 자른다.

❸ 채수 만들기

　1 건표고버섯, 다시마, 무를 넣고 재료가 잠길 정도로 물을 붓고 끓인다.

　2 물이 끓으면 다시마는 건지고 약불에서 20분 정도 은근히 끓인다.

❹ ③에 된장을 풀고, ①의 감자를 넣어 끓인다.

❺ 감자가 반 정도 익으면 ②의 근대와 다진 마늘을 넣고 끓인다.

❻ 소금으로 간을 한다.

새송이버섯 장조림

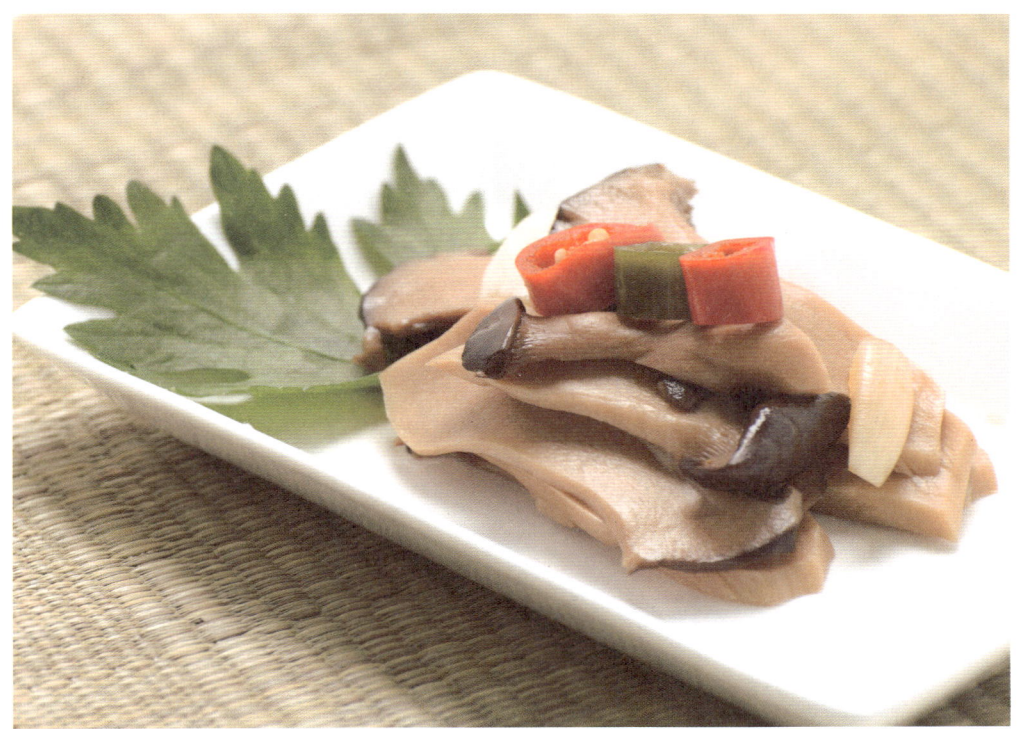

기본 재료(2인분)

새송이버섯 100g, 청양고추
1/2개, 홍고추 1/2개

조림 양념 재료

간장 2T, 청주 1/2t, 매실액
1t, 식초 2T, 설탕 1/2t, 버섯
삶은 물 1/3컵

만드는 방법

❶ 새송이버섯은 버섯 모양을 그대로 살리면서 반으로 잘라 다시 0.5cm 두께의 편으로 썬다.

❷ 청양고추, 홍고추는 2cm 통모양으로 자른다.

❸ 끓는 물에 ①을 넣어 데친다.(버섯 데친 물1/3컵은 ④에 사용한다.)

❹ 버섯 데친 물 1/3컵에 분량의 조림 양념 재료를 넣어 약한 불로 끓인다.

❺ ④에 ②, ③을 넣고 끓이다가 어느 정도 간이 배면 불을 끈다.

9주차 목요일 아침

깻잎찜

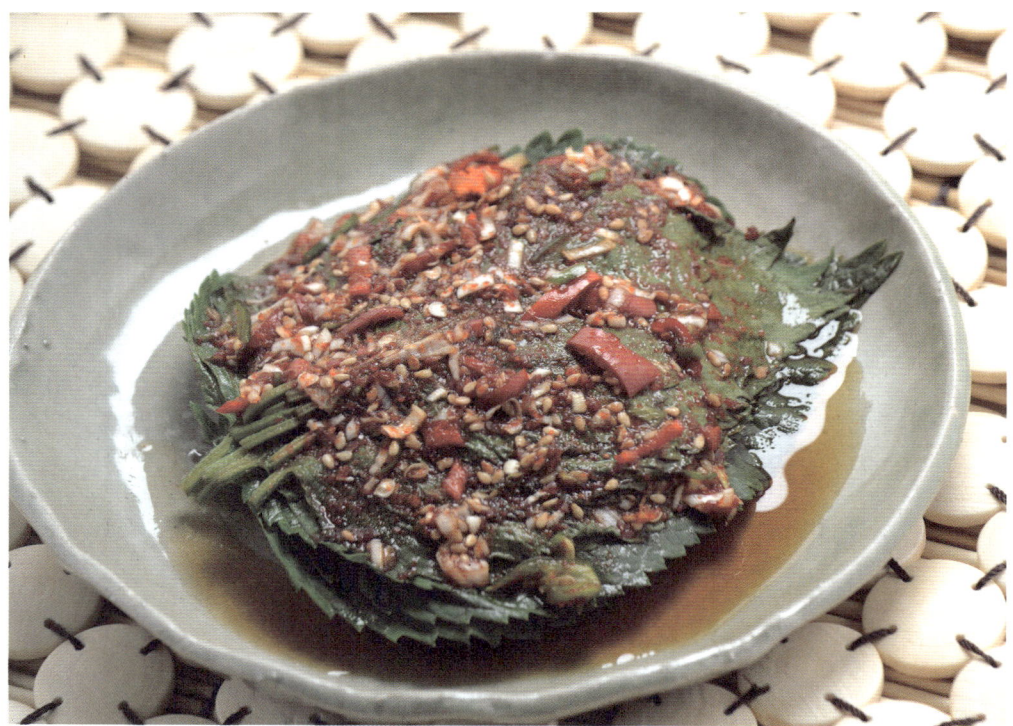

기본 재료(2인분)

깻잎 2묶음

양념장 재료

홍고추 1/2개, 대파 1/4대, 마
늘 1t, 간장 2T, 고춧가루1T,
물엿 1t, 매실액 1t, 통깨 1/2t

만드는 방법

❶ 깻잎은 깨끗이 씻어서 건져 물기를 뺀다.
❷ 홍고추, 대파는 깨끗이 씻은 후 잘게 다진다.
❸ 분량의 양념장 재료로 양념장을 만든다.
❹ ①의 깻잎에 ③의 양념장을 켜켜이 바른다.

두부 소박이

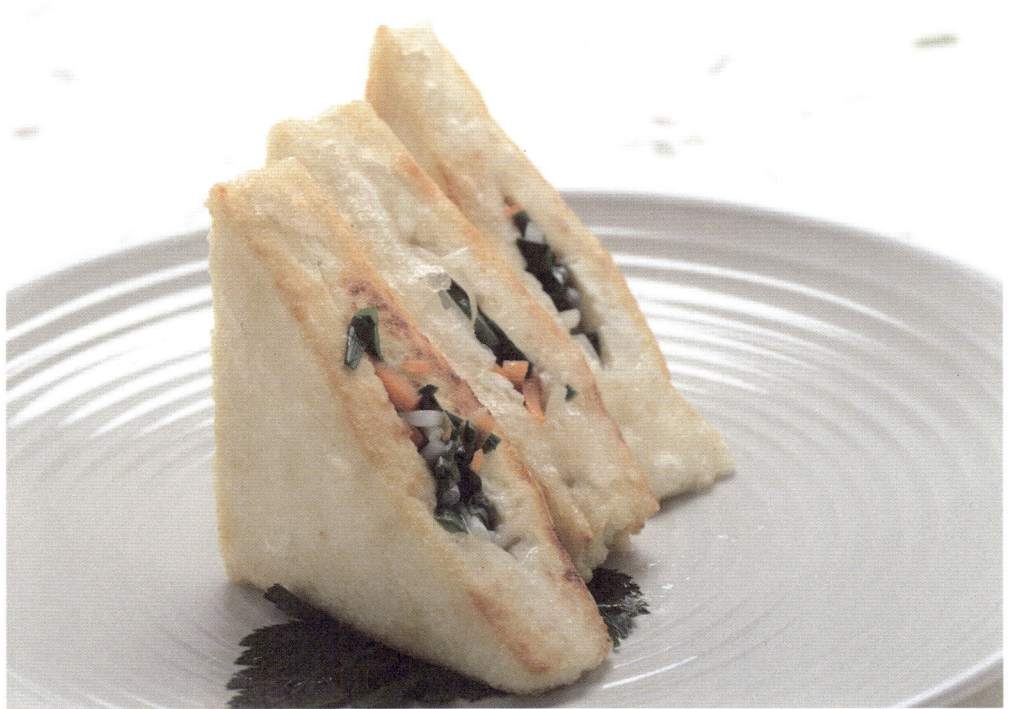

기본 재료(2인분)

두부 1/2모, 숙주 20g, 부추 10g, 양파 1/5개, 당근 1/5개, 현미유 1.5T, 찹쌀가루 2T

양념장 재료

간장 1/2T, 다진 파 1/2t, 다진 마늘 1/3t, 참기름 1/3t, 깨소금 약간

만드는 방법

❶ 두부는 깨끗한 면 행주에 올려 물기를 뺀다.

❷ ①의 두부는 1/2등분으로 나누고 다시 대각선으로 잘라 삼각 모양으로 만든다.

❸ 두부 중간에 칼집을 넣어 소금을 뿌려 두었다가 물기를 닦아 낸다.

❹ 숙주, 부추는 씻은 후, 데친 다음 찬물에 헹궈 물기를 제거한다.

❺ 데친 숙주, 부추와 양파, 당근은 곱게 다진다.

❻ 분량의 재료로 양념장을 만든다.

❼ 팬에 현미유를 두르고 ⑤의 재료들을 볶은 후 식힌다.

❽ ③의 두부 속에 찹쌀가루를 바르고 ⑦을 넣어 속을 채운다.

❾ 두부 겉에 찹쌀가루를 골고루 바르고 달군 팬에 현미유를 넣고 노릇하게 굽는다.

9주차 금요일 저녁

허브 감자구이

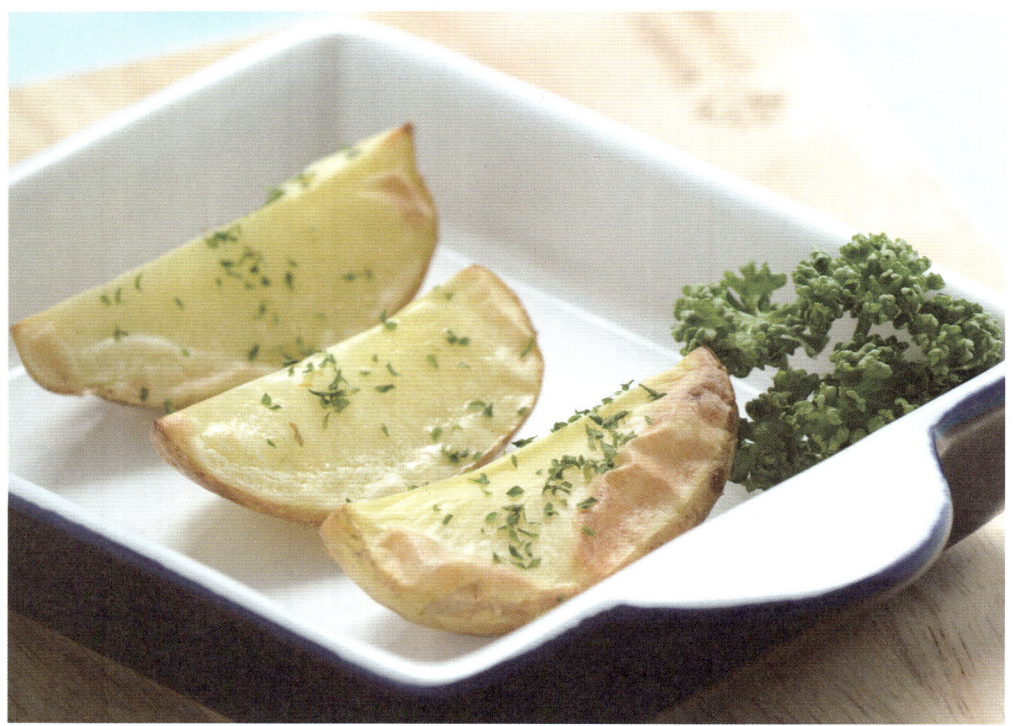

기본 재료(1인분)

감자 1개, 현미유 1/2t, 파슬리가루, 소금 약간

만드는 방법

❶ 감자를 깨끗하게 손질하여 껍질째 긴 반달 모양으로 썰어 물에 담가 전분을 제거한다.

❷ 감자를 면보에 올려 물기를 뺀다.

❸ 감자 익히기

  1 오븐에 구울 때 : 구운 후, 소금과 파슬리가루를 살짝 뿌린다.

  2 삶을 때 : 삶은 후, 현미유를 팬에 두르고 굽는다.

더덕구이

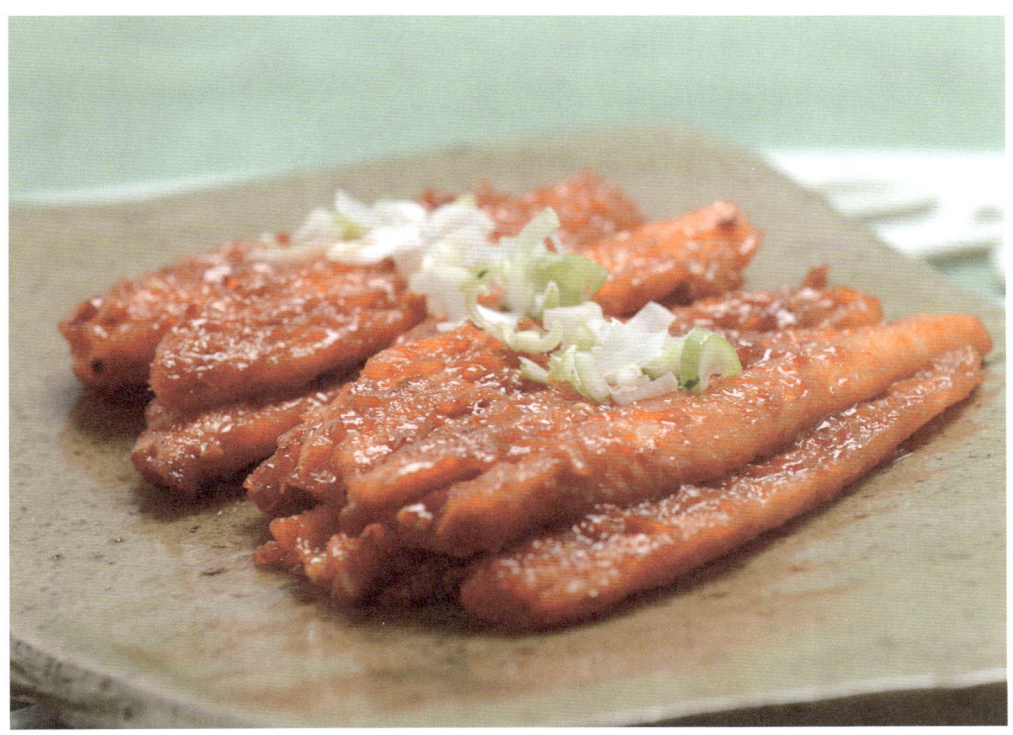

기본 재료(2인분)

더덕 150g, 참기름 1/2T, 간장 1t, 실파 1쪽

양념장 재료

고추장 1T, 간장 1t, 고춧가루 1/2T, 올리고당 1t, 통깨 1t, 참기름 1t, 마늘 1t

만드는 방법

❶ 더덕은 반으로 갈라 방망이로 두드려 납작하게 편다.
❷ 더덕에 유장(참기름과 간장)을 바른다.
❸ 분량의 재료를 섞어서 양념장을 만든다.
❹ ②를 석쇠나 팬에 올려 놓고 센불에서 애벌구이한다.
❺ 애벌구이한 더덕에 ③의 양념장을 바르고 팬에 한 번 더 굽는다.
❻ 구운 더덕을 위에 올리고 다진 실파를 고명으로 얹는다.

현미채식 10주
식단 및 레시피

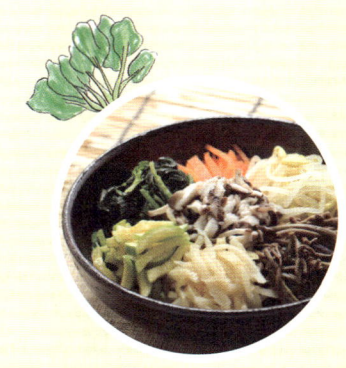
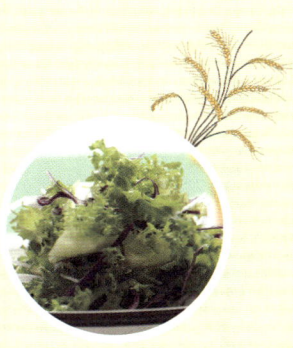
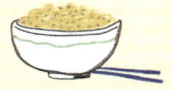

1주	월요일	화요일	수요일
아침	현미밥 맑은 콩나물국 호박볶음 숙주나물무침 치커리겉절이 배추김치	현미밥 느타리버섯 들깨탕 두부찜/양념장 오이 사과초무침 감자볶음 배추김치	현미밥 콩나물국 미역줄기볶음 도라지무침 김구이 배추김치
점심	현미밥 새알 미역국 두부 김치조림 양상추 샐러드/깨 소스 양파초절임 깻잎김치	현미밥 다시마 무국 단호박 스파게티 * 셀러리 콩 샐러드 풋고추/쌈장 배추김치	현미밥 오이 미역냉국 * 숙채 비빔나물/두부 고추장볶음 * 찐고구마 배추김치
저녁	현미밥 김치 두부국 피망 잡채 검은 콩자반 김구이 배추김치	현미밥 근대 된장국 조랑떡 버섯볶음 콩나물 쫄면무침 시금치무침 배추김치	현미밥 단배추 들깨국 깻잎전 견과류 단호박찜 숙주나물무침 배추김치

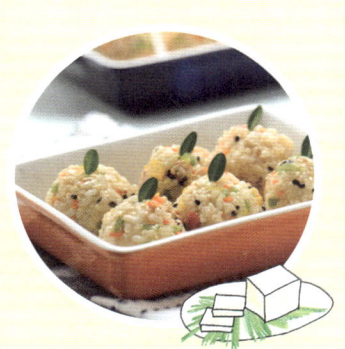
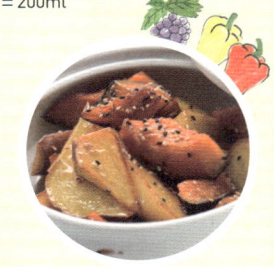

목요일	금요일	토요일	일요일
현미밥 콩가루 배추국 양배추 쌈/양념장 곤약 피망볶음 콩나물무침 배추김치	현미밥 미역 감자국 쑥갓 두부무침 브로콜리/매실 초장 연근조림 배추김치	현미밥 팽이버섯 된장찌개 버섯 잡채 통마늘 브로콜리볶음 연근조림 배추김치	현미밥 호박잎 된장국 * 콩나물무침 치커리 겉절이 * 김구이 배추김치
현미밥 피망 카레 소스 콩나물잡채 비름나물 무침 상추전 배추김치	현미밥 짜장 소스 땅콩 조랑떡조림 단호박 고구마맛탕 * 그린 샐러드/딸기 소스 배추김치	현미밥 도토리 묵채국 양배추쌈/부추 양념장 열무 된장무침 가지볶음 배추김치	현미 주먹밥 * 단호박 샌드위치 * 양상추 샐러드/딸기 소스 오이피클 과일주스
현미밥 얼큰 숙주국 감자채 카레볶음 우엉조림 상추 치커리겉절이 배추김치	현미밥 김치 콩나물국 도라지 오이무침 올방개묵무침 마른 김구이 배추김치	현미밥 얼큰 콩나물국 상추쌈/두부쌈장 감자 케첩조림 취나물무침 배추김치	현미밥 무국 두부조림 표고버섯볶음 양배추생채 배추김치

단호박 스파게티

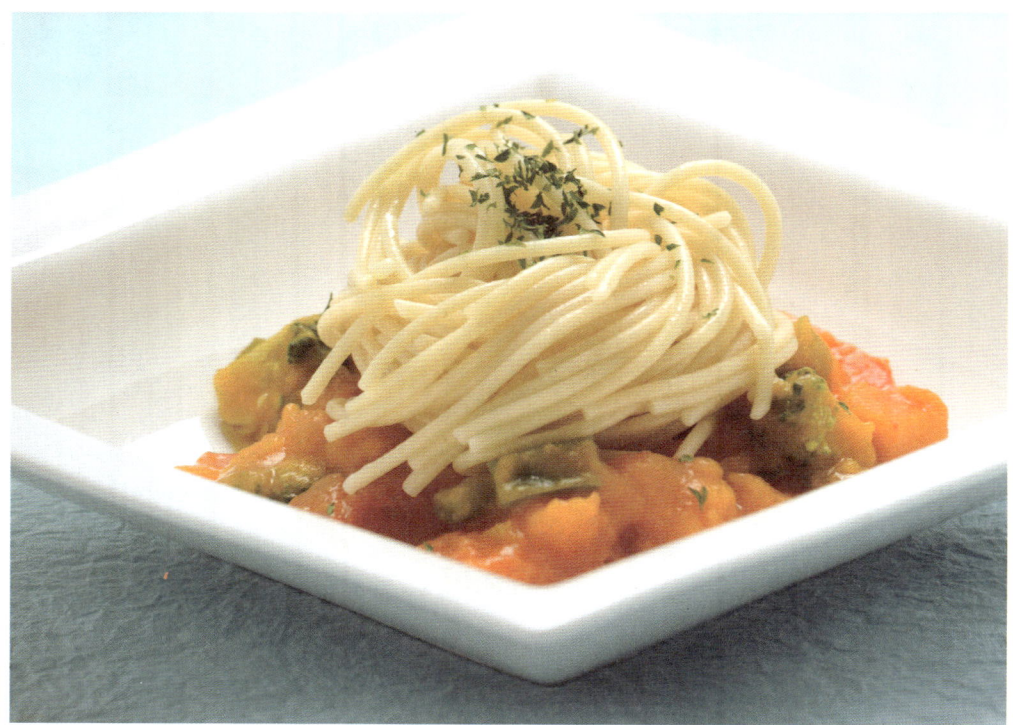

기본 재료(2인분)

단호박 1/2개, 양파 1/4개, 청
피망 1/4개, 홍피망 1/4개, 다
진 마늘 1t, 소금 약간, 후추
약간, 스파게티 면 120g, 올
리브유, 파슬리가루 약간

채수 재료

건표고버섯 2개, 다시마 2장
(5*5cm), 무 1토막(5cm 두께)

만드는 방법

❶ 껍질을 벗긴 단호박과 피망은 나박나박 썰고, 양파는 다진다.

❷ 달군 프라이팬에 올리브유를 두르고 ①의 재료를 볶는다.

❸ 채수 만들기

　1 건표고버섯, 다시마, 무를 넣고 재료가 잠길 정도로 물을 붓고 끓인다.

　2 물이 끓으면 다시마는 건지고 약불에서 20분 정도 은근히 끓인다.

❹ ③의 채수에 ②를 넣고 끓으면 소금, 후추로 간을 한다.

❺ 소금을 약간 넣어 물이 끓으면 면을 넣어 10∼12분 삶는다.

❻ 삶은 면은 물기를 제거하고 올리브유를 두른 팬에 살짝 볶은 후, ④를 곁들인다.

오이 미역냉국

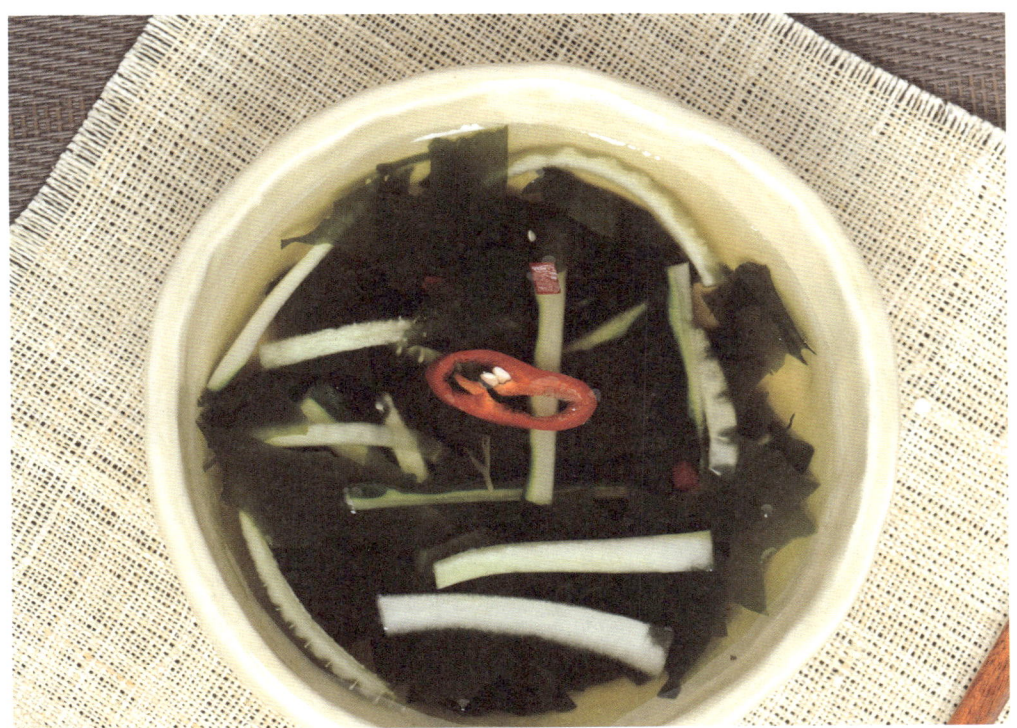

기본 재료(2인분)

건미역 30g, 오이 1/2개, 홍
고추 1/2개, 대파 1/4대

채수 재료

건표고버섯 2개, 다시마 2장
(5*5cm), 무 1토막(5cm 두께)

재료 밑간

국간장 1T, 식초 2T, 설탕 1T,
소금 1/2t

만드는 방법

❶ 미역은 미지근한 물에 담가 불린 후, 비린내 제거를 위해 뜨거운 물에 살짝 데친 후, 찬물에 헹
궈 물기를 제거한다.

❷ 미역은 먹기 좋은 크기로 자른다.

❸ 오이는 깨끗이 씻어 4cm 길이로 돌려깎기 한 후 채 썬다.

❹ 홍고추는 얇게 어슷하게 썰고 대파는 채 썬다.

❺ ②〜④를 큰 볼에 담고 국간장, 식초, 설탕, 소금으로 밑간을 한다.

❻ 채수 만들기
　1 건표고버섯, 다시마, 무를 넣고 재료가 잠길 정도로 물을 붓고 끓인다.
　2 물이 끓으면 다시마는 건지고 약불에서 20분 정도 은근히 끓인다.

❼ ⑤에 ⑥의 채수를 붓고 취향에 따라 소금이나 식초를 추가한다.

10주차 수요일 점심

숙채 비빔나물

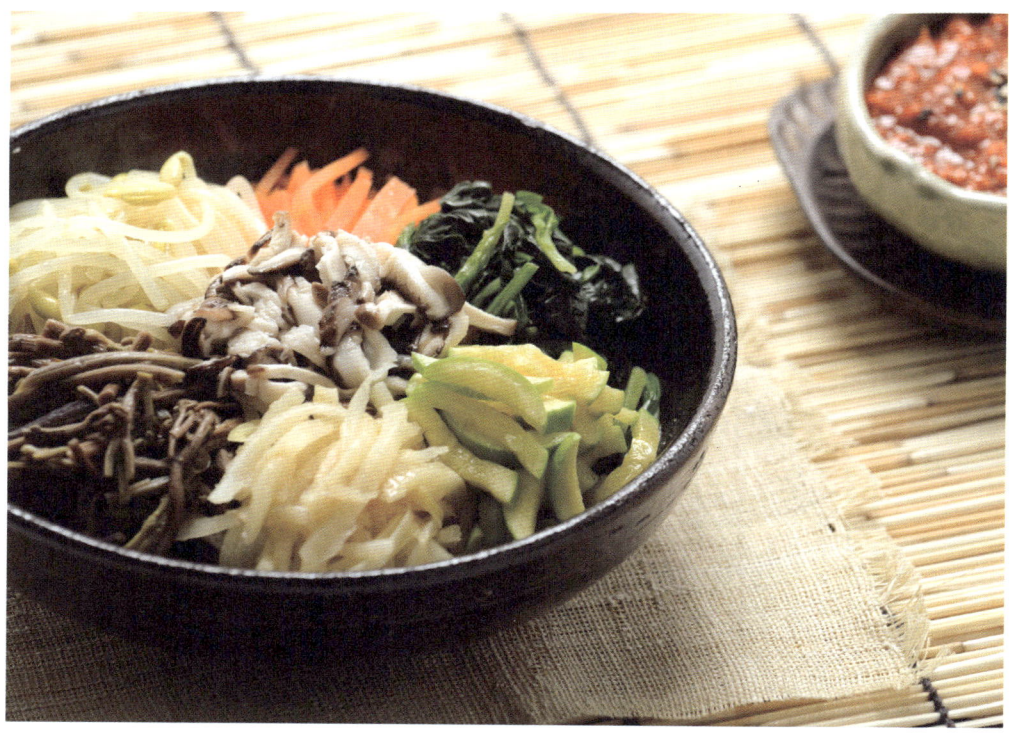

기본 재료(2인분)

콩나물 60g, 소금 2t, 시금치 60g, 국간장 1t, 도라지 50g, 굵은 소금 약간, 당근 1/5개, 애호박 1/4개, 표고버섯 2개, 마늘 1.5t, 대파 1/4대, 참기름 2t, 현미유 약간

두부 고추장볶음 재료

두부 1/4모, 양파 1/5개, 마늘 1/2t, 참기름 1/2t, 고추장 3T, 참깨 1/2t

만드는 방법

① 콩나물은 삶아 소금으로 밑간을 한다.

② 시금치는 삶아 국간장으로 밑간을 한다.

③ 도라지는 굵은 소금으로 치댄 후, 뜨거운 물에 데치고 적당한 크기로 잘라 찬물에 헹군다.

④ 당근, 애호박, 표고버섯은 채 썰어 마늘, 대파를 넣고 소금으로 간을 맞춘 후 각각 볶는다.

⑤ 두부 고추장볶음 만들기

　　1 끓는 물에 두부를 데친 후, 완전히 식으면 뭉치지 않게 수저로 으깬다.

　　2 다진 양파와 마늘을 참기름에 볶다가 1의 으깬 두부와 고추장, 마늘 등을 넣는다.

⑥ 그릇에 ①~④의 재료를 가지런히 돌려 담고 ⑤를 따로 낸다.

10주차 금요일 점심

단호박 고구마맛탕

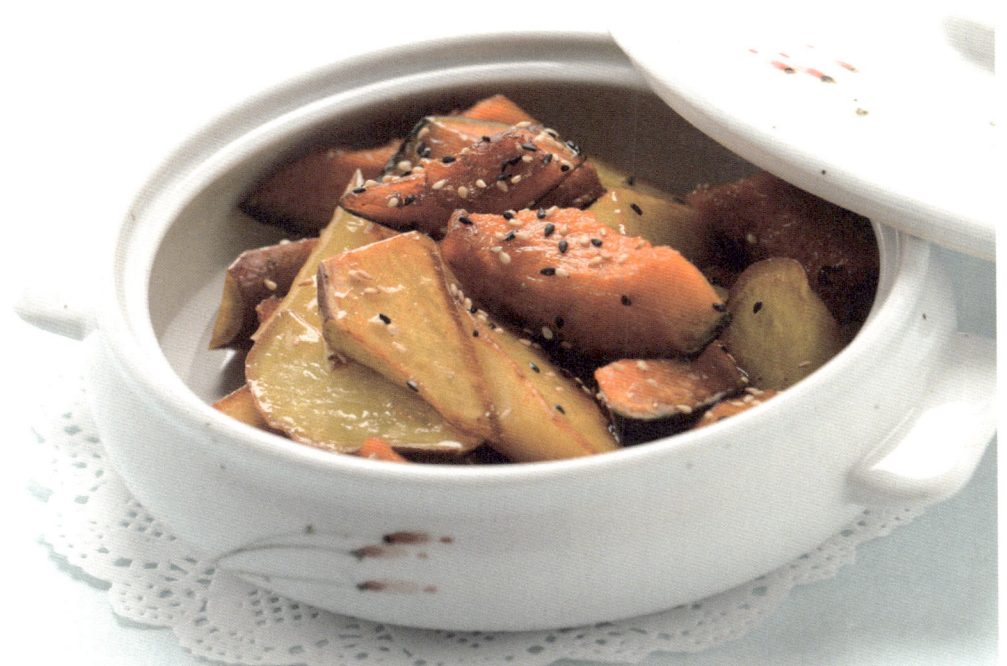

기본 재료(2인분)

단호박 1/4개, 고구마 1/2개, 현미유(튀길 정도의 분량), 물엿 2T, 설탕 1T, 통깨와 흑임자 1/2t

만드는 방법

❶ 단호박과 고구마는 깨끗이 씻은 후 물기를 제거한다.

❷ 단호박과 고구마를 먹기 좋은 크기로 어슷하게 썬다.

❸ 180도로 달군 현미유에 단호박과 고구마를 바삭하게 튀긴다.

❹ 분량의 물엿, 설탕과 물 2T을 넣고 끓이다가 반 정도 졸여 시럽을 만든다.

❺ ③의 단호박, 고구마에 ④의 시럽, 통깨, 흑임자를 넣어 버무린다.

10주차 일요일 아침

호박잎 된장국

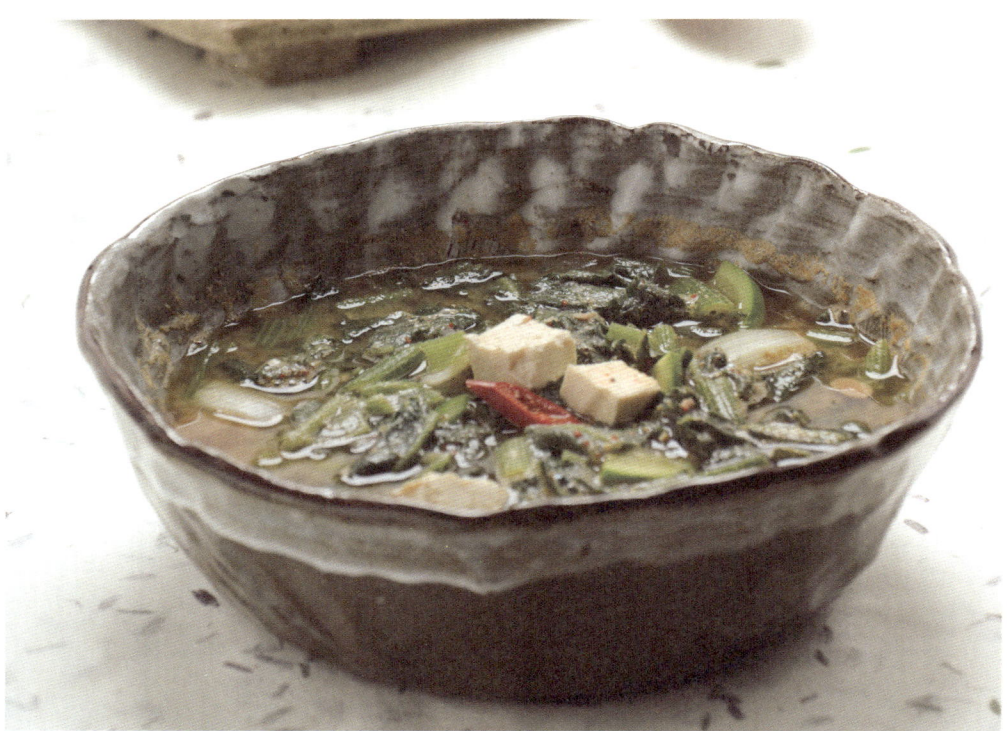

기본 재료(2인분)

호박잎 12장 정도, 홍고추
1/2개, 애호박 1/5개, 양파
1/5개, 두부 1/5모, 된장 2T,
고춧가루 1/2t

채수 재료

건표고버섯 2개, 다시마 2장
(5*5cm), 무 1토막(5cm 두께)

만드는 방법

❶ 호박잎은 억센 줄기 부분은 벗기고 먹기 좋은 크기로 찢는다.
❷ 홍고추는 송송 썰고, 애호박과 양파는 나박나박 썬다.
❸ 두부는 깍둑썰기한다.
❹ 채수 만들기
   1 건표고버섯, 다시마, 무를 넣고 재료가 잠길 정도로 물을 붓고 끓인다.
   2 물이 끓으면 다시마는 건지고 약불에서 20분 정도 은근히 끓인다.
❺ ④에 된장을 넣고 끓으면 ②, ③과 고춧가루를 넣는다.
❻ ⑤가 어느 정도 익으면 ①의 호박잎을 넣어서 한소끔 더 끓인다.

10주차 일요일 아침

치커리 겉절이

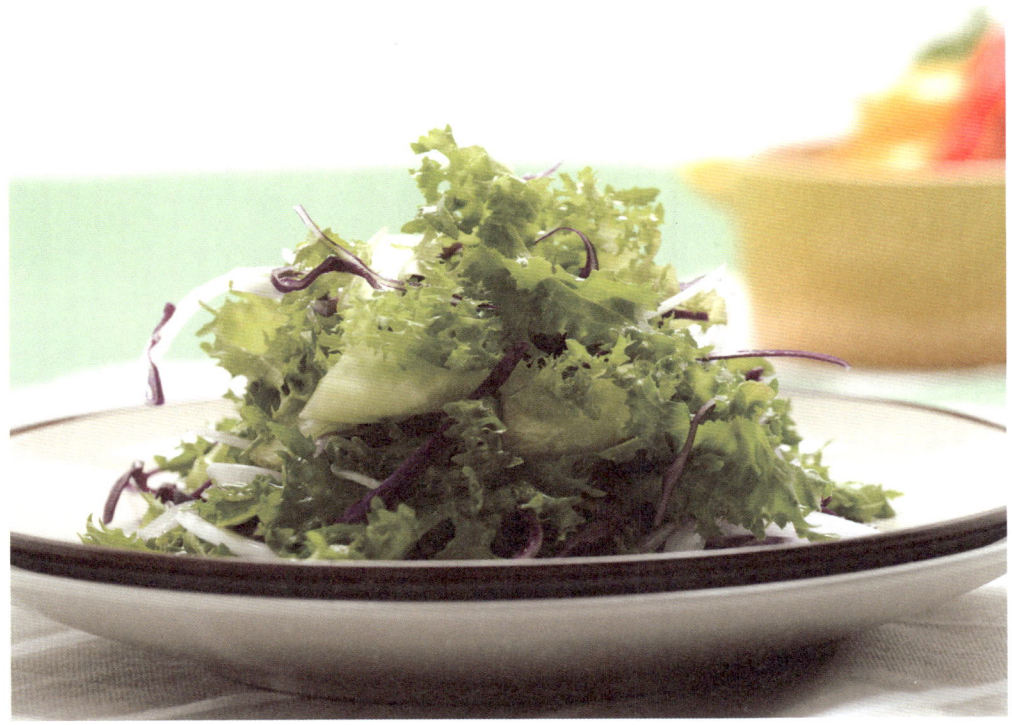

기본 재료(2인분)

치커리 100g, 양파 1/4개, 적채 낱장 2개(폭 5cm), 통깨 약간

양념장 재료

간장 1T, 고춧가루 1/2T, 매실액 1t, 식초 1T, 마늘 1t, 소금 약간

만드는 방법

❶ 치커리는 씻어서 먹기 좋게 썬다.
❷ 양파와 적채는 곱게 채 썬다.
❸ 분량의 재료를 넣어 양념장을 만든다.
❹ ①, ② 재료에 ③을 넣어 버무린다.
❺ 통깨를 넣고 마무리한다.

현미 주먹밥

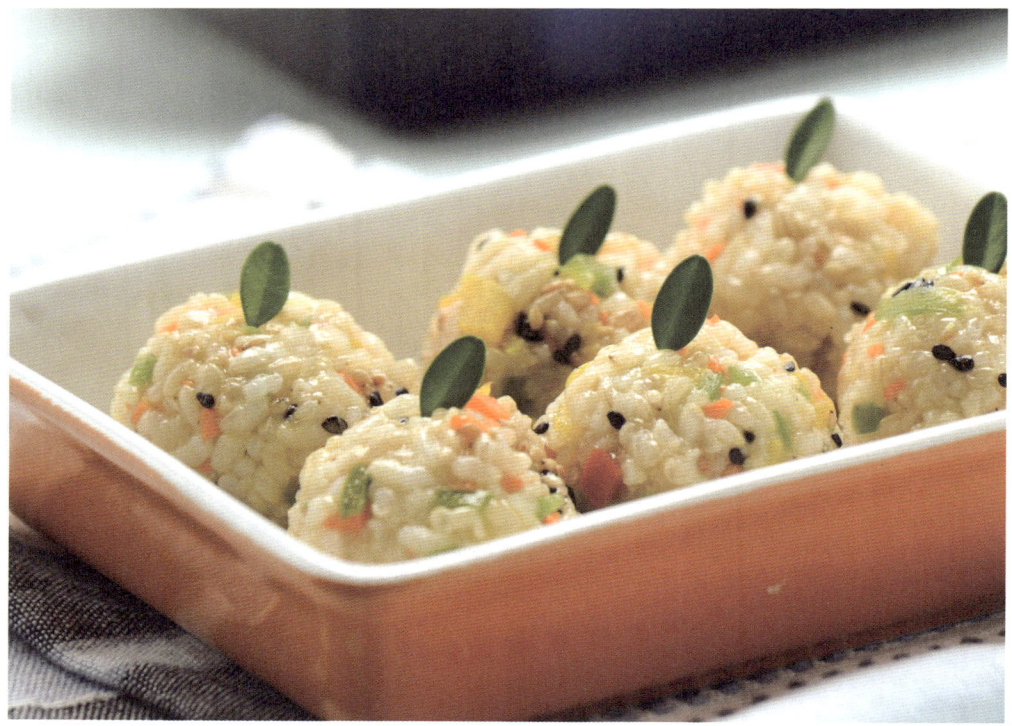

기본 재료(2인분)

양파 1/5개, 청피망 1/5개, 노란 피망 1/5개, 당근 1/5개, 현미밥 2공기, 현미유, 소금 약간, 후추 약간, 통깨 약간

만드는 방법

❶ 씨를 뺀 피망과 양파, 당근은 각각 잘게 다진다.

❷ 달궈진 프라이팬에 현미유를 두르고 ①의 재료를 모두 섞어 볶는다.

❸ ②의 재료에 현미밥을 섞고 소금 간을 하고 취향에 따라 후추를 넣는다.

❹ 볶은밥이 식으면 주먹 크기 정도로 쥐고, 랩으로 하나씩 싸서 모양을 잡는다.

❺ 그릇에 주먹밥을 담고 통깨를 살짝 뿌린다.

단호박 샌드위치

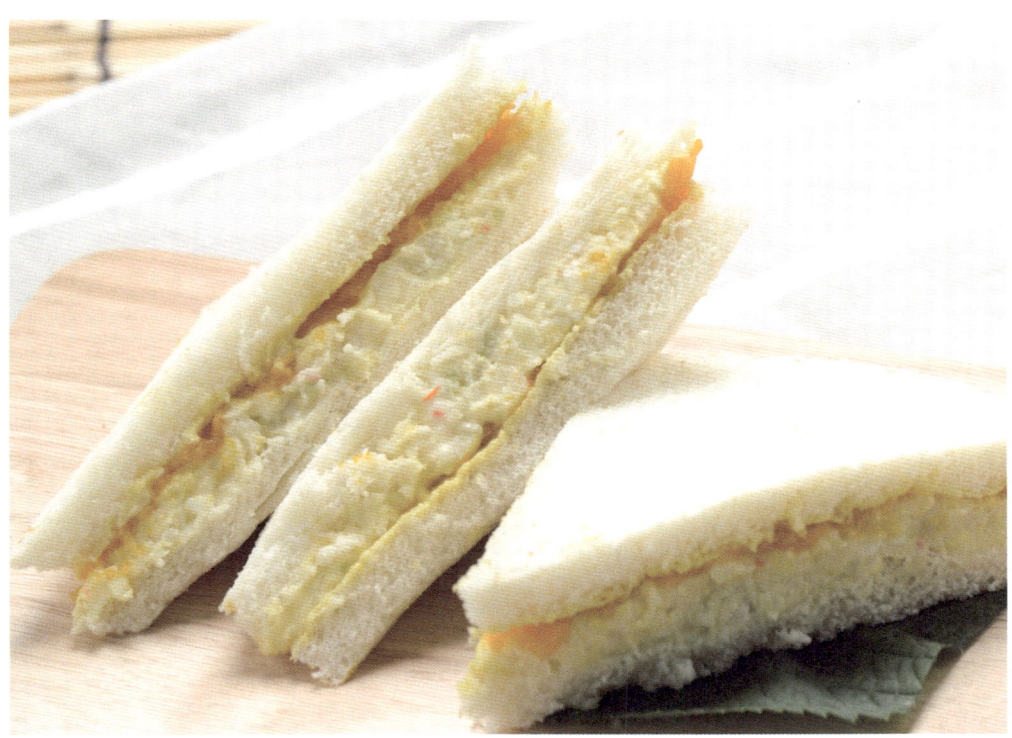

기본 재료(2인분)

감자 1개, 단호박 1/4개, 당근 1/5개, 오이 1/5개, 소금 1/2t, 설탕 1/2t, 식빵 4장

만드는 방법

❶ 껍질을 벗긴 감자와 단호박은 삶은 후, 식으면 으깬다.

❷ 당근은 곱게 다진 후 볶는다.

❸ 오이는 소금으로 문질러 씻어 소금에 절인 다음 물기를 제거하고 잘게 다진다.

❹ ①~③의 재료에 소금, 설탕을 넣고 골고루 섞는다.

❺ 식빵의 딱딱한 테두리 부분을 잘라 내고, 식빵 한 쪽에 ④를 펴 바르고 다른 식빵 한 쪽으로 덮는다.

❻ ⑤의 식빵을 대각선으로 잘라 삼각 모양으로 만든다.

현미채식 11주
식단 및 레시피

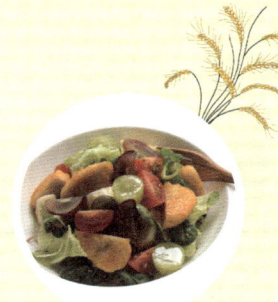

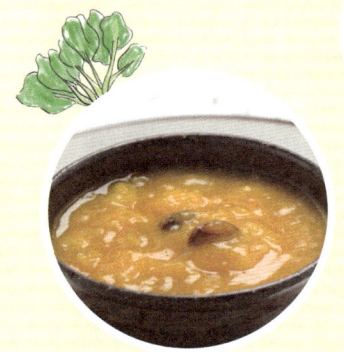

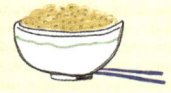

1주	월요일	화요일	수요일
아침	현미밥 양파 감자국 우엉 표고볶음 * 부추겉절이 단호박찜/깨 소스 계절과일	현미밥 된장 시금치국 우엉채볶음 물다시마/초장 단배추무침 배추김치	현미밥 들깨 미역국 무 두부조림 감자 양파채볶음 모듬 채소쌈/쌈장 배추김치
점심	현미밥 콩가루 배추국 파래자반 느타리 김치볶음 채식 너겟 샐러드 * 나박물김치	현미밥 도토리묵국 김치 스파게티 * 오이 실파무침 마늘쫑무침 배추김치	현미밥 오이냉국 콩나물잡채 호박잎 쌈/강된장 연근조림 배추김치
저녁	현미밥 청국장찌개 견과류볶음 깻잎, 상추 숙쌈/된장 배추김치 계절과일	현미밥 콩나물무국 양배추 양념찜 사과 오이무침 청경채 겉절이 배추김치	현미밥 얼큰 감자국 우엉부각 올방개 묵무침 채소 스틱/두부 고추장 열무김치

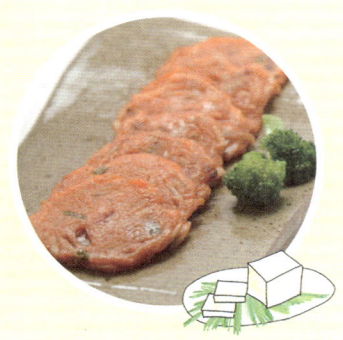
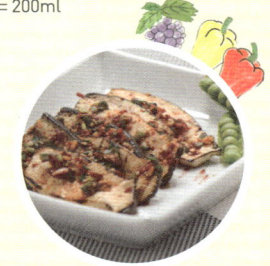

일러두기

표시된 *부분은 레시피를 수록한 메뉴입니다.

1T(테이블스푼) = 15g = 15cc = 15ml

1t(티스푼) = 5g = 5cc = 5ml

1cup(컵) = 200ml

목요일	금요일	토요일	일요일
현미밥 토란국 무 두부조림 감자 양파채볶음 모듬 채소쌈/쌈장 배추김치	현미밥 아욱국 쑥갓 두부무침 검은콩조림 채소 스틱/쌈장 열무김치	현미밥 콩비지찌개 감자 샐러드 * 곤약 피망볶음 콩나물무침 배추김치	현미밥 단호박죽 * 열무 된장무침 깻잎무침 계절과일 배추김치
현미밥 느타리 고추장찌개 콩불고기 상추쌈/쌈장 미역줄기볶음 배추김치	현미밥 두개장 콩나물 당면찜 양배추 표고볶음 채소 스틱/쌈장 배추김치	현미밥 된장국 곤드레나물/양념장 새송이 가지구이 * 숙주 당근무침 배추김치	현미밥 아욱국 고추 당면전 * 피망잡채 참나물무침 배추김치
현미밥 애호박 된장국 미역 오이초무침 마늘쫑 통마늘무침 풋고추/쌈장 배추김치	현미밥 맑은 감자국 우엉장떡 * 토마토 브로콜리볶음 열무무침 양상추 샐러드/과일 소스	현미밥 다시마무국 두부 김치조림 떡밤초 무생채 열무김치	현미밥 순두부찌개 도라지 배무침 알감자조림 단배추 들깨무침 배추김치

11주차 월요일 아침

우엉 표고볶음

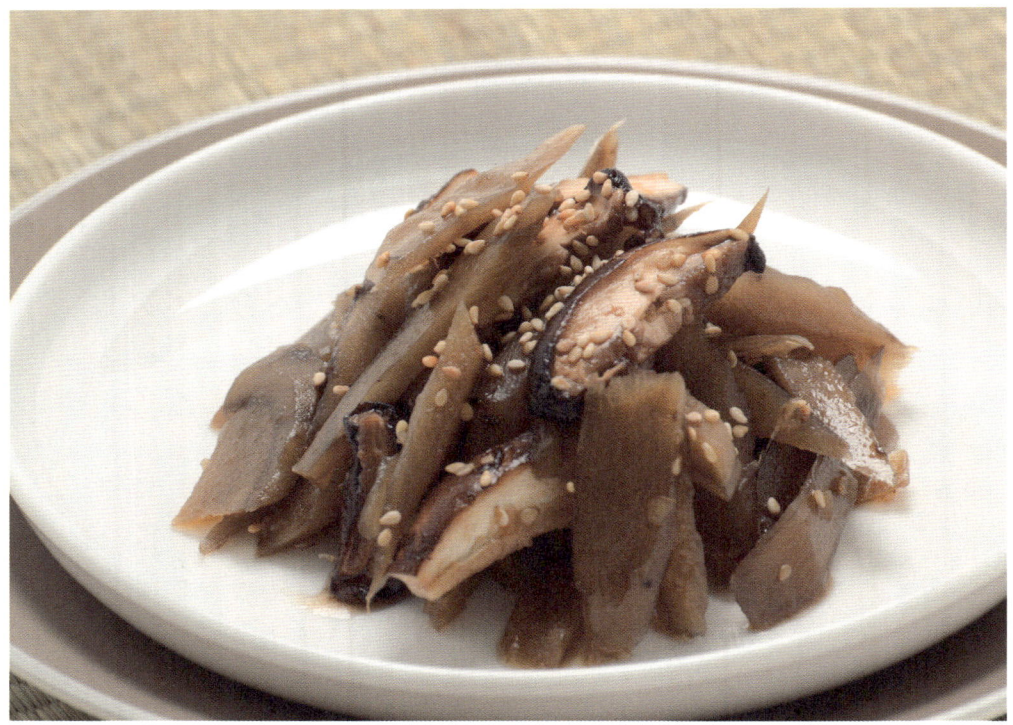

기본 재료(2인분)

우엉 50g, 식초 조금, 표고
버섯 4개, 현미유 약간, 물엿
1/2t, 참기름 1/2t, 통깨 약간

양념장 재료

다시마 2장(5*5cm), 간장
1/2T, 설탕 1t, 다진 마늘 1t

만드는 방법

❶ 우엉은 껍질을 벗긴 후, 깨끗이 씻어 어슷썰기한다.

❷ 식초를 한두 방울 떨어뜨린 끓는 물에 우엉을 삶은 후, 찬물에 씻어 물기를 뺀다.

❸ 표고버섯은 반 갈라 편으로 두껍게 채를 썬다.

❹ 양념장 만들기

   1 다시마를 끓여 다시마물을 만든다.

   2 다시마물에 간장, 설탕, 다진 마늘을 넣는다.

❺ 현미유를 두르고, ②의 우엉을 볶다가 ③의 표고버섯과 ④의 양념장을 넣어 조린다.

❻ 서서히 조리다가 국물이 반쯤 줄었을 때 물엿을 넣고 뒤적이며 조린다.

❼ 윤기 나게 조려지면 참기름을 넣고 통깨를 뿌려 마무리한다.

채식 너겟 샐러드

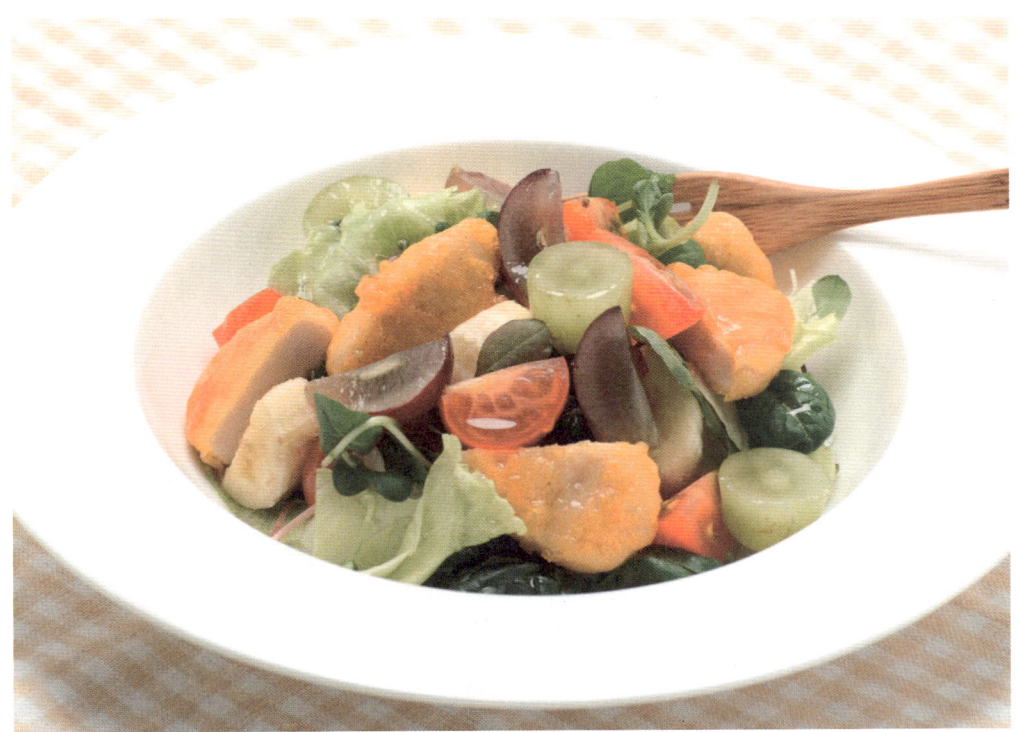

기본 재료(2인분)

채식 너겟 150g, 현미유 1T, 양상추 30g, 방울토마토 10 개, 새싹 15g, 무순 5g

오리엔탈 드레싱 재료

간장 1T, 올리브유 1/2T, 식초 1T, 설탕 1/2T, 레몬즙 약간

만드는 방법

❶ 냉동 상태의 채식 너겟은 해동 후, 현미유에 구운 다음 먹기 좋은 크기로 자른다.

❷ 양상추는 깨끗이 씻은 후, 잘게 찢고 방울토마토는 2등분한다.

❸ 새싹과 무순은 깨끗이 씻어 물기를 제거한다.

❹ 분량의 재료를 넣고 오리엔탈 드레싱을 만든다.

❺ ①～③의 모든 재료를 골고루 섞어 담고 ④를 끼얹는다.

김치 스파게티

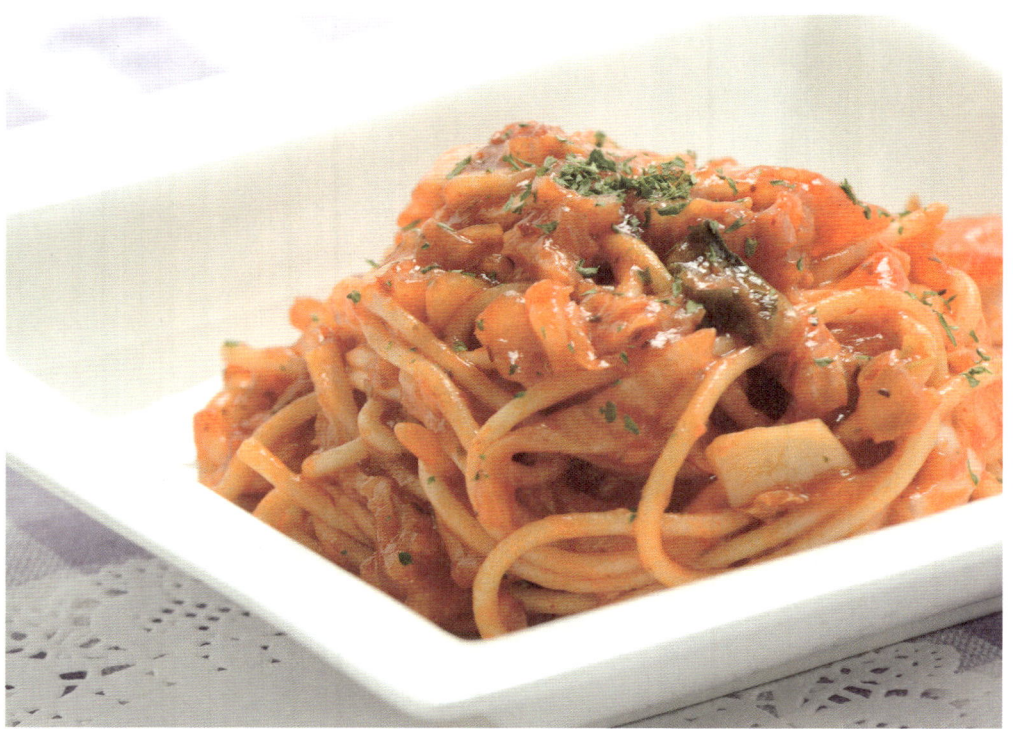

기본 재료(2인분)

김치 50g, 양송이 3개, 양파
1/5개, 청피망 1/4개, 홍피망
1/4개, 올리브유 1T, 다진 마
늘 1t, 토마토 페이스트 2T,
케첩 1T, 다시마 채수 1/3컵,
소금, 후추 약간, 건스파게티
140g, 파슬리 가루 약간

만드는 방법

❶ 김치는 잘게 다진다.

❷ 양송이와 양파는 다지고, 피망은 나박나박 썬다.

❸ 팬에 올리브유를 두르고 ①과 ②, 다진 마늘을 넣고 익을 때까지 볶는다.

❹ ③에 토마토 페이스트와 케첩을 넣고 약불에서 윤기 날 때까지 볶아
   다시마 채수를 넣고 끓으면 소금으로 간하고 취향에 따라 후추를 넣는다.

❺ 소금을 넣은 끓는 물에 스파게티 면을 넣어 10분간 삶는다.

❻ 달군 팬에 올리브유를 두르고 물기를 제거한 ⑤의 면을 볶는다.

❼ ⑥의 볶은 면에 ④의 재료를 넣어 섞는다.

❽ 마지막에 파슬리가루를 뿌린다.

우엉장떡

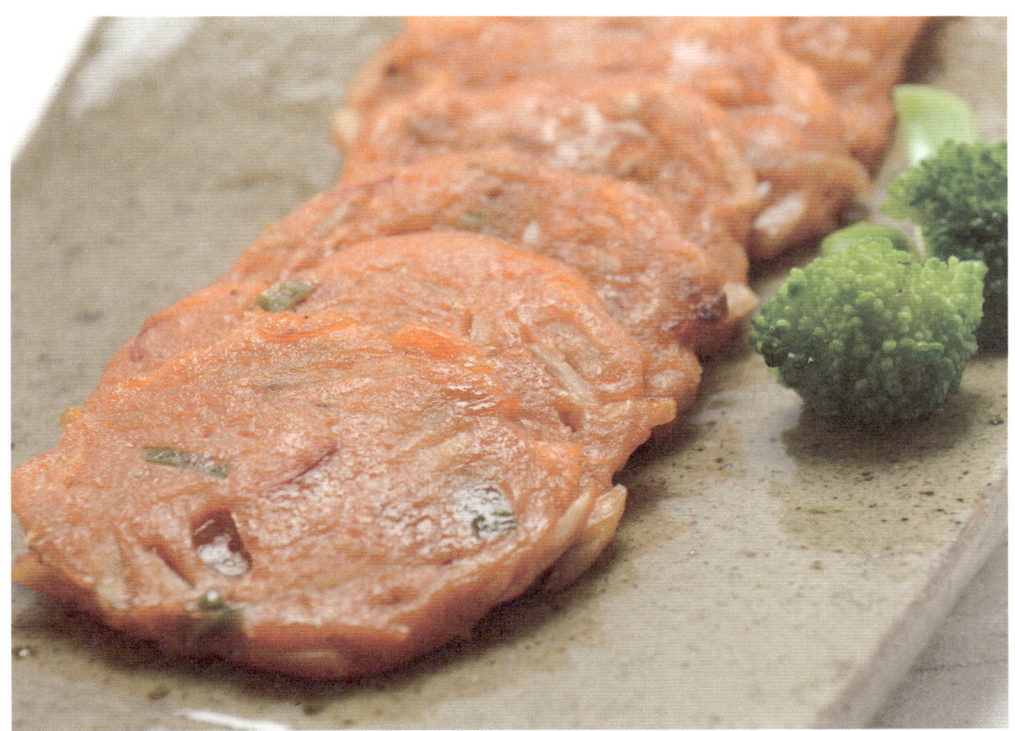

기본 재료(2인분)

우엉 100g, 식초 약간, 부추
10g, 청양고추 1/2개, 홍고추
1/2개, 밀가루 1/2컵, 고추장
1t, 소금 약간, 현미유 2T

만드는 방법

❶ 우엉은 깨끗하게 씻어 식초 한 방울 넣은 물에 삶는다.

❷ 우엉은 1cm 길이로 다지고, 부추는 씻어 1cm 길이로 썬다.

❸ 청양고추, 홍고추는 다진다.

❹ 밀가루에 ②, ③의 재료를 넣고 고추장, 소금으로 간을 한다.

❺ 달군 팬에 현미유를 두르고 ③을 노릇하게 부친다.

11주차 토요일 아침

감자 샐러드

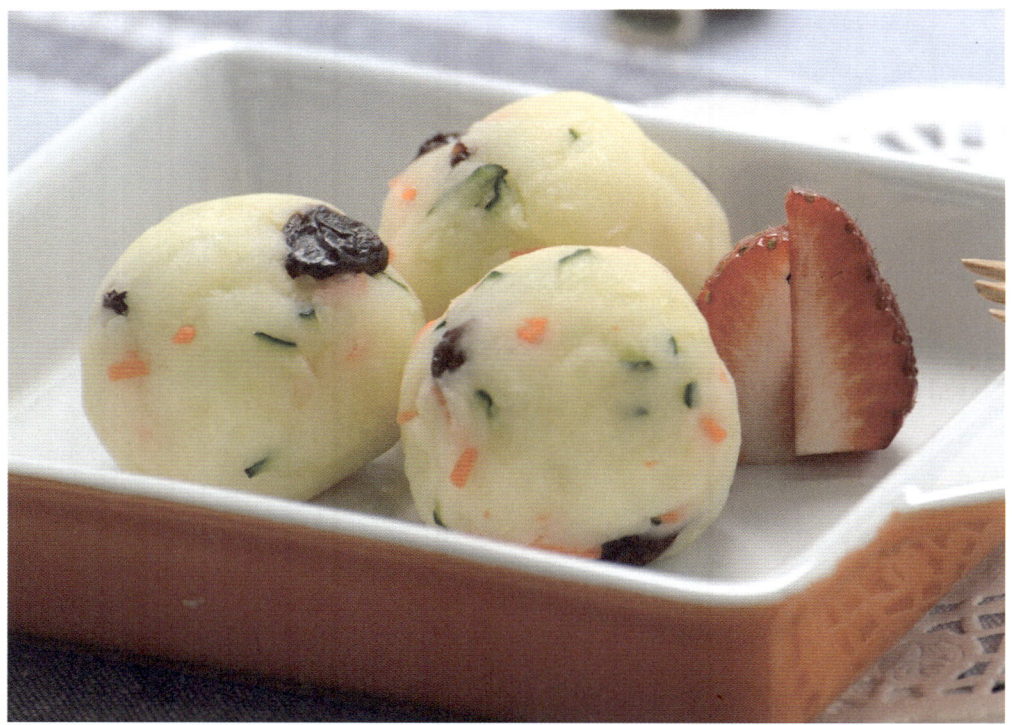

기본 재료(2인분)

감자 2개, 오이 1/5개, 당근 1/5개, 소금 약간, 건포도 8알

만드는 방법

❶ 감자는 적당한 크기로 썰어 삶는다.

❷ 감자가 어느 정도 식으면 껍질을 벗기고 으깬다.

❸ 오이와 당근은 잘게 다진 후, 살짝 데쳐 소금으로 밑간을 한다.

❹ ②에 오이, 당근, 건포도를 섞고 소금으로 간한다.

❺ 둥글게 모양을 잡아 그릇에 담는다.

11주차 토요일 점심

새송이 가지구이

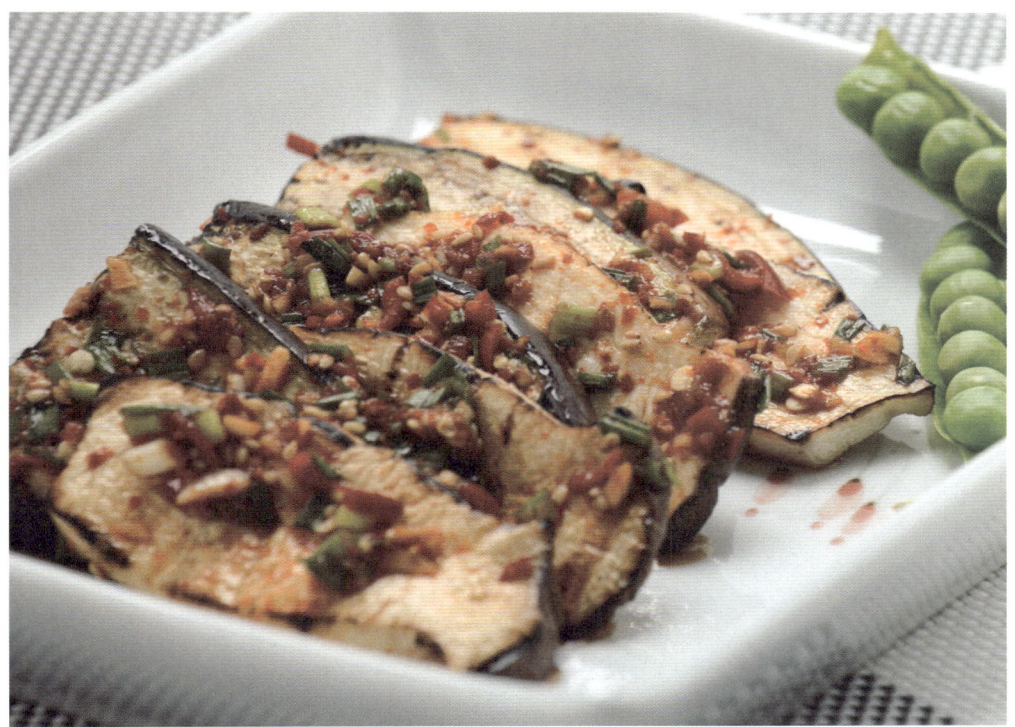

기본 재료(2인분)

가지 1/2개, 새송이버섯 1개,
현미유 1T

양념장 재료

간장 1T, 매실액 1t, 다진 마
늘 1t, 참기름 1/2t, 통깨 1/3t,
홍고추 1/2개, 청양고추 1/2
개, 실파 1대

만드는 방법

❶ 가지는 2*6cm 길이로 편 썬다.

❷ 새송이버섯은 모양을 살려 6cm 길이로 자른다.

❸ 달군 팬에 현미유를 두르고 약한 불에서 ①과 ②의 재료를 굽는다.

❹ 양념장 만들기

　1 홍고추, 청양고추, 실파는 잘게 다진다.

　2 1에 간장, 매실액, 다진 마늘, 참기름, 통깨를 순서대로 넣는다.

❺ 노릇하게 구워진 가지와 새송이버섯에 ④를 끼얹는다.

11주차 일요일 아침

단호박죽

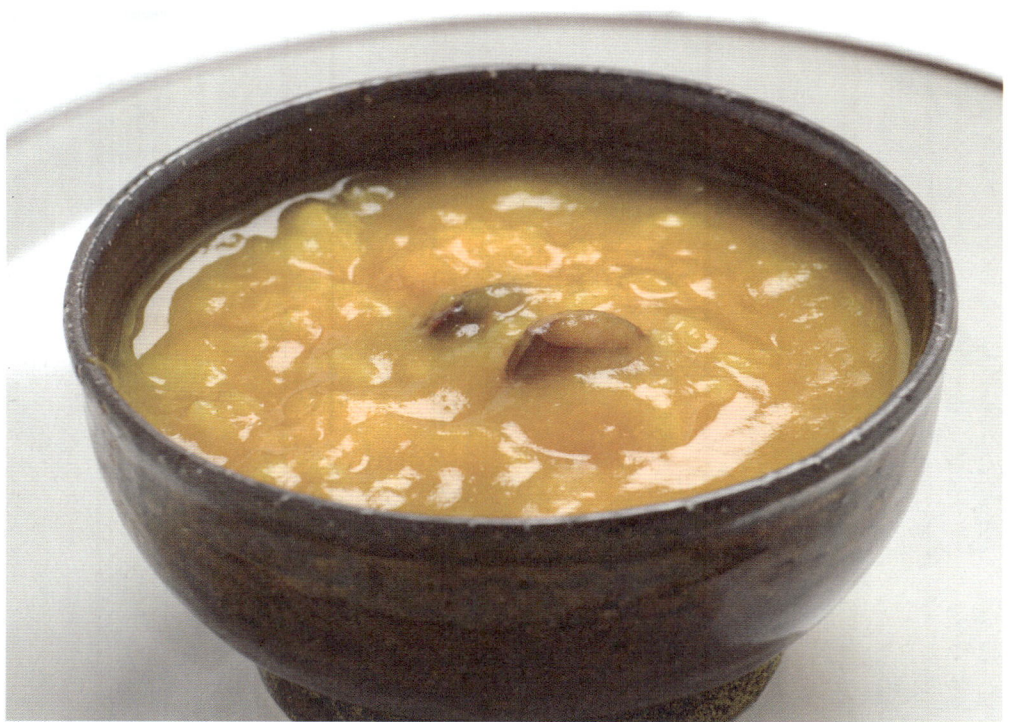

기본 재료(2인분)

단호박 1개, 찹쌀가루 3T, 설탕 2T, 소금 1/2t, 호박 삶은 물 1컵

만드는 방법

❶ 단호박은 씨, 껍질을 제거하여 듬성듬성 썬다.

❷ 냄비에 물을 넣고 호박을 넣어 삶은 후 식힌다.

❸ ②는 호박 삶은 물 1/2컵과 함께 입자가 곱게 믹서기에 간다.

❹ ③의 호박을 냄비에 넣고 저어가며 끓이다가 설탕과 소금을 넣는다.

❺ 호박 삶은 물 1/2컵에 찹쌀가루를 풀어 찹쌀 물을 만든다.

❻ ④에 ⑤의 찹쌀풀을 조금씩 넣으며 걸쭉한 농도가 되도록 저으며 끓인다.

11주차 일요일 점심

고추 당면전

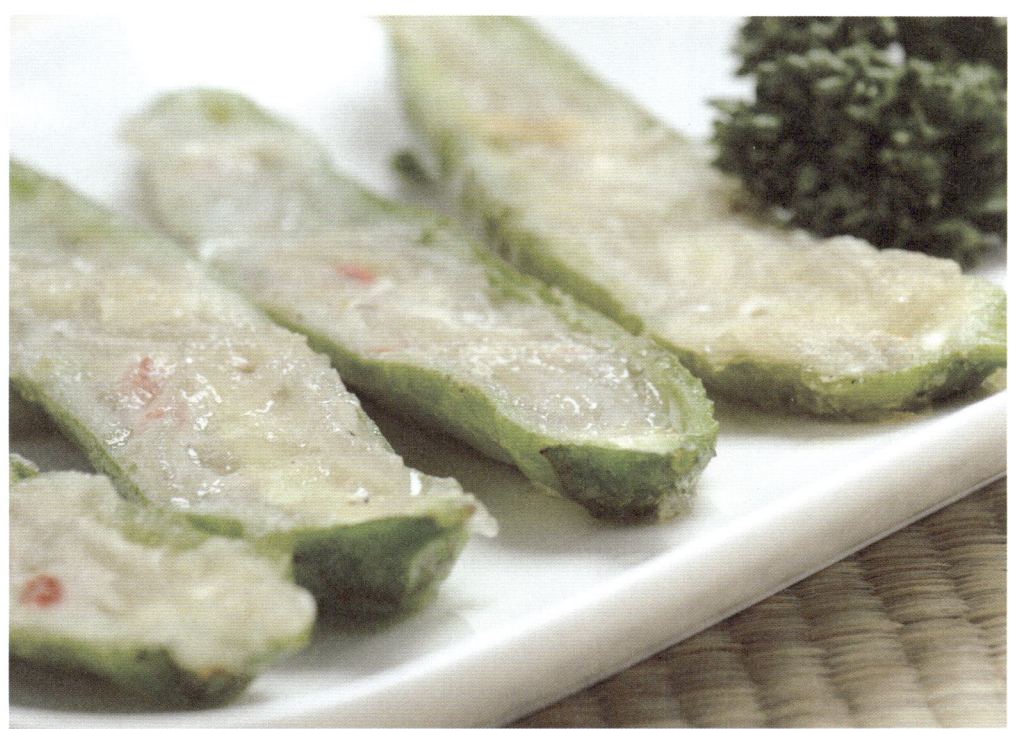

기본 재료(2인분)

풋고추 4개, 당면 20g, 홍고추 1/2개, 청양고추 1/2개, 두부 1/4모, 소금 약간, 통밀가루 2.5T, 현미유 2T

만드는 방법

❶ 깨끗하게 씻은 풋고추는 꼭지를 떼고, 반 갈라 씨를 제거한다.

❷ 당면은 물에 불린 후 삶아서 다진다.

❸ 홍고추와 청양고추는 잘게 다진다.

❹ 두부는 뜨거운 물에 데친 후 부드럽게 으깬다.

❺ ②~④의 재료를 모두 섞은 후, 소금으로 간을 하여 속을 만든다.

❻ ①의 고추 안쪽에 통밀가루를 살짝 묻힌 다음 ⑤를 채워 넣는다.

❼ 통밀가루 2T에 물을 약간 넣어 반죽한 후, ⑥의 고추 표면에 반죽을 입힌다.

❽ 달군 팬에 현미유를 두르고 ⑦을 노릇하게 굽는다.

현미채식 12주 식단 및 레시피

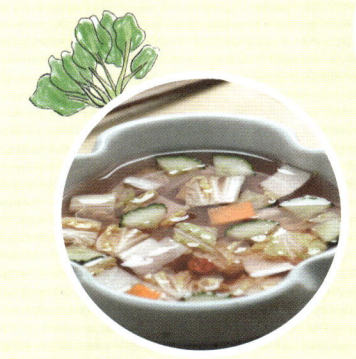
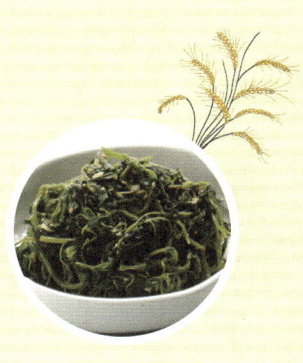
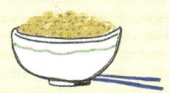

1주	월요일	화요일	수요일
아침	현미밥 콩나물 김치국 모듬 콩조림 * 청포묵무침 오이소박이 배추김치	현미밥 순두부찌개 다시마부각 새송이 피망볶음 모듬 채소쌈/두부 쌈장 배추김치	현미밥 팽이버섯 된장국 더덕무침 양배추 오이무침 미역초무침 배추김치
점심	현미밥 얼큰 감자국 콩나물 당면찜 양배추숙쌈 견과류 단호박찜 배추김치	현미밥 들깨 무채국 케일 깻잎숙쌈 브로콜리/매실초장 알감자구이 배추김치	현미밥 고구마 카레 소스 애호박전 * 도토리묵무침 마늘쫑 고추장무침 배추김치
저녁	현미밥 순두부찌개 감자 양파채볶음 물다시마/초장 꽈리고추찜 배추김치	현미밥 시금치장국 가지 들깨볶음 감자 양파채볶음 연두부/양념장 배추김치	현미밥 배추속대국 두부구이 다시마 간장조림 채소 스틱/쌈장 배추김치

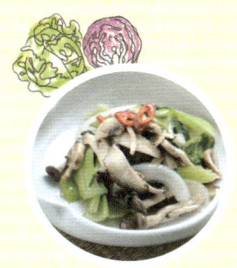

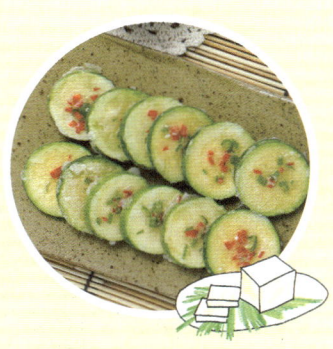

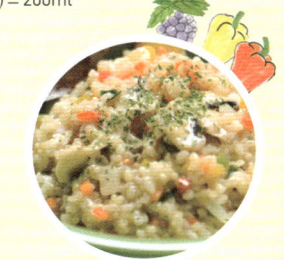

목요일	금요일	토요일	일요일
현미밥	현미밥	현미밥	현미 브로콜리죽
콩나물국	콩가루 배추국	시금치 토장국	나박 물김치
두부 양념조림	양배추쌈/양념장	두부 김치볶음	양상추 샐러드/사과
고사리볶음	곤약 피망볶음	표고 다시마찜 *	소스
김구이	콩나물무침	물미역 초무침	찐고구마
배추김치	배추김치	바나나 샐러드/깨 소스	과일주스
현미밥	현미밥	현미밥	현미 채소볶음밥 *
시래기국	청국장찌개	바나나 카레 소스	미소된장국
양상추 샐러드/견과류	비빔당면	콩고기 스테이크/소스	두부 토마토
소스	청경채 버섯볶음 *	새싹 샐러드	카프레제
곤약 채소초무침 *	풋고추, 오이/쌈장	오미자 물김치 *	배추김치
무말랭이무침	배추김치	배추김치	단호박 식혜 *
계절과일			
현미밥	현미밥	현미밥	현미밥
얼큰 감자국	애호박 된장국	버섯들깨탕	얼큰 콩나물국
유부탕평채	도토리 묵무침	무 미나리생채	감자조림
열무 된장무침	비름나물 무침 *	쑥갓 두부무침 *	깻잎숙쌈/쌈장
부추 겨자무침	사과 치커리무침	파래자반볶음	땅콩조림
계절과일	열무김치	배추김치	배추김치

모듬 콩조림

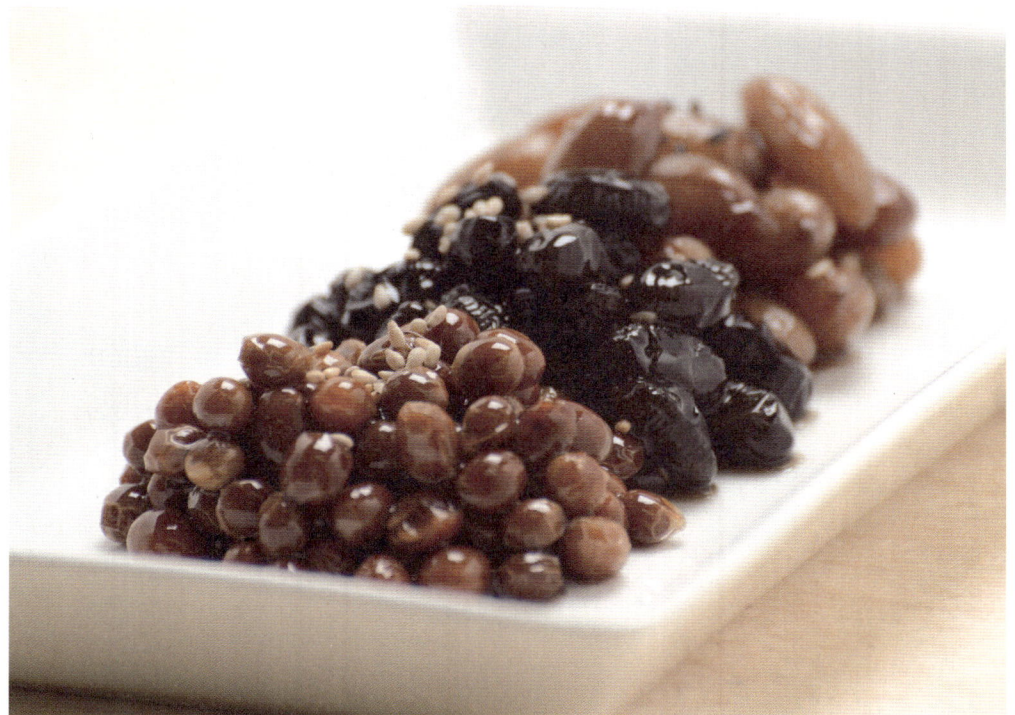

기본 재료(2인분)

검은콩 40g, 흰콩 40g, 조림
용 땅콩 40g, 참기름 1t, 통깨
약간

조림 간장 재료

간장 2T, 물엿 2T

만드는 방법

1. 검은콩, 흰콩은 각각 물에 4시간 정도 불리고 땅콩은 씻어 놓는다.
2. ①의 재료들을 따로 삶는다.
3. 냄비에 콩이 잠길 정도로 물을 붓고 간장을 넣어 각각 조린다.
4. ③의 국물이 어느 정도 졸여지면 물엿을 넣어 껍질이 쪼글쪼글해질 때까지 조린다.
5. 마지막에 참기름을 넣고 버무려 통깨를 뿌린다.

애호박전

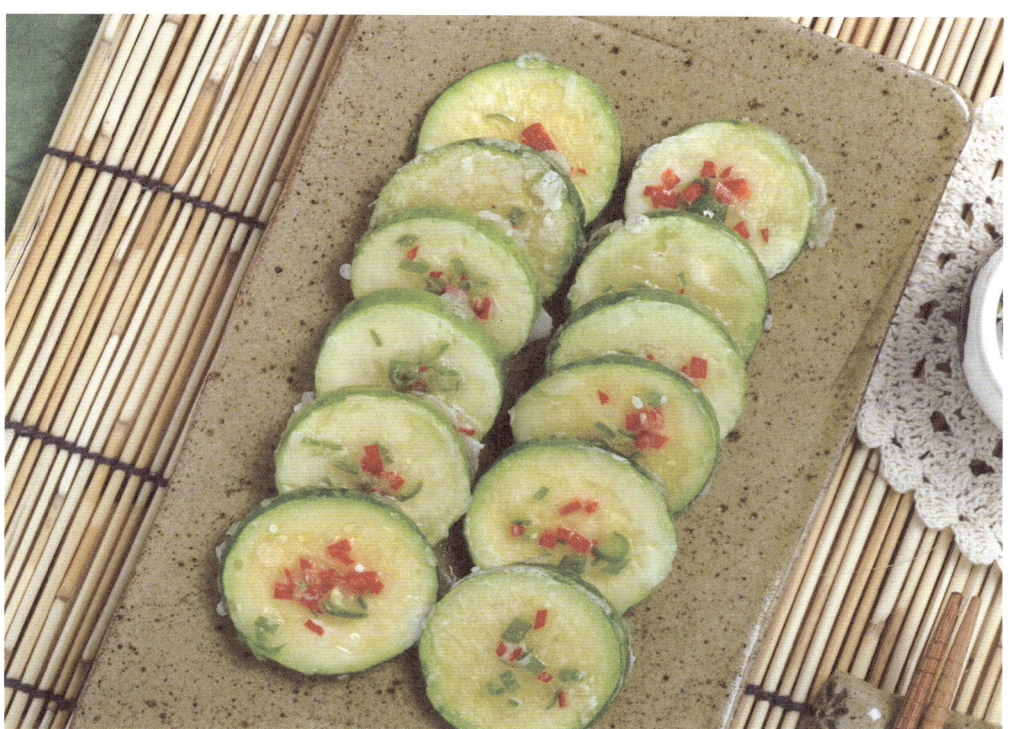

기본 재료(2인분)

애호박 1/2개, 소금 약간, 홍고추 1/2개, 청양고추 1/2개, 통밀가루 3T, 소금 약간, 현미유 2T

만드는 방법

❶ 애호박은 0.5cm 두께로 썰어 소금을 뿌린 다음 면보로 물기를 닦는다.

❷ 홍고추와 청양고추는 아주 곱게 다진다.

❸ 통밀가루를 ①의 앞뒤에 골고루 묻힌다.

❹ 통밀가루 2T에 물 3T을 넣어 연한 반죽물을 만든다.

❺ ④에 ②를 넣어 섞은 후, ③의 애호박을 넣는다.

❻ 달군 팬에 현미유를 두르고 호박을 올린 뒤 앞뒤로 노릇하게 지진다.

12주차 목요일 점심

곤약 채소초무침

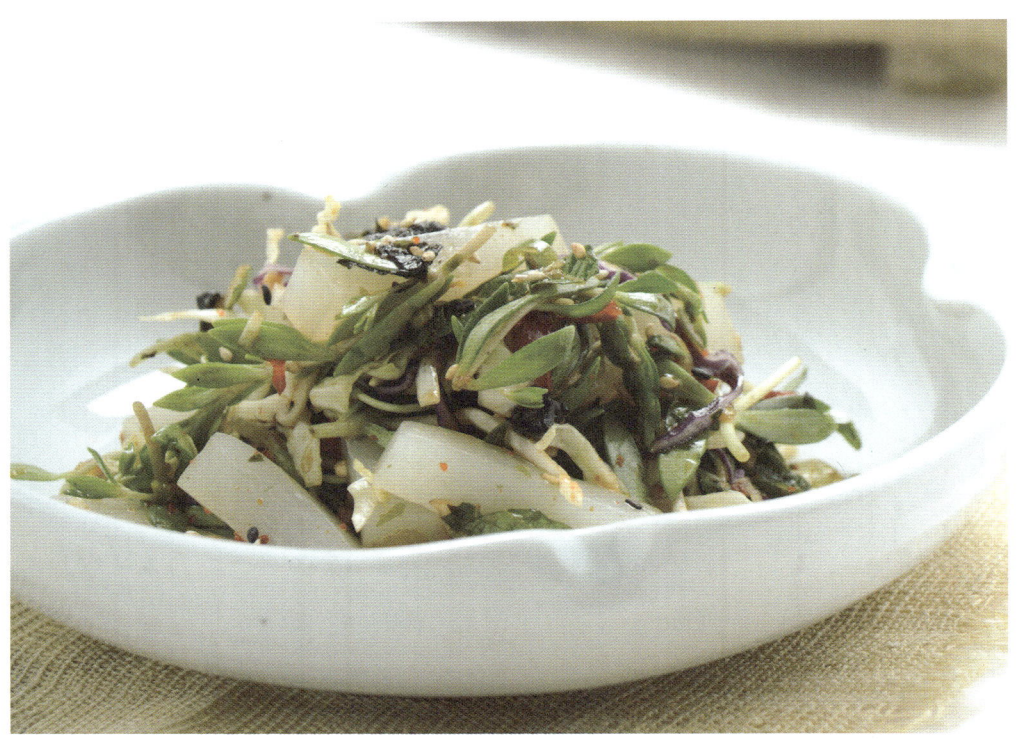

기본 재료(2인분)

곤약 60g, 적채 낱장 2장(폭 5cm), 양배추 낱장 4장(폭 5cm), 양파 1/5개, 돌나물 20g, 김가루 1T

양념장 재료

고춧가루 1t, 식초 1t, 간장 1t, 통깨 1/2t, 매실액 1/2t

만드는 방법

❶ 곤약은 길이 5cm(2*2cm 두께)로 잘라 데친다.
❷ 적채, 양배추, 양파는 적당한 길이로 채 썬다.
❸ 돌나물은 잘 다듬은 후, 깨끗이 씻어 물기를 뺀다.
❹ 분량의 양념장 재료를 혼합하여 양념장을 만든다.
❺ 김가루와 ①~③을 모두 섞어 살살 버무린다.

청경채 버섯볶음

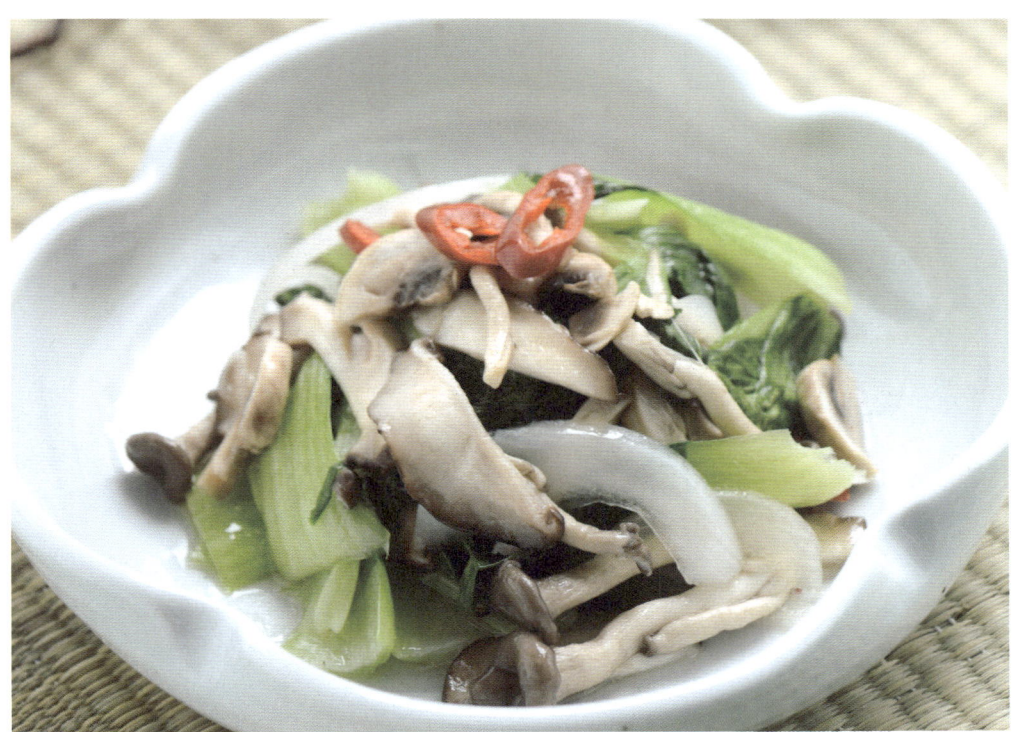

기본 재료(2인분)

청경채 80g, 표고버섯 2개,
느타리버섯 1묶음, 양파 1/5
개, 홍고추 1/5개, 현미유 1t,
소금 1/2t, 마늘 1t, 참기름
1/2t

만드는 방법

❶ 청경채는 깨끗이 씻어서 데친 후, 5cm 길이로 썰어 놓는다.
❷ 표고버섯은 반 잘라 적당한 크기의 편으로 썰어서 데친다.
❸ 느타리버섯은 4cm 길이로 썬 후 데친다.
❹ 양파는 채 썰고 홍고추는 어슷하게 썬다.
❺ 달군 팬에 현미유를 두르고 ①~④를 볶다가 마늘과 참기름을 넣고 소금으로 간한다.

12주차 금요일 저녁

비름나물 무침

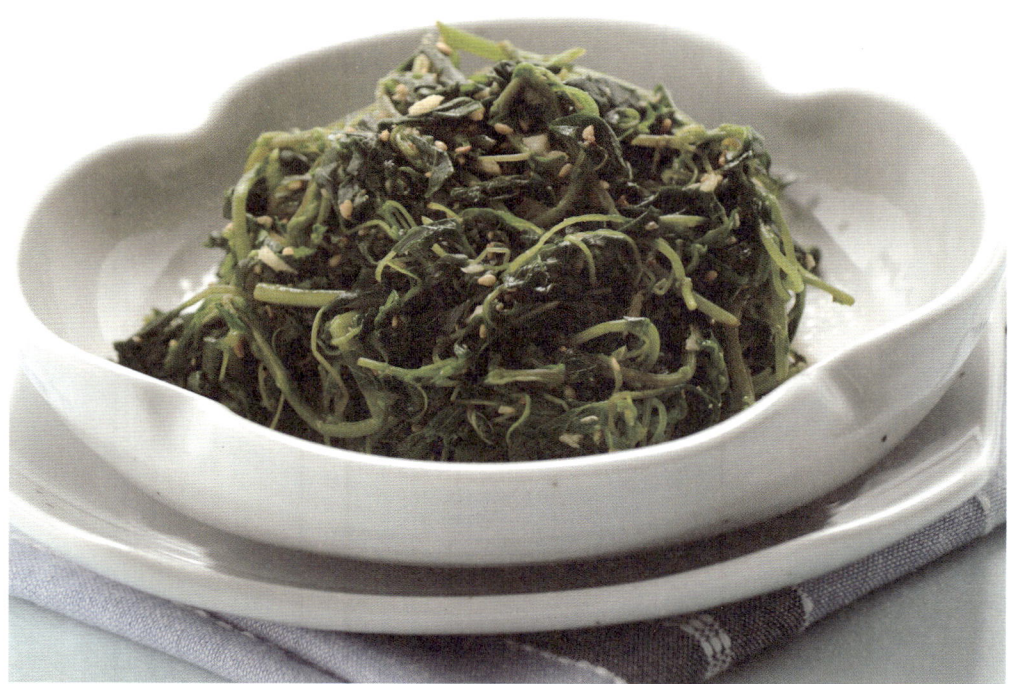

기본 재료(2인분)

비름나물 120g, 통깨 1ts

양념장 재료

국간장 1t, 참기름 1t, 마늘 1t,
깨소금 1t

만드는 방법

❶ 비름나물은 잘 다듬어 삶는다.
❷ 먹기 좋은 크기로 썰어서 물기를 뺀다.
❸ 분량의 재료로 양념장을 만든다.
❹ ①의 비름나물에 ③의 양념장을 넣어 골고루 무친다.
❺ 통깨를 뿌린다.

표고 다시마찜

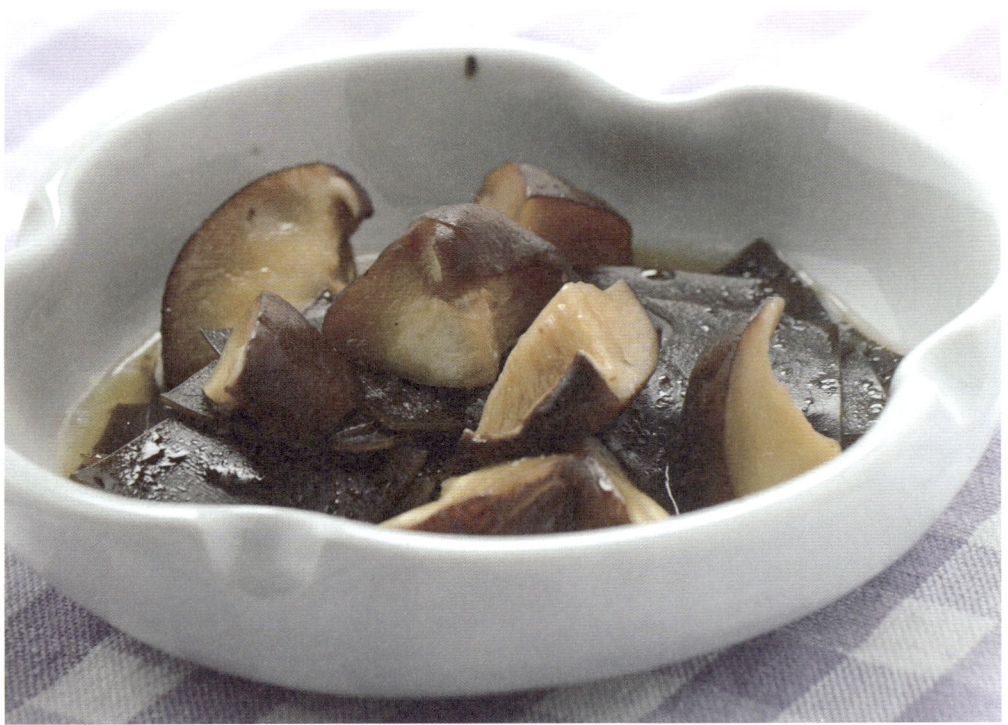

기본 재료(2인분)

다시마 40g, 표고버섯 4개

조림장 재료

간장 1T, 물엿 1/2T, 매실액
1t, 물 1/3컵

만드는 방법

❶ 다시마는 1시간 정도 젖은 면보에 싸서 부드럽게 만든다.

❷ 다시마는 4*3cm 직사각형 모양으로 자른다.

❸ 표고버섯은 물에 한 번 씻고 4등분한다.

❹ 분량의 재료로 조림장을 만든다.

❺ ②, ③에 ④를 넣고 약불에서 10분간 조린다.

12주차 토요일 점심

오미자 물김치

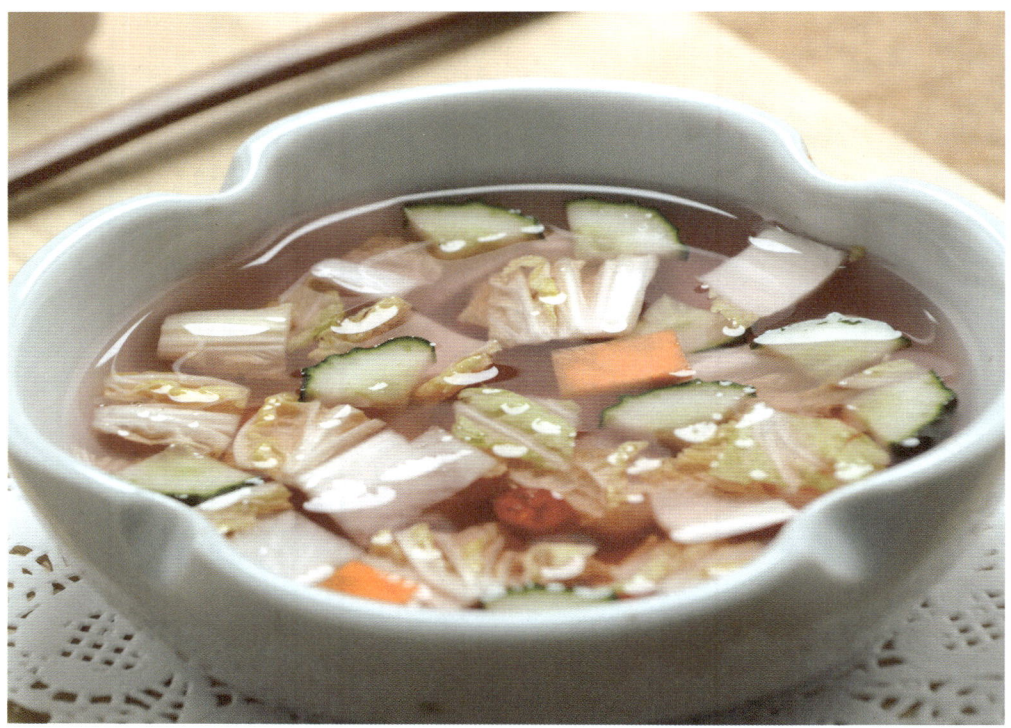

기본 재료(2인분)

오미자 20g, 배추 50g, 무 1/2
토막(5cm 길이), 당근 1/5개,
소금 약간, 오이 1/5개, 홍고추
1/5개, 생강즙 1/2t, 마늘 1t

만드는 방법

❶ 오미자는 깨끗이 씻은 후, 하루 정도 찬 생수에 우린다.

❷ 배추, 무, 당근은 나박나박 썰어 소금에 살짝 절인다.

❸ 오이는 깨끗이 씻어 4등분하고 소금에 10분 정도 살짝 절인다.

❹ 홍고추는 둥글게 송송 썬다.

❺ 소금에 절인 ②, ③을 깨끗이 씻어 물기를 뺀다.

❻ ①의 오미자 우린 물에 소금으로 간을 하고, ⑤의 재료와 생강즙, 다진 마늘, 홍고추를 넣는다.

쑥갓 두부무침

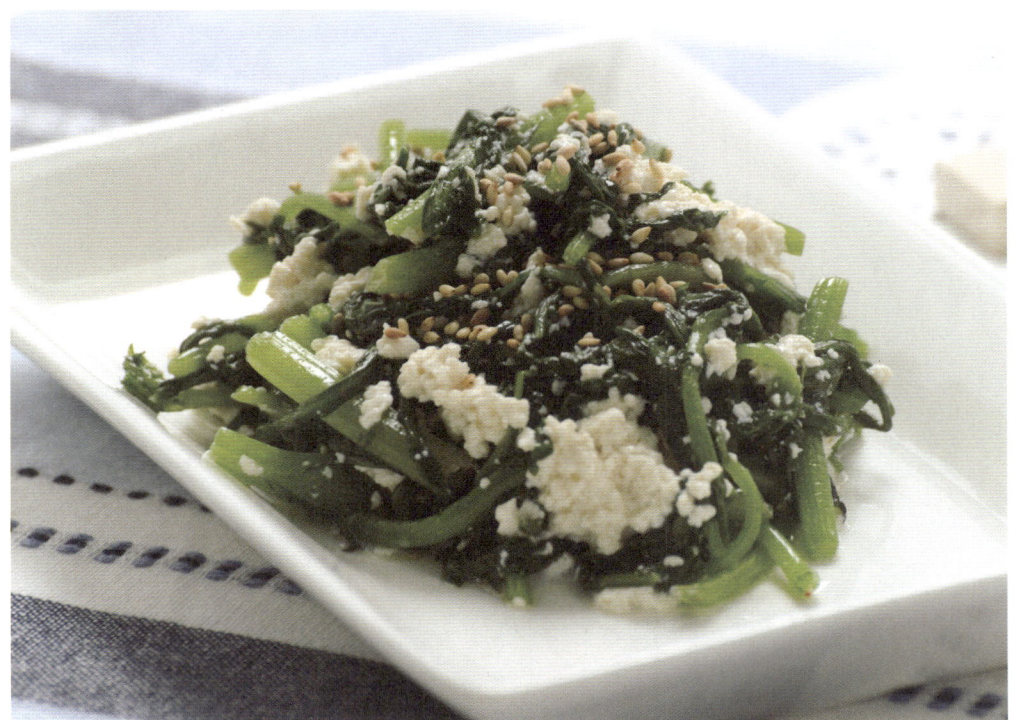

기본 재료(2인분)

두부 1/4모, 쑥갓 60g, 다진
마늘 1t, 대파 1/5대, 참기름
1t, 소금 약간, 통깨 약간

만드는 방법

① 삶은 두부는 면 보자기에 싸서 꾹 눌러 물기를 뺀다.
② 물기가 빠진 두부를 보슬보슬하게 으깬다.
③ 쑥갓도 물에 데쳐서 물기를 뺀다.
④ ③의 쑥갓에 다진 마늘과 대파, 참기름, 소금을 넣어 무친다.
⑤ 통깨를 뿌려 마무리한다.

12주차 일요일 점심

현미 채소볶음밥

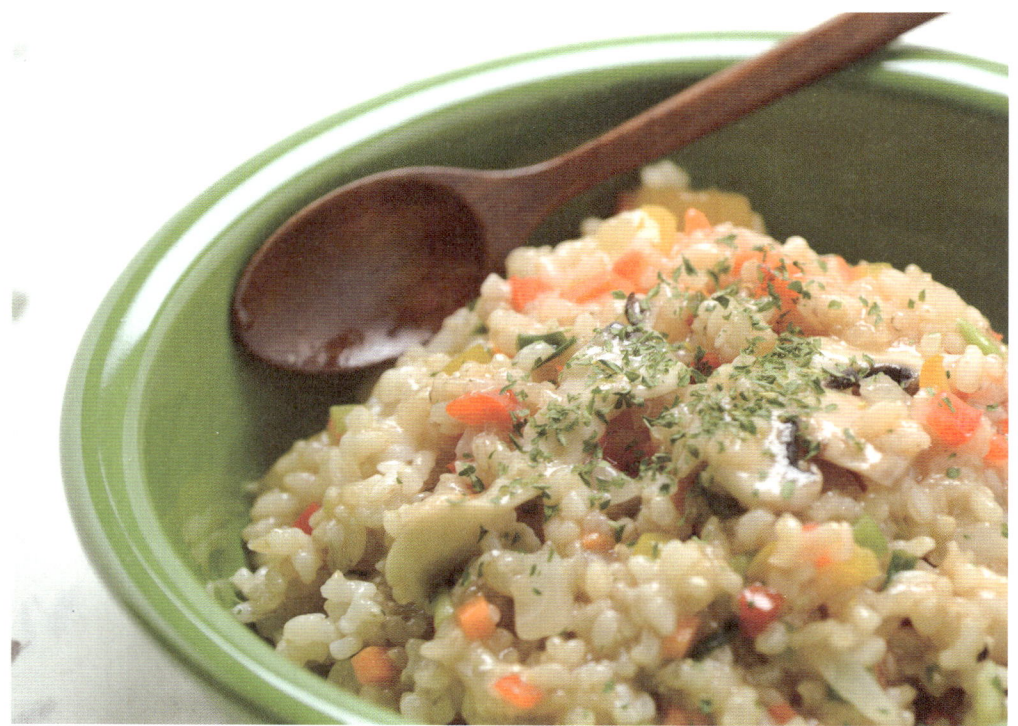

기본 재료(2인분)

감자 1/3개, 당근 1/4개, 양파
1/4개, 청피망 1/4개, 홍피망
1/4개, 애호박 1/5개, 현미밥
2공기, 참기름 1t, 소금 약간,
파슬리가루 약간

만드는 방법

❶ 감자, 당근, 양파, 청피망, 홍피망, 애호박은 가로세로 0.5cm 크기로 각각 다진다.

❷ ①의 재료를 모두 섞어 볶는다.

❸ 현미밥에 ②를 잘 섞은 후 참기름을 넣는다.

❹ 소금으로 간을 하고 마지막에 파슬리가루를 뿌린다.

단호박 식혜

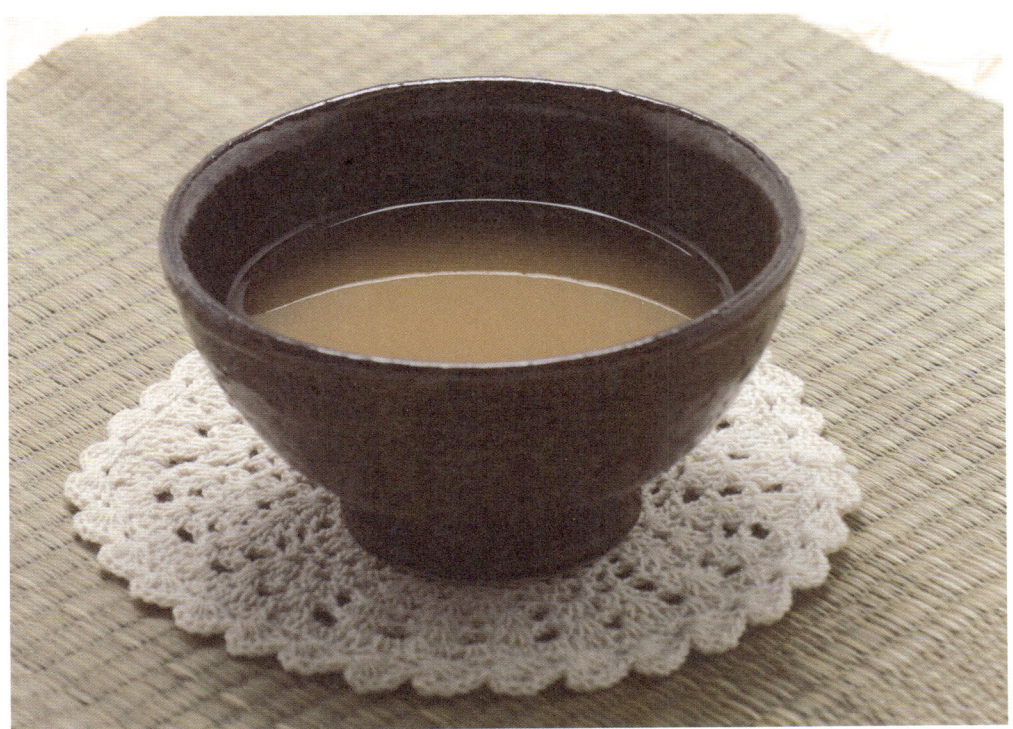

기본 재료(10인분)

엿기름 400g, 단호박 1/4개,
쌀밥 1/2공기, 설탕 1/2컵

만드는 방법

① 엿기름을 물에 살살 씻는다.

② 미지근한 물에 엿기름을 고루 풀어 윗물이 맑아질 때까지 그대로 둔다.

③ ②의 맑은 윗물을 고운 체에 걸러 10인용 보온밥솥에 1/2정도 담고 나머지 찌꺼기는 버린다.

④ ③과 쌀밥을 고루 섞는다.

⑤ 단호박을 삶은 뒤 껍질을 벗긴 후 갈아서 ④와 섞고, 보온밥솥에 5시간 정도 삭힌다.

⑥ 보온밥솥의 삭힌 엿기름에 밥알이 동동 뜨면 꺼내어 냄비에 붓고 설탕을 넣어 끓인다.

⑦ 끓인 식혜는 식힌 뒤 냉장 보관하여 먹는다.

PART

3

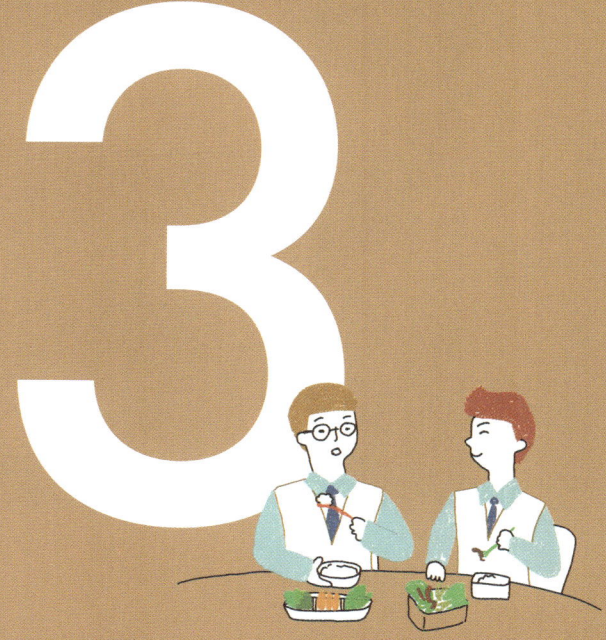

학교 급식은
바뀌어야 한다

모두 기적 같은 일이라고 했다. 아토피, 여드름, 악성 변비, 소화불량 등의 만성 질환은 물론, 체중이 11kg이나 감량한 학생도 있었다. 학생들의 학업 성적도 눈에 띄게 향상되었다. 이 모든 것이 103일 동안 진행한 현미채식 급식의 결과였다.

_대구 영진고등학교

CHAPTER 01

식(食)교육도
교육의 일종이다

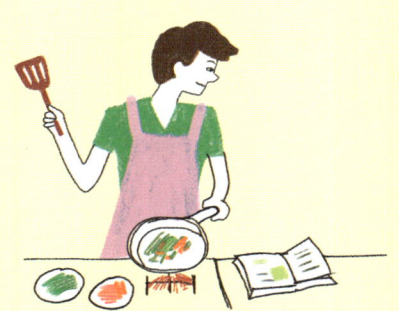

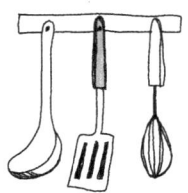

**채식의
경험을
제자들과
함께 나누다**

모두 기적 같은 일이라고 했다. 아토피, 여드름, 악성 변비, 소화 불량 등의 만성 질환은 물론, 체중이 11kg이나 감량한 학생도 있었다. 학생들의 학업 성적도 눈에 띄게 향상되었다. 이 모든 것이 103일 동안 진행한 현미채식 급식의 결과였다.

필자의 채식 이야기는 13년 전으로 거슬러 올라간다. 대학 교수로 재직하던 시절, 평소 알고 지내던 공직에 계신 분을 우연히 만났다. 그는 오랜만에 만난 내게 채식을 해 보는 게 어떠냐며 채식의 장점을 구구절절 설명했다. 평소 채소를 즐겨 먹었지만 특별히 채식을 해야겠다는 구체적인 생각을 해 본 적은 없었다.

그런데 선뜻 대답하길 망설이는 내게 채식을 통해 맑은 정신과 몸의 건강까지 얻을 수 있고, 생명을 존중하는 마음도 커지며, 환경 보호에도 일조할 수 있다고 설득했다. 그와 헤어진 후 나는 한동안 채식에 대해 공부를 했다. 채식 관련 서적을 읽기도 하고 채식을 통해 삶이 변한 유명인의 이야기도 찾아보았다. 그리고 그해 7월, 망설임 없이 비건 채식을 시작했다.

요즘에 들어 '그가 나에게 채식을 권한 이유도 지금 내가 다른 사람들에게 채식을 권하는 이유와 같지 않았을까?'라는 생각을 종종 한다. 채식은 우리 몸과 마음을 모두 건강하게 한다. 그리고 더욱 중요한 것은 건강한 삶을 보장받고 있다는 든든한 느낌과 내 자신의 삶에 애착을 갖게 된다. 그래서 더 열심히, 더 열정적으로 살려는 마음이 생기고 그로 인해 행복감을 느끼게 된다. 나에게 채식을 권한 지인도 지금의 나처럼 이런 마음을 널리 나누고 싶었기 때문 아닐까?

채식을 시작하며 나는 담배와 술을 모두 끊었다. 채식을 하기 전에는 해마다 감기를 한두 번 정도 심하게 앓았다. 그때마다 빠르게 회복하지 못하고 며칠씩

고생을 했다. 하지만 채식을 시작하고부터는 거의 감기에 걸리지 않는다. 매일 영어 문장 하나씩 외울 만큼 집중력도 향상되었다. 스스로와 약속한 지 13년이 지난 지금도 여전히 비건 채식을 유지하고 있다. 출장을 갈 때도 예외는 아니다. 항상 채식 도시락을 준비해 다닌다.

2010년, 고등학교 교장으로 부임하면서 '성인병'에 시달리는 학생들이 많다는 사실을 알고 조금 충격을 받았다. 당뇨, 지방간, 고콜레스테롤 혈증 등 40~50대 성인에게 나타날 듯한 질환을 앓고 있는 학생들을 보며 반드시 채식이 필요하다고 판단했다. 교직원의 동의를 얻기 위해 '채식을 해야 하는 이유'를 문서로 정리해 배포하고 '미트 프리 먼데이(Meat-free Monday: 비틀스 멤버였던 폴 매카트니가 제창한, 환경을 위해 매주 월요일은 고기를 먹지 말자는 운동)'를 제안했다. 표결에 부친 결과, 대다수의 찬성을 얻었다. 이 안건을 학교운영위원회에도 상정했는데, 참신한 아이디어라는 평가를 받으며 모든 위원의 찬성을 얻었다.

미국의 민간 환경 연구 기관인 월드워치연구소의 발표에 따르면, 온실가스의 51% 이상이 축산업에서 발생한다고 했다. 소에게 먹일 곡물을 사람에게 먹이면 20억 명을 먹일 수 있고, 그에 따른 비효율도 막을 수 있다는 것이다. 학교에서 학생들이 하루에 먹는 그릇 수만 해도 몇 천 그릇이 넘는데 '육식을 하는 그릇 수만 줄여도 환경과 학생들의 건강에 도움을 줄 수 있지 않을까?'라는 생각으로 시작한 주 1회 채식 급식이었다. 무엇보다 하루 빨리 학생들의 건강을 되찾아 주고 싶었고, 밝은 마음으로 행복한 학창 시절을 보낼 수 있길 바라는 마음에서 10여 년간의 채식 경험을 제자들과 함께 나누기 시작한 것이다.

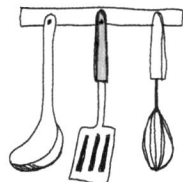

103일 후,
기적을
확인하다

우리 학교에서는 2011년 1학기부터 매주 월요일을 '채식의 날'로 정하고 전 교생과 교직원을 대상으로 비건 채식 급식을 하고 있다. 학교에서 비건 채식 급식이 정착되어 가고 있을 때였다. 때마침 관할 교육청으로부터 현미채식 시범 학교를 선정한다는 공문을 받았다. 사실 현미채식은 학생들의 건강을 책임 지지만 비용이 많이 든다는 어려움이 있었다. 일반 급식비보다 현미채식은 식재료 비용이 많이 들기 때문이다. 일반미 대신 현미를 사용해야 하고, 채소 또한 몸에 좋은 유기농을 사용해야 하니까 당연한지도 모른다. 그러던 차에 나머지 추가되는 비용을 교육청에서 지원받아 일주일에 한 번이 아닌 매일같이 현미채식을 할 수 있는 기회가 생긴 것이었다.

점심 · 저녁 식사뿐 아니라 가정에서 먹는 아침 · 주말 식사도 현미채식을 하는 강도 높은 코스로 진행하였다. 대신 아이들의 자율성을 존중했다. 원하는 사람에 한해 현미채식을 지원하기로 한 것이다. 그렇게 신청한 인원은 교직원 22명, 학생 34명이었다. 부모들은 '아침 · 주말 식사를 반드시 채식으로 먹이겠다'는 서약서를 제출하였고, 채식 전문가인 의과대학 전문의 및 교수 등의 도움을 받았다. 그렇게 총 56명이 103일 동안 현미채식에 참여하게 된 것이다.

대부분의 학생들은 현미채식을 시작하면서 고기 맛을 그리워했다. 그럴 때마다 격려 프로그램을 적극적으로 활용했다. 채식 전문 의사에서 채식 전문 식당 사장까지 지역의 유명 인사들이 학생들과 부모에게 뜨거운 격려와 응원을 보냈다. 현미채식의 효과와 올바른 현미채식법에 대한 강의도 적극적으로 해주었다. 교사들은 학생들에게 "먹고 싶은 걸 100일 이상 참는 것은 어떤 일이든 어려움을 극복할 수 있는 정신을 갖고 있다는 것을 의미한다."며 용기를 북돋웠다.

하지만 생각만큼 순조롭지 않았다. 참여 학생에게는 별도로 채식급식소를 마련해 줬지만, 일반 급식소에서 풍기는 고기 냄새의 유혹을 뿌리치지 못하고 일반 급식소로 몰래 넘어가는 학생도 있었다. 또, 현미채식은 어머니의 역할이 중요한데, 약한 마음에 아이에게 고기를 먹이는 부모들이 하나둘 생겨나기도 했다. 또한 보이지 않는 곳에서 고기나 가공식품 등의 금기 음식을 먹는 아이들도 있었다. 시간이 지날수록 아이들은 자연스레 적극적 참여군과 소극적 참여군으로 나뉘었다.

돌이켜보면 우여곡절이 참 많았다. 어찌됐든, 103일간의 모든 일정이 끝났다. 현미채식 급식에 참여한 34명의 학생에게 채식 과정 수료증을 주고 체험 소감문 대회도 열었다. 학교 생활기록부에도 내용을 기재했다. 그리고 며칠 뒤, 모두 깜짝 놀랄 만한 기적을 확인할 수 있었다. 채식을 시작하기 전, 아이들은 간단한 체지방 측정과 혈액 검사 등을 실시했다. 그리고 급식 종료 3일 후에 똑같은 검사를 실시했다. 103일간의 결과물을 확인하는 것이었다. 그 결과는 놀라웠다.

참여 학생 중 23명은 콜레스테롤이 감소했고, 25명은 체중이 줄었으며, 27명은 체지방이 감소했다. 아토피로 힘들었던 학생 2명, 소화 불량으로 고통스러워하던 학생 2명, 여드름으로 고민이 많았던 학생 6명, 지방간이 있던 학생 1명까지 증상이 모두 사라진 것이었다. 몸이 좋아지니 학력 신장도 자연스럽게 따라왔다. 전국 시·도교육청 연합 학력평가에서 채식급식 전·후 석차가 향상된 학생 수가 54% 내외로 나타났고, 교내 시험에서는 '적극적 참여군'에 속한 학생 중 62%의 석차가 올랐다. 시·도교육청 연합 학력평가에서 학력 향상률 상위자를 '학력 진보자'로 선정하는데, 2012년 7월에는 3학년 수리과학반 '학력 진보자' 1·2·3위를 모두 채식에 참여했던 학생들이 차지했다.

그렇게 시간이 흐르고 교육청의 지원 기간이 끝나 현미채식 프로그램을 종료할 수밖에 없었다. 그런데 갑자기 학생들이 나를 찾아왔다. 기껏 아토피, 여드름, 비만으로부터 해방되었는데, 이전 상태로 돌아갈까봐 겁이 난다며, 수능 전까지만이라도 지금의 좋은 컨디션을 유지하고 싶다고 했다. 아이들은 그동안 자신들이 먹던 음식이 옳지 않았다는 것을 스스로 깨달은 것이었다. 그래서 학생들에게 현미채식 도시락을 먹을 수 있는 공간을 마련해 주었다.

약 2개월 동안, 학생들은 집에서 현미채식 도시락을 싸 가지고 다녔다. 하루 두 끼의 도시락을 싸 가지고 다니는 학생들을 보고, 마음이 아팠다. 수능 전까지만이라도 현미채식을 먹을 수 있는 환경을 마련해야 했다. 그래서 결국 소규모 인원으로 단기간의 현미채식을 다시 시행했다.

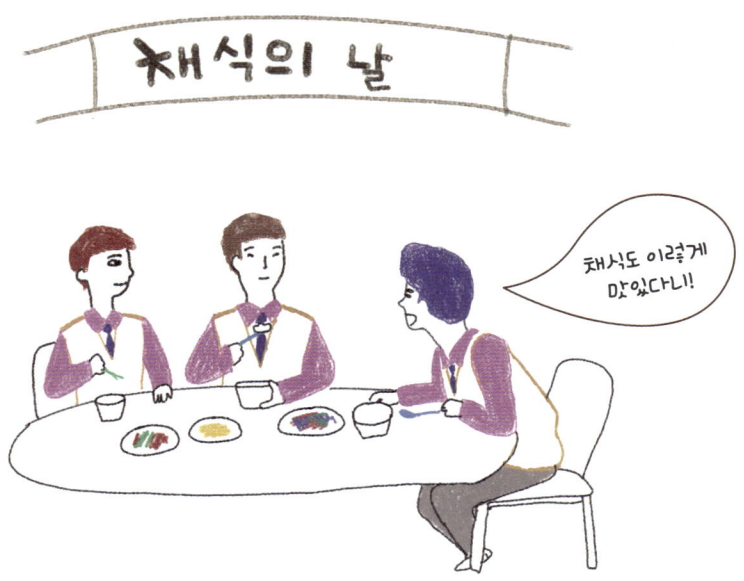

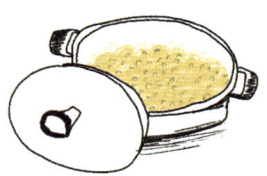

먹는 것은 교육의 가장 기본이다

사실 먹고 싶은 것을 100일 이상 참는다는 것은 성인에게도 힘든 일이다. 더구나 한창 먹고 싶은 것이 많은 청소년기에는 더더욱 쉬운 일이 아니다. 하지만 혼자가 아닌 단체의 힘은 역시 대단했다. 서로가 서로를 격려하고 응원하며 힘든 시기를 함께 극복했기 때문에 가능한 것이었다. 그 경험을 바탕으로 학생들은 어떤 일이든지 할 수 있는 강한 정신력을 키우게 된 것이다. 그리고 그 경험은 사회에서도 굳건할 수 있는 강한 정신력을 다듬게 한 기회였다.

현재 우리들의 학교 급식 문화는 학생들의 기호나 체질을 고려하지 않은 상태에서 공급자 위주로 획일적인 메뉴만 제공하였다. 현미채식 급식을 통해 학교 급식도 수요자 중심의 급식으로 변화되어야 한다는 믿음이 생겼다. 장애인이 한 명밖에 없다고 해도 장애인을 위한 엘리베이터는 존재해야 하듯이, 급식도 마찬가지다. 소수를 위한 대안이 반드시 마련되어야 한다. 학생들의 건강과 입맛을 충분히 고려한 급식이 대한민국 모든 학교에 하루 빨리 자리 잡아야 할 것이다.

학교 급식으로 점심 또는 저녁까지 해결하는 학생들에게 학교 급식은 평생의 입맛을 길들이게 되는 중요한 교육이다. '식(食)'교육도 교육인 셈이다. 올바르고 건강한 식사를 통해 제대로 된 입맛을 자리 잡게 해주는 것 또한 교육자의 의무이자 책임인 것이다. 영진고등학교가 변화의 물꼬를 튼 급식 문화가 멈추지 않고 널리 퍼져나가기를 간절히 바란다.

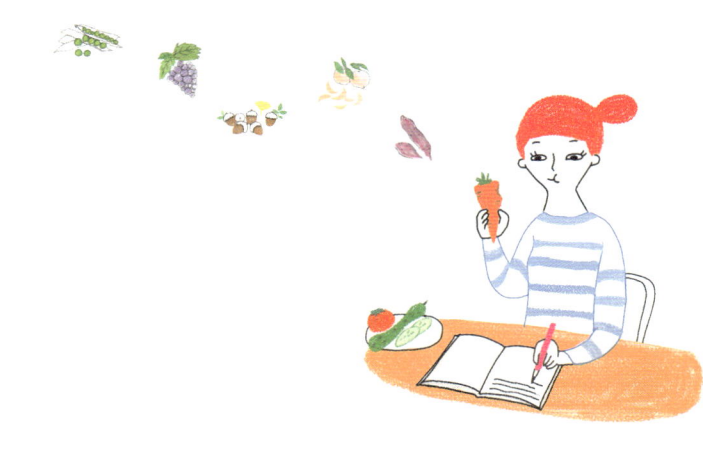

CHAPTER 02

학생들의 건강,
현미채식이 바로잡았다

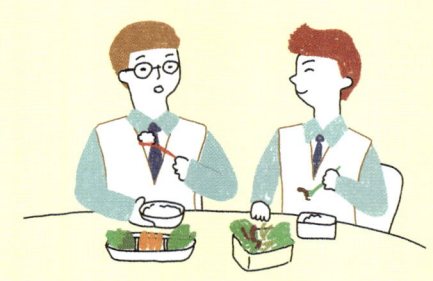

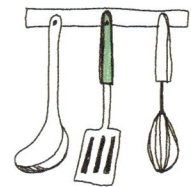

학생들의 현미채식 체험 사례

 "아토피로부터 홀가분하게 벗어나 새로운 인생을 살고 있어요!"

"채식하면서 2주까지는 오히려 몸이 더 가려워 포기하고 싶었어요. 그때마다 친구들과 선생님들이 함께 있고, 전문가들이 와서 자신이 직접 겪은 얘기를 해줘 고기나 빵에 대한 유혹을 이겨낼 수 있었습니다. 그 결과 16년간 나를 괴롭혀 온 아토피에서 벗어날 수 있었습니다. 현미채식 경험을 살려, 대학에서 식품영양학이나 생명과학을 전공하고 싶습니다. 그래서 주위의 많은 사람에게 채식을 권장하는 보람된 일을 하고 싶습니다."

박 군은 아토피로 가려움을 참지 못해 한번 긁기 시작하면 순식간에 피범벅이 되기 일쑤였다. 때문에 팔다리에는 항상 상처가 있었다. 붉게 부풀어 오르고 염증이 생긴 피부는 이미 초등학교 때부터 노출할 생각은 접어두었다. 팔이 소나무 껍질 같아 항상 토시를 끼고 다닐 정도였다. 어릴 때부터 병원에, 한의원에, 민간요법에 안 해본 것 없이 온갖 노력을 다했지만 근본적인 치료가 되지 않았다. 자라면서 서서히 낫는 경우도 있다고 하여 기다려 봤지만 차도가 없었다. 그러던 중 103일 동안 현미채식 급식에 참여했고 아토피가 완치되는 기적이 일어났다.

세 살 때부터 극심한 아토피로 고생을 했던 박 군은 현미채식 급식을 한 지 6주 만에 80% 정도 치료되었고, 급식이 끝날 무렵에는 완치되었다. 마른 버짐, 만성 염증, 여드름이 모두 나아서 그동안 입지 못했던 반바지 축구 유니폼을 마음 놓고 입을 수 있게 되었다. 이전에는 가려움 때문에 1시간도 제대로 집중해서 공부할 수 없었는데, 2~3시간 정도는 집중해서 공부할 수 있게 되어 성적까지 많이 향상됐다. 박 군의 인생을 180도 바꾼 것은 다름 아닌 현미채식이었다.

  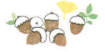 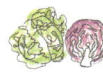 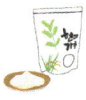

"몸과 마음이 가벼워지면 자신감은 따라옵니다!"

"친구들한테 놀림받은 적도 있죠. 뚱뚱하다고…….3년 동안 비만으로 무척 힘든 시간을 보냈습니다. 고1 때 병원에서 혈액 검사를 받았는데, 10대의 나이에 지방간 판정을 받았습니다. 그만큼 몸 상태가 심각했죠. 비만이 되면서 유독 코골이가 심해지기도 했는데요, 옆방에서 주무시던 아버지가 제가 코 고는 소리가 너무 시끄러워 못 주무시겠다며 당장 살을 빼라고 단호하게 말씀하셨던 적도 있습니다. 살을 빼기 위해 많은 노력을 해 봤지만 모두 큰 결과를 보지는 못했습니다. 하지만 현미채식을 하고 나서 11kg의 감량에 성공하고 현재 날씬하게 변신했습니다."

비만 때문에 본인 스스로 스트레스를 많이 받던 학생이다. 그래서 현미채식을 시작하기 이전에도 스스로 음식을 가려먹었다고 한다. 학교 급식에 육류가 자주 나오다 보니 더 비만해졌다. 그래서 고기 종류는 스스로 제외하고 채식으로 판단되는 반찬 위주로 골라 먹었다고 한다. 그런 노력으로 2~3kg의 체중을 감량하긴 했지만 그마저도 유지하기가 너무 힘들었다고 한다. 키 162cm에 몸무게 75kg이던 이 군은 이른바 과체중이었다. 심지어 지방간 진단도 받았고, 비만 때문에 코골이도 심했다.
현미채식을 시작한 이후 이 군의 몸무게는 단 3개월 만에 64kg으로 줄었다. 살이 빠지니 에너지 부족 현상이 나타날 것 같았지만 오히려 활력이 넘치고 자신감까지 생겼다. 그러다보니 현미채식에 욕심이 생겨 프로그램이 끝난 후에도 스스로 2kg을 더 감량했다. 무엇보다 살이 빠지니 지방간도 없어졌다는 것이 가장 다행스러운 점이다. 이 군의 경우 현미채식을 하니 집중이 잘되어 학업 성적이 매우 향상되었다. 현재는 아버지, 어머니, 누나까지 현미채식 위주의 식사를 하고 있다고 한다.

"온몸의 여드름 치료!
저도 자연스럽게 옷을 갈아입을 수 있어요."

"중학교 3학년 때부터 본격적으로 가슴 전체, 등 전체, 얼굴의 70~80%에 걸쳐 여드름이 났습니다. 염증을 동반한 여드름은 온몸에 퍼지고, 가렵기도 하고 아프기도 해서 정말 고생스러웠습니다. 학교 운동장에서 체육 수업을 하고 난 후에 다른 아이들은 교실에서 자연스럽게 옷을 벗고 교복으로 갈아입지만 저는 애들에게 온몸의 여드름을 보이기 싫어 혼자 화장실에서 옷을 갈아입었습니다. 하지만 현미채식을 하고 난 이후 여드름이 거의 완치되어 이제 자유롭게 옷을 갈아입을 수 있습니다."

청소년기에는 사소한 것도 모두 콤플렉스가 되고 스트레스가 될 수 있는 시기다. 최 군 역시 여드름으로 혼자 스트레스를 무척 많이 받고 있었던 사례였다. 여드름 치료를 위해 피부과 상담을 받기도 하고, 한약을 복용하기도 하고, 치료용 오일을 사용하기도 하고, 알로에 등으로 마사지를 하기도 했다. 여드름에 좋다는 것은 대부분 시도해 보곤 했지만 일부만 효과가 있거나 약을 복용할 때만 좋아졌다고 한다.

그런데 현미채식을 실시한 이후 3주가 지나면서 온몸의 여드름이 약 50~60% 정도 치료가 되었다고 한다. 그리고 현미채식을 마칠 무렵에는 말끔한 피부가 되었다. 하루에 화장실을 4번 정도 다녔지만 배변 후에도 시원함을 느끼지 못하고 잔변감을 느끼는 등 불편함이 있었는데 이 역시 말끔히 해소되었다고 한다. 현재도 부모와 함께 채식 위주의 식사를 하고 있다.

"이제 온 가족이 채식을 하게 되었습니다."

"당뇨와 고혈압, 심장병으로 힘들어 하시는 할머니를 오랫동안 지켜봐 왔습니다. 그래서 평소 건강을 지키는 것이 중요하다는 것을 알고 있었죠. 그런데 막상 어떤 식습관과 생활 습관을 가져야 할지 막막했습니다. 그러던 중, 학교에서 실시한 현미채식 급식에 참여하게 됐습니다. 배변 습관이 좋아지면서 변비와 치질에서 해방되었고, 여드름이 사라지면서 건강한 피부를 얻게 되었습니다. 짜게 먹던 습관도 고칠 수 있었고 천천히 먹는 식사 습관을 갖게 되었습니다. 이렇게 눈에 띄는 여러 가지 좋은 결과를 보자, 지금은 온 가족이 적극적으로 현미채식을 함께하고 있습니다."

비만, 당뇨, 고혈압, 심장병 등의 만성 질환은 식생활 습관이 가장 중요하다. 때문에 이런 성인병을 '생활습관병'이라고 부른다. 현미채식을 하며 윤 군은 천천히 식사하는 습관을 갖게 되었고 짜고 자극적인 음식을 먹는 습관을 완전히 고치게 되었다고 한다. 지금은 고질병이었던 변비와 치질이 모두 개선되어 건강한 생활을 하고 있다.

지난 2013년 5월 15일 스승의 날을 맞이하여 윤 군이 교장실을 방문했다. 윤 군은 작년에 현미채식 급식을 함께하고 모 대학교 자율 전공학부 글로벌 인재 전형 입학사정관제에 합격해서 현재 대학 생활을 하고 있다. 윤 군은 입학사정관제에 합격한 원인이 고등학교 재학 시절에 103일간의 현미채식 프로젝트에 참여했기 때문이라고 말한다. 자기소개서에 현미채식의 경험을 잘 표현하였고, 이것이 대학 합격의 주요 원인이 되었다는 것이다.

윤 군은 요즘도 현미채식 도시락을 매일 2개씩 싸 가지고 점심, 저녁을 먹는다고 한다. 현미채식을 통해 몸이 가벼워지고 건강해지는 것을 스스로 느꼈기 때문에 자연스럽게 이어가고 있는 것이다. 물론 윤 군의 가족 모두가 현미채식을 함께하고 있다고 한다. 윤 군은 온 가족이 함께 하는 현미채식을 통해 좀더 적극적으로 식생활 습관을 개선할 수 있었다.

"식생활 습관을 바로잡으면 건강은 보장됩니다."

"과거에는 음식을 급하게 먹는 습관이 있었습니다. 공부 시간이나 수면 시간도 일정하지 못해 항상 소화 불량에 시달려야 했고 그로 인해 면역력이나 집중력 모두 떨어져 있었습니다. 배변은 2~3일에 한 번 정도만 가능했고, 그 결과 심한 치질 때문에 수술까지 받게 되었습니다. 그래도 근본적인 원인이 해결되지 않다 보니 소화 불량, 변비, 감기는 계속되었고 불규칙한 생활 습관도 여전했습니다. 하지만 현미채식을 실시하면서 천천히 먹는 식습관을 갖게 되었고 식습관이 바뀌면서 그것을 바탕으로 자연스럽게 생활 습관도 좋아지게 되었습니다. 공부하는 시간, 잠자는 시간 등 하루 일과가 규칙적으로 흘러 가며 지금은 매우 건강해진 것을 느낍니다."

건강한 삶을 살기 위해서 첫 번째는 규칙적인 생활 습관을 갖는 것이 중요하다. 잠자는 시간, 먹는 시간, 쉬는 시간이 규칙적이라면 건강의 기본 틀을 탄탄하게 다진 것과 다름없다. 여기에 좋은 식습관까지 더해진다면 건강한 삶을 더욱 보장받게 되는 것이다.

하지만 식생활 습관을 교정하기란 그리 쉬운 일은 아니다. 이 군의 경우도 그동안의 식습관과 생활 습관을 교정하는 데 엄청난 노력이 필요했을 것이다. 한번 길들인 나쁜 습관이 바뀌기 어려운 것처럼, 좋은 습관을 들이면 그것이 다시 바뀌기도 어려울 것이다. 나쁜 습관을 지니고 평생을 안 좋은 컨디션으로 사느냐, 좋은 습관으로 변화를 주고 그것을 계속 유지하며 건강하게 살 것이냐는 자신이 결정하는 것이다.

불규칙한 식습관과 생활 습관으로 수면 습관이 일정치 못했던 이 군은 면역력이 상당히 떨어져 있던 상태였다. 이 군의 경우 현미채식을 통해 천천히 먹는 습관을 기르면서 그 변화를 바탕으로 모든 일과를 규칙적으로 교정했다. 현미채식이 전체 생활 패턴을 바꾸는 중요한 동기가 되었던 것이다. 항상 감기에 걸린 듯 기운이 없고 몽롱한 상태에서 학업에 집중하기 힘들었던 이 군은 식생활 습관을 교정하면서 근본적인 원인이 모두 해결되었다. 규칙적인 수면 습관, 천천히 먹는 식습관, 집중하는 공부 습관을 새롭게 갖게 된 지금, 이 군은 누구보다 건강한 삶을 살고 있다.

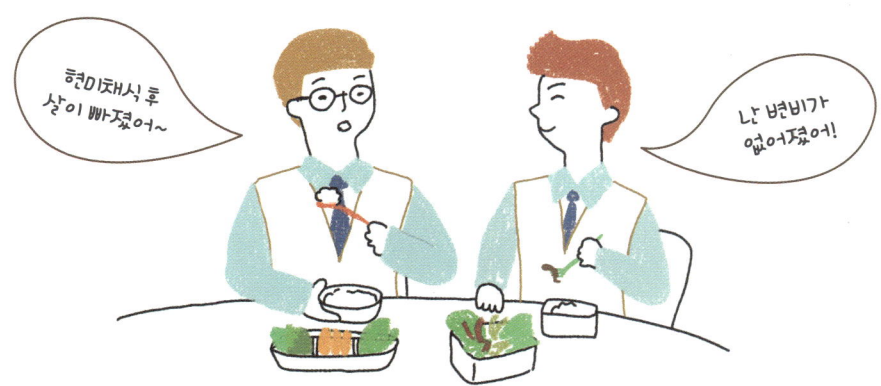

CHAPTER 03

현미채식이 가져온
긍정적 결과

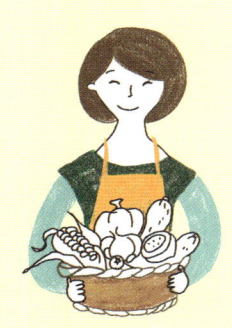

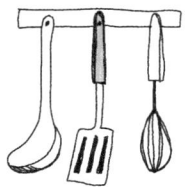

**학생 건강
증진을 위한
모범적인
방법이다**

현미채식 급식 이후 체지방과 혈액 검사에서 급식 이전에 비해 대부분의 학생들이 체중 감량, 체지방 감소, 총콜레스테롤 수치 경감 등 매우 긍정적인 결과를 얻었다. 따라서 학생 건강 증진의 측면에서 볼 때, 현미채식 급식은 모범적인 방법이라 할 수 있다. 특히 비만, 아토피, 피부염, 변비 등으로 괴로움을 겪었던 학생들의 체험담을 들어 보면 현미채식 이후 현저하게 개선되어 건강이 증진되었음을 알 수 있다.

① 학습 능력 향상

현미채식 급식이 학습 능력 향상에 미치는 영향을 보면 급식에 참여한 학생들 중 절반 이상이 석차가 향상되었고, 그중에서 비교적 현미채식을 충실히 했다고 보는 '적극적 참여군' 학생들은 절반보다 높은 62% 학생의 석차가 향상되었다. 특히 현미채식 급식에 참여한 3학년 이과반 학생 8명 중 3명의 성적이 크게 향상되어 교내 학력 진보자로 선정되었다. 이것은 현미채식 급식이 집중력을 향상시켜 학생들의 학습 능력을 높인다는 기존 연구 결과를 입증하는 것이다.

② 공동체 의식 향상

처음에는 현미채식 급식이라는 새로운 식습관을 접하면서 어려움을 느끼는 학생들도 있었으나, 친구들과 같이 서로 격려하고 자신의 체험 사례를 발표하고 공유하면서 모두 '103일 프로젝트'를 성공적으로 실천하였다. 이처럼 현미채식 급식을 함께하면서 어떤 어려움도 극복할 수 있다는 자신감과 공동체 의식을 심어 주는 좋은 사례가 되었다.

③ 가족과 함께하는 현미채식

학부모를 초청하여 학부모와 함께하는 현미채식 급식 체험을 가지고, 가정에서 현미채식을 하는 방법을 안내하는 등의 프로그램을 진행했다. 그 결과 가족이 다 함께 현미채식을 하는 가정이 늘어났으며, 이를 통해 가족들의 건강이 증진되었고 평소 질병이 있는 학생들도 가족의 도움으로 치유가 더욱 쉬워졌다. 또한 오랫동안 씹어 먹어야 하는 현미채식의 특성상 가족 간의 대화 시간이 길어져 가정의 화목도 도모할 수 있었다.

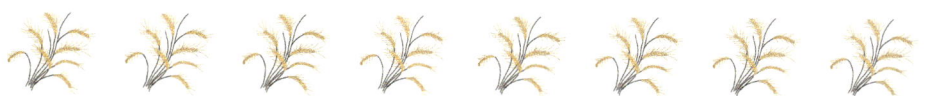

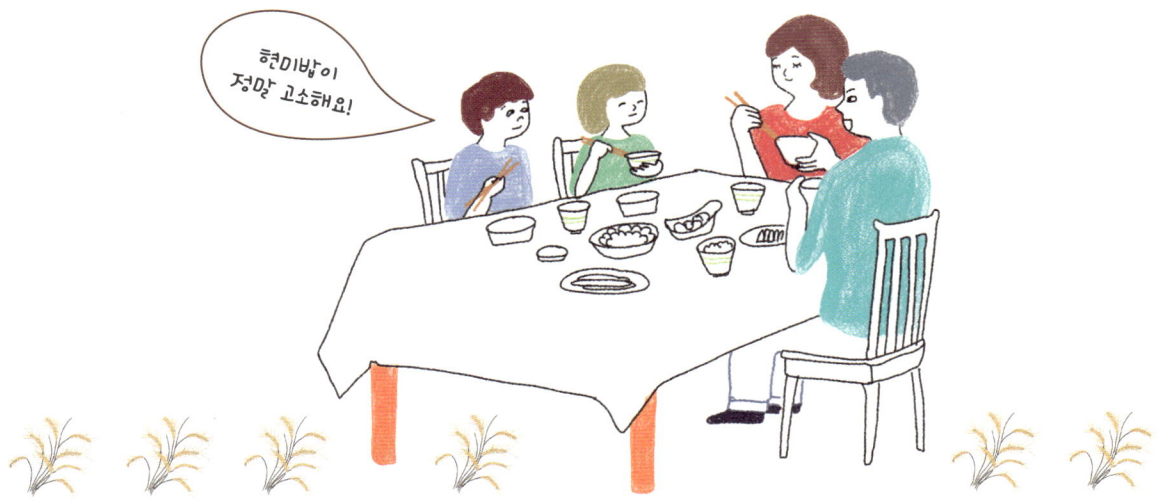

CHAPTER 04

현미채식은
최고의 식습관이다

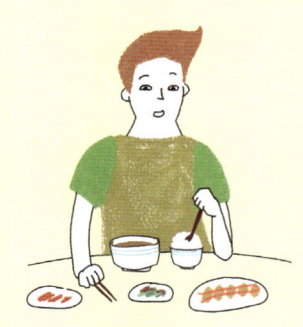

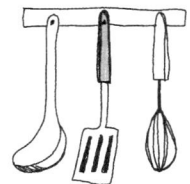

이제는 현미채식 이다

육류와 백미 중심의 식사를 선호하는 학생들의 식습관을 현미와 채식 중심의 식습관으로 전환하는 과정은 그리 쉽지만은 않았다. 학생들이 잘 적응해 갈 무렵 급식을 중단해야 하는 현실이 안타까워 연장을 하기도 했지만 좀 더 많은 학생이 경험할 수 있는 기회가 생겼으면 하는 바람이다.

현미채식 급식을 시행하면서 중요했던 부분 중 하나는 가정과의 연계였다. 학교에서 섭취하는 현미채식을 가정에서도 꾸준히 지속해야 했기 때문이다. 하루는 채식을 하고, 하루는 동물성 음식을 섭취하고, 아침에는 고기를 먹고, 점심과 저녁에만 채식을 하는 것은 아무런 의미가 없다. 꾸준하고 지속적으로 식습관을 바꾸어 가는 것이 중요하기 때문이다. 건강에 이로운 식습관을 찾는 것은 단기간 특별한 목적을 가지고 실행해야 하는 이벤트가 아니다. 자신의 건강한 몸과 마음, 삶을 위해 바꿔야 할 습관이다.

아직까지 우리나라의 현실은 채식에 낯설다. 하지만 최근 들어 각 기업체나 학교 등에서 자발적으로 채식에 참여하고 있다는 반가운 소식들이 종종 들려오곤 한다. 얼마 전에는 서울시가 일주일에 하루를 '채식하는 날'로 지정했다고 한다. 채식 식당을 장려하는 등 '채식하기 좋은 환경 만들기' 사업을 추진하고 있다는 것이다. 시는 매주 수요일을 채식의 날로 지정하고 시와 자치구가 운영하는 40개 급식소에서 2013년 5월 초 시범 운영을 시작했다. 또, 2015년까지 회사 구내식당 등 50인 이상에 식사를 제공하는 산업체 급식소 중 20%가 주 1회 이상 채식 메뉴를 제공할 수 있도록 하는 '주 1회 채식' 정책도 추진한다는 소식을 들었다.

이밖에도 전북 지역 43개 학교에서 주 1회 채식 급식을 시행하고 있다고 한다. 요즘 학생들의 성인병 발병률이 심각한 수준이라고 한다. 비만, 당뇨, 고콜레스테롤 혈증, 지방간, 알레르기 질환 등 증상도 다양하다. 학교에서 채식 습관을 교육하고, 건강에 대한 바른 식생활 지침을 알려주는 것이 성인병이라 불리는 '생활습관병'을 예방하는 지름길이다. 일주일에 단 하루일지라도 사회와 교육 현장의 변화는 반가움 그 자체다.

지금은 주 1회로 시작하는 채식이지만 그 시작이 큰 변화가 되어 채식하기 좋은 환경을 꼭 이루었으면 하는 바람이다. 이렇게 조금씩 변화를 시도하다 보면 누구나 건강한 채식 습관에 더 쉽게 다가설 수 있을 것이다. 아직 늦지 않았다. 현미채식은 평생 이어가야 할 건강한 습관이라는 것을 꼭 기억하기 바란다.

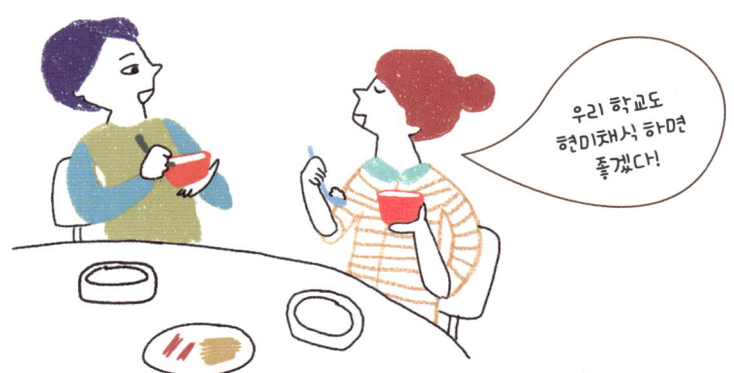

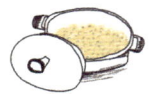

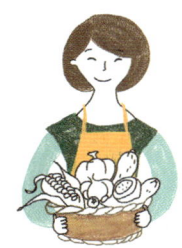